本草概说

Introduction to
Chinese Materia Medica

〔日〕冈西为人　著

〔日〕久保辉幸
万禾　译

知史丛书

广西科学技术出版社

不爾何由得聞至于桐雷乃著在於編簡此書應與
素問同類但後人多更修飾之爾秦皇所焚醫方卜
術不預故猶得全錄而遭漢獻遷徙晉懷奔近文籍
焚麻千不遺一今之所存有此四卷是
其本經所出郡縣乃後漢時制疑仲景元化等所記
又有桐君採藥錄說其花葉形色藥對四卷論其佐
使相須魏晉已來吳普
當之
九十五或四百四十一或三百一十九或三品混糅
冷熱舛錯草石不分蟲獸無辨且所主治互有得失
醫家不能備見則識智有淺深今輒苞綜諸經研括
煩省以神農本經三品合三百六十五爲主又進名
醫副品亦三百六十五合七百三十種
復遺落分別科條區畛物類兼註路時用
土地所出及仙經道術所須並此序錄合爲七卷雖
未足

桂图登字：20-2021-268号

HONZO GAISETSU by Tameto Okanishi

Copyright © 2018 by Tameto Okanishi

All rights reserved.

Original Japanese edition published by SOGENSHA，INC.，publishers.

This Simplified Chinese edition is published by arrangement with

SOGENSHA，INC.，publishers，Osaka in care of Tuttle-Mori Agency，Inc.，Tokyo

图书在版编目（CIP）数据

本草概说 /（日）冈西为人著；（日）久保辉幸，万禾译 . — 南宁：广西科学技术出版社，2024.1

ISBN 978-7-5551-2040-7

Ⅰ . ①本… Ⅱ . ①冈… ②久… ③万… Ⅲ . ①本草—研究

Ⅳ . ① R281

中国国家版本馆 CIP 数据核字（2023）第 169404 号

BENCAO GAISHUO

本草概说

［日］冈西为人　著　　　［日］久保辉幸　万禾　译

策　　划：黄敏娴	责任编辑：赖铭洪
版权编辑：朱杰墨子	助理编辑：冯雨云
责任校对：冯　靖	封面设计：陈　凌
版式设计：韦宇星	责任印制：韦文印
营销编辑：李林鸿	

出 版 人：梁　志	出版发行：广西科学技术出版社
社　　址：广西南宁市东葛路66号	邮政编码：530023
网　　址：http：//www.gxkjs.com	电　　话：0771-5827326

经　　销：全国各地新华书店

印　　刷：广西民族印刷包装集团有限公司

开　　本：889mm×1240mm　1/32　　　　印　　张：12.25

字　　数：284千字

版　　次：2024年1月第1版

印　　次：2024年1月第1次印刷

书　　号：ISBN 978-7-5551-2040-7

定　　价：128.00元

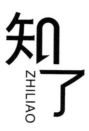

知了

ZHILIAO

格物以为学，伦类通达谓之真知

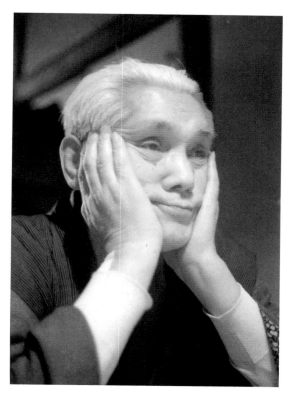

1969年所摄。71岁的冈西为人在家中过着平静的晚年生活，面容和祥。不久，身体出现异常，反复住院治疗，直至逝去。

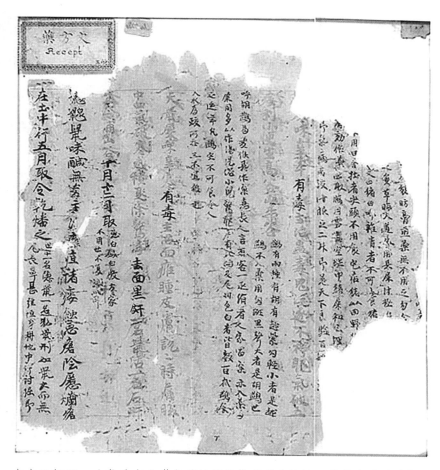

中央亚细亚，吐鲁番出土《本草经集注》断简（柏林，普鲁士学院藏）

译注：现藏于柏林图书馆

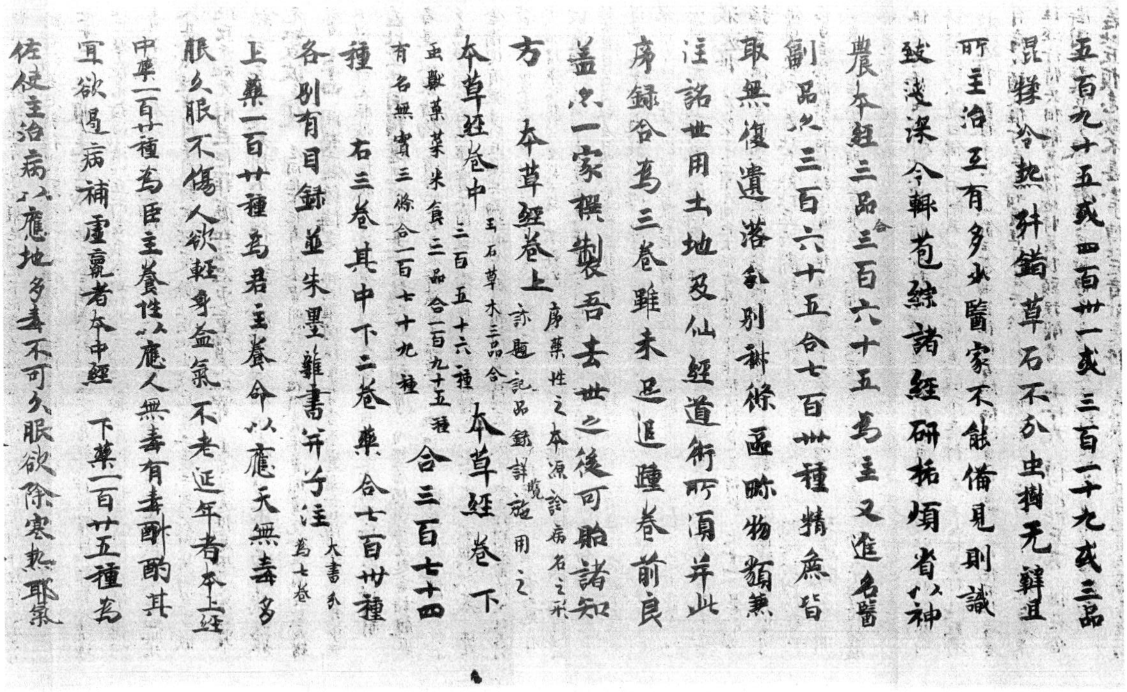

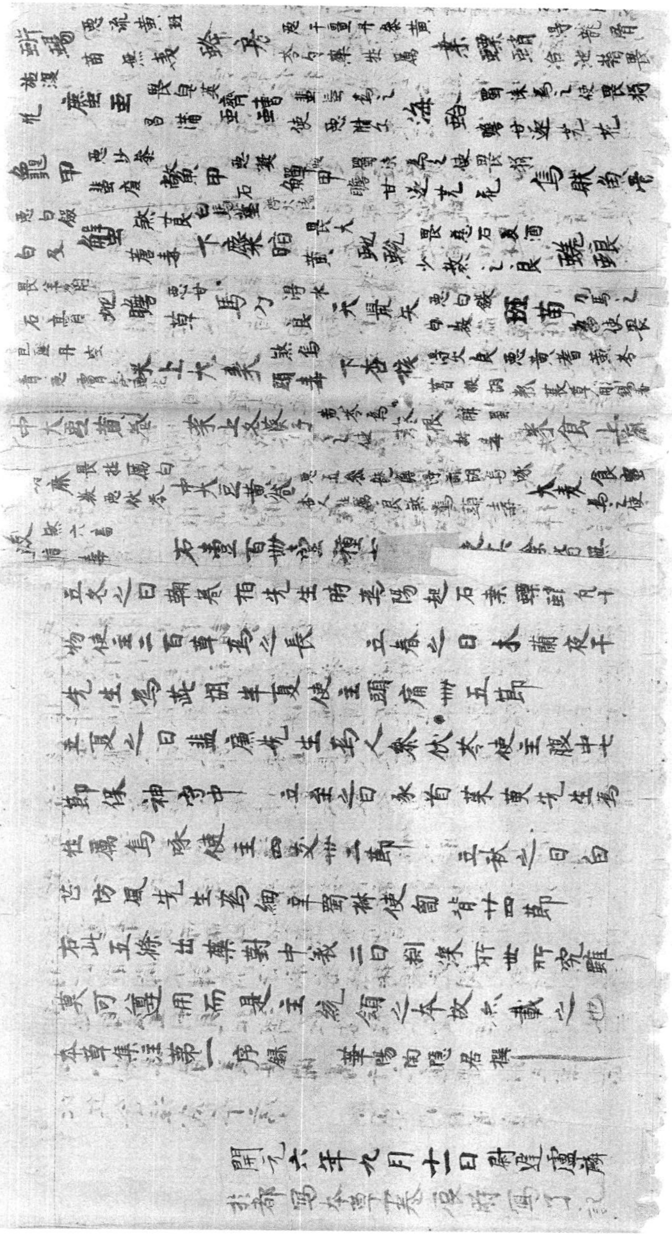

敦煌本《本草经集注·序录》卷末（日本龙谷大学藏）

敦煌本《新修本草》断简（伦敦，大英博物馆藏）

敦煌本《新修本草》残卷（巴黎图书馆藏）

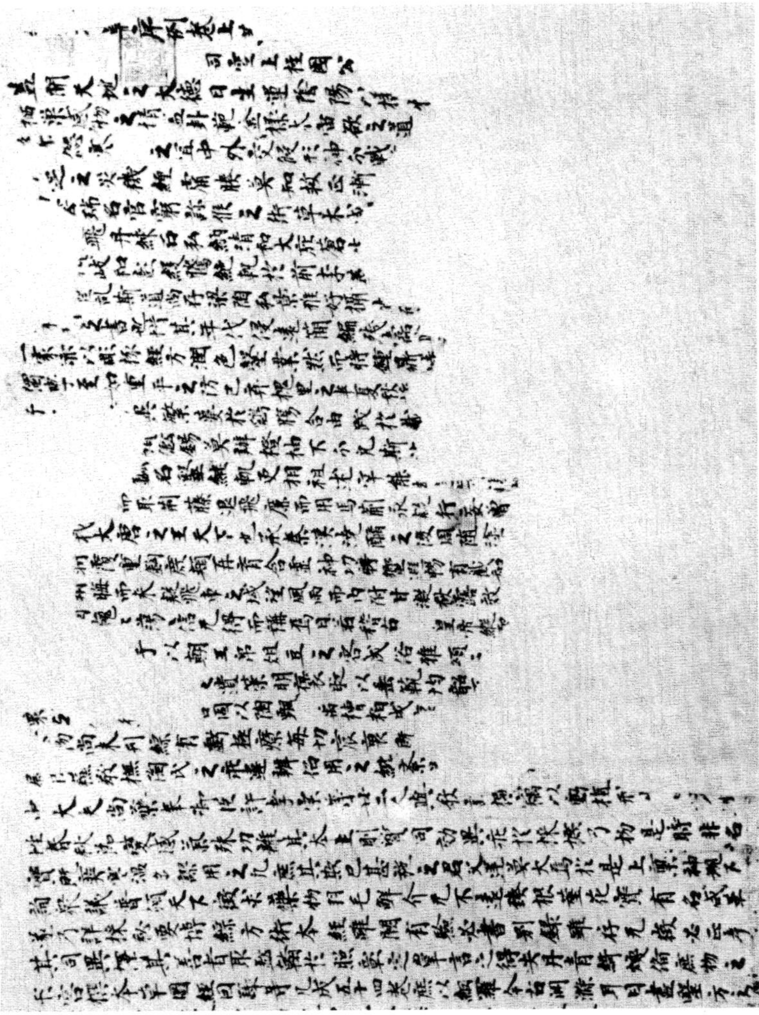

敦煌本《新修本草·序例》断简（李盛铎旧藏）

新修本草玉石等部卷第四

司空上柱国英国公臣勣等奉

敕撰

金屑　銀屑　水銀　雄黄　雌黄　殷孽

孔公孽　石脑　石硫黄　陽起石　凝水石　石膏

慈石　玄石　理石　長石　膚青　鐵落

鐵　生鐵　鈍鐵　鐵精　赤銅屑　綠塩

塞陀僧　紫铆　騏驎竭　桃花石　珊瑚　石花　石林

古抄本《新修本草》（日本仁和寺藏）

7

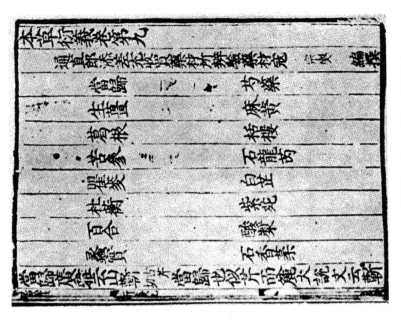

《本草衍义》（［宋］江西转运司刻本）

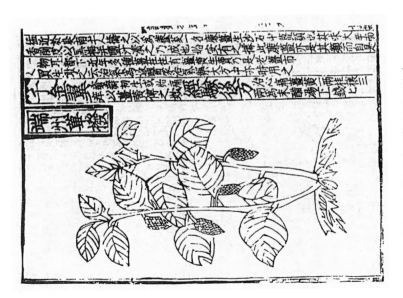

《大观本草》（［宋］刘甲刻本）

熱癰青皆明目久服强悍志气
痛黑逼止涓生石淋江池泽取死苦
毒致黄痩盖主唯其膽腹毒盖甘
主子节下赤白盖多分主作家吕其味
甘主寸子膽亦主求角目鱼若肉但矣味甘
主女主之物之亦野惊但变
英内主骨之疾共膽味若变
实合肾主两瘦食鲤若变
者寒合鲌校定鲤
味苦寒合骨主时

紹興校定經史證類備急本草卷之二十一

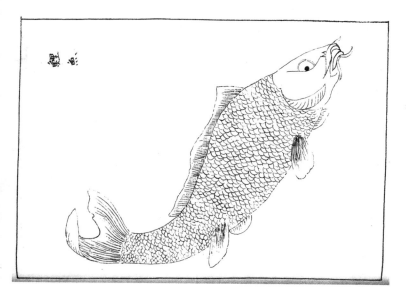

鯉魚

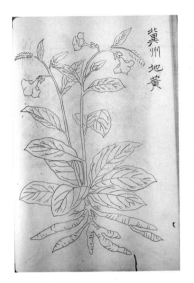

冀州地黄图（大森文库本《绍
兴本草》）

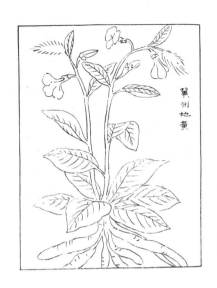

冀州地黄图（龙谷大学本《绍
兴本草》）

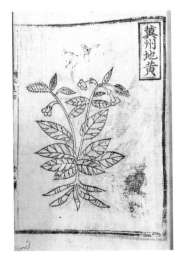

冀州地黄图（朝鲜本《大观本
草》）

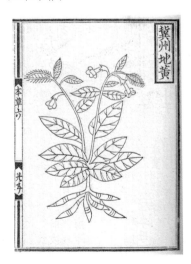

冀州地黄图（柯氏本《大观本
草》）

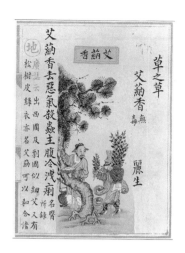

罗马本《本草品汇精要》

译注：武田科学振兴财团杏雨书屋所藏

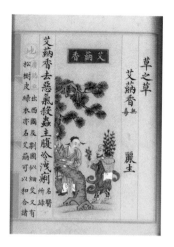

香港本《本草品汇精要》

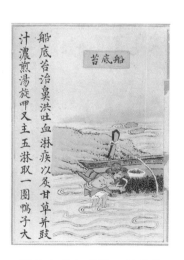

罗马本《本草品汇精要》

译注：武田科学振兴财团杏雨书屋所藏

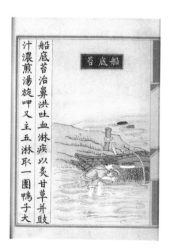

香港本《本草品汇精要》

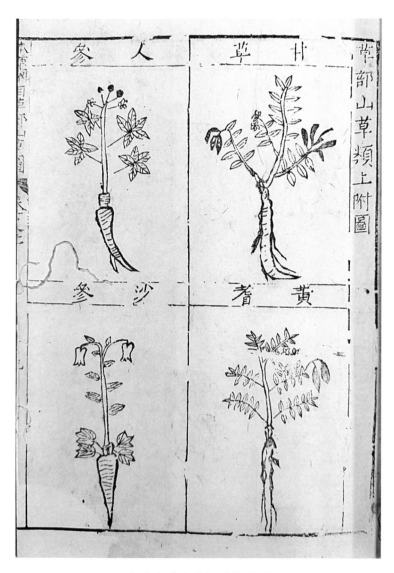

金陵本《本草纲目》药图

译注：大森文库本。原著插图非金陵本，实为江西本。今换为大森文库藏金陵
本山草类上

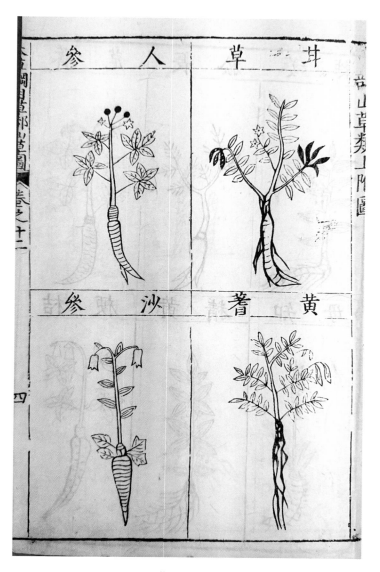

江西本《本草纲目》药图

译注：大森文库本。原著插图为附图隰草类下，无法与第12页的图一同对比，故改为江西本山草类上

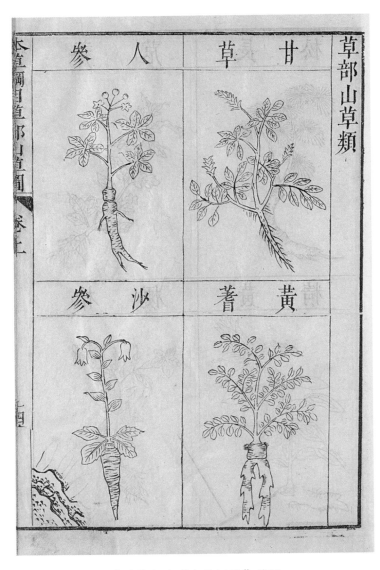

武林钱衙本《本草纲目》药图

译注：日本国会图书馆本。原著插图为武林本隰草类下，无法与第12页的图一同对比，故改为武林本山草类上

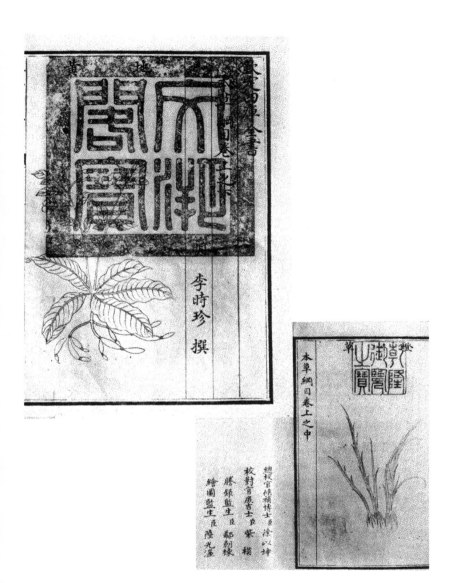

四库全书本《本草纲目》药图

新修本草果部卷第十七

司空上柱國英國公臣勣等奉　勅修

桃核仁 櫻桃 大棗 葡萄 覆盆子 蓬蔂 芰實 雞頭實 藕實 梅實 枇杷葉 柿 梨 李核仁 糖蟹 沙糖 安石榴 藕實莖

新修本草卷之十七

16

序

获悉冈西为人博士的《本草概说》简体中文版即将面世，我为之振奋。20多年前，我翻阅该书时，深感这是一部对本草溯源寻流、描绘传承脉络、概述本草学发展历史之杰作，若能将其译成中文，足以充当中医院校本草学、文献版本学之参考书。此次出版，可以说也是实现了我的夙愿。因此，当出版社编辑向我征序之时，虽然自知人微言轻、笔拙墨浅，但仍欣然应诺了。

2008年，在整理点校冈西博士《宋以前医籍考》的同时，我调查编辑了冈西博士生平及学术成就，自诩对其人其事颇有了解。借此，分两项叙述成文，以充为序。

冈西为人的医学信念

冈西博士是一位生活中沉默少言、清心寡欲，事业上任劳任怨、矢志不渝的人。他少年遁入佛门，披过袈裟，念经超度，主编过《大乘》杂志。在战争年代，他选择了与残害生灵相反的医学之路，全身心投入其中。

冈西博士在中国生活34年，50岁归国。其少年启蒙、青年求知、中年成熟，都深受中国文化的熏陶，积累了丰富的医学、药学等科学知识，以及哲学、文献学等人文学问。他的医学理念构成堪称中西结合，青年时期进入医学堂，接受西洋医学教育。毕业后从事过医疗工作，做过药物实验，撰写了多篇药理学论文。其后，受聘为大学教授，创办、管理动植物及其解剖标本陈列馆，指导博士生完成疾病研究和药理实验论文。战争结束归国后，进入制药公司，主要从事药物成分及机理分析工作，而且继续中日两国医学文献的比较研究。

他的中国医学研究生涯，始于古典医籍整理，在此过程中自学编辑目录，考证版本。随后的私淑江户考证学派，奠定了他坚实的汉学基础。冈西博士后又与同仁共同搜集大量书籍文献，经过精心校雠，编成著名的《宋以前医籍考》。该书问世后，受到中外学界瞩目，惊叹的目光聚集于最终完成者冈西为人博士身上。对此，他诚恳地说："完成这部书不是我一己之力，只是其他参与者先行离开而已。搜集医书及文献学研究，是我注入极大精力的一项工作，毕竟这是研究中国医学的基础工作。而完成这项工作并不是本来目的，也可以说是一项无人愿意做而不做又不行的默默无闻的工作。"朴素无华的言语，道出了文献研究对于中医学的必要性及重要性。

数十年的研究经历，使冈西博士形成了自己的医学观，他认为"医学本来只有一个，道路遥远，向其迈进的努力，一日不能停止"。他坚守这一信念，在医学研究的道路上行进了半个世纪。在临终医院的病床上，完成了他的遗著《本草概说》。

《本草概说》的成书

《本草概说》初稿名为《本草概论》，《本草概说》对《本草概论》的内容略作变更。

《本草概说》的编成，绝非数年所为，是冈西博士50年研究集大成之作，其内容超越本草范围，广泛涉及中日两国的医药制度、书籍物产、人文交流等历史。如果仅局限于纸上文献的考察，或者传承前代学者的成果，是很难完成如此一部著作的。冈西博士精通中日两国本草文献，而且通过野外采药、制作标本、分析草药成分等，积累了丰富的本草学知识。他用文字总结归纳实践中获得的知识，编制成《和汉药标本目录》。在中国期间，冈西博士走访了东北、华北民间药店，调查统计所用药品种类。为了解中药进出口情况，他曾到营口港考察，详细记录药品进出口数量、品种，以及随着季节发生变化的趋势。冈西博士生平不懈探求，蓄积笃厚的本草学问，凝聚出《本草概说》这一结晶。

《本草概说》按照各个历史时期，详细叙述中国本草的滥觞及历史变迁，考证书籍的传承与版本鉴别。介绍各个时代本草书的作者及成书背景，评价书籍内容及特点。书中插入书影及图表，书后附录详细索引，其精细缜密的结构足以反映作者对于学术无微不至的呵护。

冈西博士对中日两国本草文献了然于心，能够跨越数千年的历史，细数来龙去脉，这是他用50年心血沁润而成的能力。正如他自己所说，"中国医书和本草研究，我投入了毕生精力，这并不是有什么特别的理由，只不过因为我不意身居其中，是命中注定而已"。可见，他将研究医药文献当作上天赋予的使命。

　　此文搁笔之时，我再一次凝视冈西为人博士仰卧病床上的照片。满头白发的他，深邃的目光注视着上方，似乎在思考或期待着什么。枕边放着一部小册子，这或许就是他在病床上完成的绝笔之作"本草概说序"。

郭秀梅

日本顺天堂大学医史学研究室研究员

2023年7月于日本东京玉川学园

　　郭秀梅，长春中医药大学学士、硕士，日本顺天堂大学医学博士。1983年开始从事医古文教学，兼任古医籍校勘整理工作。1992年旅居日本，30年来以中日医学交流史及医学文献研究为重点。具体课题研究方向：调查江户幕府聘请中国医师的史实资料，考察日本汉方医学与中国医学关系的变迁；点校江户时期日本汉医的研究手稿；翻译日本医学文献著作及论文。致力于向中国医学界推介日本学者的研究成果，促进两国之间的学术交流。

译者序

　　冈西为人（おかにし・ためと，号"竹孙"）这一名字在国内医学史界以《宋以前医籍考》（人民卫生出版社，1958年）而闻名。冈西博士另有一部代表作《本草概说》，然而与他用中文写的《宋以前医籍考》早在中国传播开来的情况不同，《本草概说》从原著出版后经过半世纪仍然没有被翻译成中文出版。《本草概说》的内容相当复杂，用略显晦涩的日语写成，大概也是出于这个原因一直未被翻译，在中国也只有能阅读日语的研究者参考此书。

　　冈西博士在晚年住院，身患肺病，卧在被氧气帐篷包围的病床上进行《本草概说》的写作和校对工作。这本书的确是他不惜生命去完成的著作。正如李时珍在晚年为实现出版目标而奔波江北，用尽最后一丝力气将《本草纲目》交托给了胡承龙却未能亲眼见证其出版一样，冈西博士也在没有看到《本草概说》出版的情况下离世。正因如此，他们的著作似乎都蕴藏着强大的生命力。《本草概说》至今仍然是立志于学习本草学的人们的指南针。本人母语非中文，却在本草考证和文献学方面取得了一些研究成果，这不仅是因为得到了优秀教师的指导，还因为我能直接阅读日语原著，学到了知识精华。现在已经过去了半个世纪，广西科学技术出版社出版了中译本。在日本汉学衰落的背景下，中国的研究者渐渐不重视日语。在这种情况下，《本草概说》中译本的出版具有重要意义。通过该中译本，我希望能稍微报答冈西博士的教益。也许他正在天堂注视着我们，我希望他对此书的翻译感到满意，也希望他能欣然接受。

冈西博士不仅是传统医学文献学专家，也是本草学专家，在本草考证领域有着《胡满蒳的研究》《蒿类考》等论考。胡满蒳是冈西博士在广东获得的一种毒药，其后将其鉴定为 *Gelsemium elegans*。他在本草书中寻找相关记载，发现这就是"冶葛"。后来，他又在正仓院收藏品中找到了"冶葛"，在一个名为"乌药之属"的罐子里头得到同一种药材，证明了胡满蒳确实是"冶葛"。关于冈西博士的生平，详见郭秀梅老师所撰写的《漫漫医学路，笔耕50年》(《中华医史杂志》)。此外，日本刊物《汉方临床》(漢方の臨床) 第20—21卷中刊载了冈西博士生前口述的记录。顺便一提，姓名中的"冈"，因为与"岗"相似，常以上声念"冈"字；"为"常被读作阳平。但根据日语读音，"冈"当"丘"念，因此"冈"应该是阴平；"为"则表示贡献对象，因此读去声可能更合适。

我第一次了解《本草概说》是在2002年，当时我在日本茨城大学读研，真柳诚教授告诉我："如果你要学习本草学，首先要阅读《本草概说》。"真柳教授的办公桌上放着《本草概说》，它在桌面最显眼处，书已经翻烂，用胶带加固。当时我还算是对本草学有一些了解的，但《本草概说》中的复杂内容对我来说还是很难懂。翻译的契机要追溯到2005年，我在中国科学院刚开始攻读博士不久，导师罗桂环教授提出了翻译《本草概说》的建议。然而，当时的我不仅专业知识不足，而且作为一个没学好中文写作的外国人，日译中非常困难。直到2017年9月，我被聘为浙江工商大学副教授，并成为翻译硕士导师，翻译《本草概说》的工作才算顺利启动。一位名叫万禾的硕士研究生表示对翻译出版感兴趣，所以我让她试着翻译了《本草概说》的一部分，并请编辑确认。作为一个翻译者，最基本的要求就是不能漏译。她具备忠实履行工作的强大耐心，也具备作为翻译者的基本素养。同时为了确保表达和术语的一致性，我决定指导她完成整部作品的翻译初稿，然后在此基础上审阅修订。

正如序文所提到的，《本草概说》以冈西博士于1968年7月寄给那琦博士并委托翻译出版的《本草概论》为基础创作而成。然而，《本草概论》似乎没有在中国台湾出版过。那琦博士倒是于1974年出版了《本草学》（1982年，增订版），但此书内容相对简略，与冈西博士所述的《本草概论》框架又有些不同。

《本草概说》在1971年10月基本完成"中国之部"后，冈西博士被请求写"日本之部"。他写到镰仓时代的部分，之后的内容由赤堀昭先生补充完成。其中囊括了许多重要文献，如医药文献佚文十分丰富的《本草和名》（918年）等。然而，要理解这一部分，读者需要具备一定的日本历史知识，另外考虑到原著出版后的研究进展等因素，因此决定不将"日本之部"包括在中译本中。

在"中国之部"中，《证类本草》是一个重要的转折点。它的结构采用了尽可能转录历代本草书的多重结构，非常复杂。此外，《本草（经）集注》和《新修本草》的残卷也已被发现，冈西博士在推敲考证时也参考了这些新出的文献。要理解这种复杂的思维路径，需要了解每个时代的文献学常识，如明代出版业的情况等，这并不太容易。因此，翻译和校正工作也是一项艰巨的任务。

阅读本书时，建议准备柯氏武昌医馆丛书本《大观本草》和晦明轩版的《重修政和本草》影印本。另外还有《本草纲目》第一版，即金陵本，这一版本被收藏于日本国会图书馆，在其官网上免费公开。此外，尚志钧等所编《历代中药文献精华》是能够与《本草概说》互为补充的重要文献。我建议在阅读本书时参考这些资料。

最后我得特别强调的是，在广西科学技术出版社黄敏娴副总编辑的支持以及冯雨云老师等编辑的努力下，译稿的质量得到了很大程度的提高。无论是前著《与花方作谱——宋代植物谱录循迹》还是本书，都经他们细心修正了中文表述。此外，在《本草概说》的校正过程中，由于新冠疫情的影响，我的工作变得不稳定，导致我抽时间查阅样稿变得困难，尽管如此，出版社编辑还是极大地提升了文本的可读性。在这两本书的出版中，能够遇到这样优秀的编辑，那是十分幸运的事。

久保辉幸

2023年8月26日，于桂林

* 译者序 *

久保辉幸，中国科学院博士，日本横滨商科大学副教授，兼任北京中医药大学中药学院《本草纲目》研究所客座研究员、早稻田大学特约研究员，英国剑桥李约瑟研究所、爱丁堡大学社会学与政治学学院、德国马克思及普朗克科学史研究所访问学者。曾在日本茨城大学真柳诚教授的指导下学习本草学，参与编辑日本汉字字典《学研新汉和大字典（日文）》以及《植物的汉字语源辞典》等《诗经》研究专家加纳喜光教授的著作。发表论文《牡丹名实再辨》及《中国阿胶史（英文）》等本草学方面的文章。主要著作有《与花方作谱——宋代植物谱录循迹》。

万禾，硕士毕业于浙江工商大学语言与哲学学院，求学期间专注于翻译实践及锻炼语言能力，2021年获"人民中国杯"日语国际翻译大赛研究生组（日译汉）二等奖。

前言

从台湾李焕燊博士处收到撰写《本草概论》的委托，还是1969年1月的事，其目的在于为后来立志于研究本草的年轻人指明方向。我也有这个打算，想分为历代本草概览、主流本草、本草旁支、本草内容及其变迁这四部分进行叙述，并于1970年7月寄往台湾，其稿本由目下那琦博士翻译为中文。

然而时至1971年9月，我又从创元社的保坂富士夫先生那里收到出版日语版的请求。此事本无疑义，但为了避免混淆，我提议将日语版本称为《本草概说》。

《本草概说》中最大的问题在于，需要将《本草概论》内引用的文言文改为日语[1]。若用意译未免冗余，且易丢失原文本意，对于研究者来说并不一定有意义，所以我选择了保留引文中的众多短句，按照日语语序读解文言文，仅添加训读点，另针对长文进行抄写翻译这一相对方便的写法。

---

[1] 译注：译本将日语译文改回了原文。

1

* 本草概说 *

《本草概说》在整体构造上与《本草概论》有些许不同，最初陈述了"本草的滥觞、初期本草、陶弘景的本草书校订"，接下来概观"隋唐及五代、宋、金元、明清本草"，进一步记述了"本草内容及其变迁"。

《本草概说》的修订原稿原于1971年10月完成，其后收到请求又加写的"日本本草"部分因笔者发病只能病中执笔，进展不顺利，但无论如何仍是尽职尽责。

冈西为人

1973年4月8日于京大结研室

　　该书作者为已故的冈西为人博士，有两篇自传记载了他的前半生。二者皆为据其口述所写，一篇是依日本昭和四十六年（1971年）一月，京都大学人文科学研究所科学史研究室集会时谈话的录音带所写，并以"中国生活三十四年的追忆"为题发表于《中国》杂志第90号刊。另一篇则是应盐野义制药研究所武田健一所长请求，与小山芙美子小姐的谈话，其速记记录以"竹孙（冈西为人）先生半生记"为题刊载于《汉方临床》（漢方の臨床）杂志，并分为十回载于该杂志的第20卷9号至第21卷10号。二者在细节上有所出入，大纲基本一致。接下来便参考这两篇文章介绍一下冈西博士的经历。

　　冈西博士于日本明治三十一年（1898）八月三日诞生于广岛县安佐郡福木村马木（现为广岛市安芸町马木），在家里八个兄弟中排行第六。这个地方当时安芸门徒（亲鸾开创的净土真宗）正盛，因而冈西博士被劝入佛门，大正二年（1913）就读于由西本愿寺门生大谷光瑞师经营的武库佛教中学。然而，次年伴随着大谷光瑞师的门主隐退，学校开始封闭式管理，他成为大谷光瑞的助手，按其指示行动，五月远渡朝鲜，开始了在大陆的生活。大正四年（1915年）前往中国大连，同年九月就读于奉天的南满医学堂（伪满洲医科大学，今中国医科大学基础医学院）。大正八年（1919年）七月在该校毕业后，冈西博士暂时入职于大连医院内科，后于大正十年（1921年）辞去职务前往上海，在大谷光瑞师近侧侍候。次年大正十一年（1922年）接触《大乘》杂志的编辑工作，尤其此后一年他兼任主编一职，记录光瑞师的口述笔记、调查出处，并为了填补报道内容，通读佛典汉籍，取其中之精华，为他后来进行文献研究打下了基础。

大正十三年（1924年）四月冈西博士离开上海返回母校，进入药理学教室，成为久保田晴光教授的副手，从事药理学研究。大正十四年（1925年）的《关于香根草油的药物学作用》（ヴェチーベル油ノ薬物学作用ニ就テ）到昭和八年（1933年）《胡满莨的研究》（胡满莨の研究（五））均为其研究成果。在研究的同时，依久保田教授提议，冈西博士努力收集和汉药标本，于昭和六年（1931年）总结为《和汉药标本目录》（和漢薬標本目録）并进行报告。在此期间，冈西博士于大正十四年（1925年）去蒙古，昭和五年（1930年）前往云南旅行，后者的目的是获取标本，他对胡满莨的研究正是始于从旅途中获得的信息。他凭借这个研究于昭和九年（1934年）获得了医学博士学位。

昭和五年（1930年），冈西博士转至伪满洲医科大学新开设的中国医学研究室（后来的东亚医学研究所），开始整理大学中收藏的医学典籍，专心研究古代医药学典籍。当时的所长是黑田源次教授

（后为奈良国立博物馆馆长），这位教授在文献研究方面极大地影响了博士。当时冈西博士的研究基于伪满洲医科大学的丰富藏书资源，有《关于灵枢经》（霊枢経に就て）、《外台秘要医心方证类本草等所引用之古书》、《脉经考》、《中国产妇人科书考略》等报告，从这些内容可以看出，主要研究方向均与医书相关，此外还存在许多《关于丹方之来历并其种类》《丹方之研究（续报）》等与和汉药相关的论文和报告，关于本草书也发表了《关于〈本草纲目〉所载药品数》（本草綱目所載の薬品数に就て）、《所谓蜀本图经的考察》（所謂蜀本図経の考察》等。《中国医学书目》《续中国医学书目》《和汉药文献》《宋以前医籍内容一览》等均被视为这个时代所著书籍，最后一本为此后的巨著《宋以前医籍考》定下了大纲。《宋以前医籍考》最初是冈西博士在黑田教授的指导下，与伪满洲医科大学预科讲师日名静一三人共同编撰的，其他人回国后，冈西博士独自编撰，直到战争结束两年后才完成。该书仅出版至第四辑，剩余篇章并未变更，仍是原稿。冈西博士将此事托付于门下的魏恕如博士后便回国了，1958年书稿由人民卫生出版社出版，其后进行了些许修改又由台湾古亭书屋进行刊行。此外编入《明治前日本药物学史》的《中国本草渡来及其影响》（中国本草の渡来とその影響）也是那个时代的著作，这一时期冈西博士同时还在对《新修本草》进行修复。后携《新修本草》稿本归国誊抄，1964年以《重辑新修本草》为名于中国台湾出版，又因其中仍存不准确内容，修正谬误后以红黑印刷再版。

回国后冈西博士于昭和二十三年（1948年）九月起就职于盐野义制药研究所，着手研究生药成分，发表了多篇与甾体皂苷等生药、植物成分相关论文。其间还在进行文献研究，有《中国本草的传统与金元本草》(中国本草の伝統と金元の本草)、《明清的本草》(明清の本草)、《中国本草的历史性展望》(中国本草の史的展望)、《中国医学中的丹方》(中国医学における丹方) 等报告，同时也在尽力影印龙谷大学所藏《绍兴本草》与森立之《集注本草》[1]复原本，并写下关于这些书籍的评注。在此过程中，冈西博士作为日本医史学会理事，日本生药学会、日本东洋医学会评议员，为学会发展做出贡献，并担任第六十二次日本医史学会总会、第十四次日本东洋医学会总会的会长。他晚年称："对于将来研究汉方的人来说，基础性文献是研究中不可或缺的一个部分，对这些文献进行文献学上的研究是自己的职责。"不求名利、专注于自己所走道路的冈西博士于昭和四十八年 (1973 年) 五月五日辞世。

　　冈西博士称自己"在医药学古代典籍研究方面并无导师，自学而成，硬要列举的话，多纪元简、森枳园等江户末期考证学派人士可以说是自己的导师"，但正如前文所说，前西本愿寺门主大谷光瑞对他来说不仅是师父这么简单，在医书、本草书研究方面他也常常得到黑田源次教授的指导。此外，虽说并无直接联系，他也得到了中尾万三博士的启发，战后以名誉教授薮内清为首的一众京都大学人文科学研究所的研究者在其完成研究时也给予了莫大帮助。博士写字慢条斯理，文章也是经过重重推敲才得以写成。博士的著作之中，有一本足以称为医药学古典研究的明灯，那就是他生前亲自挑

---

[1]　译注：即《本草经集注》。

选、过世后于昭和四十九年（1974年）由南大阪印刷中心刊行的《中国医书本草考》。《宋以前医籍考》既是部大部头，内容又过于专业，难以理解。若想理解作者的思考，学习古代典籍相关知识，则依这本《本草概说》及《中国医书本草考》最为便捷。

（赤堀昭　记）

目录

绪论

　　中国的本草学发展史大致分为四个时期：第一是可谓本草学萌芽期的先秦时代，第二是本草学摇篮期的汉晋时代，第三是从陶弘景到《证类本草》的本草学鼎盛时期，第四是以药理学说为主体的金元及往后时代。

　　虽然在先秦时代，与医疗或药物相关的知识都没有系统记录，但从远古时代直到今日数千年积攒下来了庞大的经验知识。在战国时代就已有关于医药的著作，后来随着官僚制度在秦朝的建立，太医令这样主管医药的职位也开始出现了。汉代初期的早期本草记载传达了本草从战国末期到秦汉时期的真实状态，其中除了介绍各类药材的药性或药效外，更是网罗了采集、炮制、调剂、配伍、分量、禁忌、服法等与药疗相关的所有项目。实际上早期本草经方士之手而成，但其内容并不局限于仙药，更是收录了有关药物的所有知识，由此可知，当时药疗组织已经相当发达，其技术也已达到相当高的水准。中国的药疗技术的大致框架早在公元前2至3世纪的秦汉时代就已经出现了。

陶弘景的三卷本就是将这些古代本草相关记录整合起来，结合汉魏以后的一些新见识而写成的。七卷本的《本草经集注》则将重点放在药材产地以及其真伪良莠等基源和质量的记述上，这点与唐宋时期的敕撰本草相同。随着海陆交通日益开放，国外产的药物越来越多地进入中国，本草的内容也愈发显著地染上了博物学的色彩。

而金元以后的本草学主要以药理辩论为中心，因此与唐宋本草学具有完全不同的特征。这一变化与时代变更相关这一点自不用说，但其直接原因还是在于编撰者的出身。陶弘景的书虽说是自己撰写，但他本人也是当时一流的读书人。唐宋敕撰本草的编撰者中比较重要的是苏敬、韩保升、刘翰、掌禹锡、苏颂等儒官，此外就是像孟诜、陈藏器、沈括、文彦博这样的高官。

研究药材来源、鉴别方法等具体问题是唐宋本草学的特征，从事这些问题研究工作的人，基本都是儒官。这是因为考察《诗经》或《尔雅》等古籍典著中出现的动植物的人，大多是汉代以来研究训诂学的儒家。正如薮内清博士所言，唐宋本草是由具有儒教思想的读书人总结记载的，如同中国科学技术发展是由士大夫推动的一样。

金元本草书的内容焕然一新，则是因为编撰者为临床医家。唐宋本草书中也有由医家编撰的《药性论》和《日华子》，但其中仅罗列了药效，还有唐慎微倾注心血所完成的内容也仅是简方的收录。从这两点可以看出唐宋医家最为关心的还是药效和临床应用，这与金元医家相同。

药理学说诞生的间接原因在于北宋末期医书的校勘刊行，也就是说，校勘刊行使医家更容易获得众多尚未知晓的古代医书，这激发了医家的研究热情。随着印刷技术的普及，南宋时期也涌现了众多医书，金元时代成无己基于《素问》一书，将张仲景的用方之意编写成理论，以他为首的刘完素、张元素、李杲、王好古等人皆专注于确立以《素问》为基础的治病良方的理论化研究。当时的药性理论研究就是在这个过程中逐渐形成的。

明清时代的本草著书者也大多为医家，因而药理学说的范围逐渐扩大，明末开始出现了在古代本草文献的基础上加以药理性解释的现象，连考证学者也加入这一行列，《神农本草经》的复原本层出不穷。

这种药理学说与以陶弘景的《本草经集注》为根基的唐宋本草学截然不同，但也并非完全对立。宋代本草书《证类本草》，从北宋到南宋再到金元至明末期间，刊行了数十次，在长达五个世纪之久的历史中作为本草的基准得以重用；与此同时，也出现了很多以解说药理为主的本草书。《本草品汇精要》与《本草纲目》本是为替代《证类本草》而作，这两本书都是将《证类本草》与药理学说结合而成。

与敕撰《本草品汇精要》未刊行也未被世人所知相反，私撰《本草纲目》从明末开始取代了《证类本草》的地位，成为本草的宝典。《证类本草》的真正价值被完全遗忘，在清代则未被刊行。到清代末期，柯逢时刊行《大观本草》与《本草衍义》。毋庸置疑，这些书籍的刊行是受到了杨守敬对日本的江户考证学学习的影响，辛亥革命后也成为本草学研究的起点。

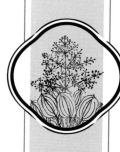

第一章

本草的濫觴

一、先秦时代的医疗

中国自古以来就将神农视为医药之祖,《淮南子·修务训》中写道:

古者,民茹草饮水,采树木之实,食蠃蚌之肉,时多疾病毒伤之害,于是神农乃始教民播种五谷,相土地宜,燥湿肥硗高下,尝百草之滋味,水泉之甘苦,令民知所辟就。当此之时,一日而遇七十毒。

《淮南子》相传是汉景帝(公元前157—公元前141年在位)到汉武帝(公元前140—公元前87年在位)期间,由淮南王刘安与众多宾客或方士共同编写而成,上述内容大概也是那时开始广为流传的。虽然神农或是黄帝都是传说中的人物,但不管哪个国家都会将医疗出现的时间与民族形成的时间画上等号,所以中国医药的滥觞确实是在有历史记录以前就出现了。

据说约五千年以前汉族定居于黄河河畔,并在那里开始了农耕生活,但根据各地的发掘调查情况,早在公元前14世纪开始,商代文化已得到高度发展。公元前12世纪初,周朝取代商朝,定都镐京(在今陕西),于公元前770年被蛮夷入侵,东迁洛阳,东周就此开始。以公元前5世纪初期为界,东周又分为春秋时代和战国时代,随着周王朝势力逐渐衰弱,诸侯之间的权斗愈演愈烈;到了战国时代更是强者称王，战国群雄整顿势力，互相对立，崭露头角的秦国将邻国一一攻下。公元前221年秦始皇一统天下，春秋战国时代就此落下帷幕，并为后续的中国文明发展打下了坚实基础。

据推测，先秦时代尤其是战国时代的医疗技术已经达到了很高的水准，但从各种书籍中也只能找到一些片段，无法推测出具体水平。总体而言，正如《淮南子·说山训》中所言："病者寝席，医之用针石，巫之用糈藉，所救钧也。"（"糈"意为供神之米，"藉"是菅茅，以被恶鬼除妖）也就是说当时的治疗方法是医疗与巫术并行。《吕氏春秋·季春纪》有云："今世上卜筮祷祠，故疾病愈来。"《史记·扁鹊传》中也将"信巫不信医"列为六不治之一，可见当时比起巫术，人们更看重医疗。

医疗中有砭石、针灸、按摩、导引、灌水等方法，从《吕氏春秋·孟秋纪》中的"得良药则活人，得恶药则杀人"可以看出，此时的医疗方法还是以药疗为主。根据《史记》记载，秦始皇在焚书之际将医药、卜算、种植类书籍保留下来。从这一点可知，当时已有医药方面的专门书籍。

关于"药"字的字义，东汉永元十二年（100年）许慎所著《说文解字》一书中记载"药，治病草。从草，乐声"，表示"治病之草"，为表意文字。在自汉代就被视为基础的"五经"中也出现了这个汉字，在此举两三个例子。

《易经》云：无妄之疾，勿药有喜。

《诗经》云：匪我言耄，尔用忧谑。多将熇熇，不可救药。

《尚书》云：若药弗瞑眩，厥疾弗瘳。

《礼记》云：君有疾，饮药，臣先尝之；亲有疾，饮药，子先尝之。医不三世，不服其药。孟夏之月，聚蓄百药。

《左传》云：在肓之上，膏之下，攻之不可，达之不及，药不至焉。

关于这些书籍的著书时间自古以来就有各种说法，但不管哪种说法，都将它们视为传到汉代的先秦时代文献。根据这些记事，可以看出至少在战国时代，医药为毒物，唯有对此极为熟练的医家才能掌握。

《周礼》道：医师掌医之政令，聚毒药以供医事。

《淮南子·主术训》曰：天下之物，莫凶于鸡毒，然而良医橐而藏之，有所用也。

《淮南子·缪称训》称：物莫无所不用。天雄乌喙，药之凶毒也，良医以活人。

这些说法，都能为此佐证。

其实被运用在医疗上的不仅仅是有毒物质。《周礼·疾医》的"治病"一条中写道："以五味、五谷、五药养其病。"《周礼·疡医》中的一条有云："凡疗疡，以五毒攻之，以五气养之，以五药疗之，以五味节之。"

据郑玄的标注可知，"五味"为醋、酒、饴糖、蜜、姜，"五谷"为麻、黍、稷、麦、豆，"五药"为草、木、虫、石、谷，"五毒"为五药中有毒之物，"五气"视为"五谷"的讹误。除狭义上的医药（即"五药"）外，广义上的医药则包括"五药"以及除此之外的谷物或蔬菜等食物及其衍生品，这点从《周礼》另设食医制度上也可以窥见。《周礼》可能是周朝末年荀子的门人所作，或者是刘歆为支持王莽新政假托周公之名伪造此书，又或者是刘歆改写了司马迁时代就已经存在的伪书。虽然关于《周礼》的成书时间众说纷纭，但至少在叙事上，可以将其看作关于周朝末年到汉初医疗思想的书籍。

作者年代不详的古书还有《山海经》，其中的《五藏山经》被视为春秋时代的作品，而《海外经》《海内经》两部则被视为战国时代的作品。《山海经》也收载了多种动植物的药效，除了食用后生效的，还有佩戴在身上生效的，又或者是被当成占卜吉凶的辟邪之物，等等。[1]虽说这无法代表当时的医疗水平，但可以据此推定中国医药的发展过程中是存在医术和巫术并行的情况的。

先秦时代医疗的详情尚未明了，大致上是关于巫祝以及医疗这两方面的，后者除了药疗外还有砭石、针灸、按摩等各种方法，但治疗疾病的基本方法还是药疗。

医药通常被视为有毒物质，"医药即毒物"这一说法好像变成了普遍认知，而日常饮食则变成能够治疗或是预防疾病的有效手段。这些药物，本就是从原始时代流传下来的原始治疗方法，经过漫长的岁月，众多实践经验传承发展，到战国时代已然达到了庞大的知识储备量。

《淮南子》中写道：

栌木已[2]青翳，而蠃愈蜗睆，此皆治目之药也。（《俶真训》）

---

[1] 中尾万三. 山海经を読む［J］. 大乘，卷7—8（1928—1929）.

[2] 译注：其他版本多作"色"。

（青䴔、蜗睆皆为目疾）

今夫地黄主属骨，而甘草主生肉之药也。（《览冥训》）

大戟去水，葶苈愈张，用之不节，乃反为病。（《缪称训》）

狸头愈鼠，鸡头已瘘，虻散积血，斫木愈龋，此类之推者也。
（《说山训》）

昌羊去蚤虱，而来蛉穷。（《说山训》）

昌羊去蚤虱，而人弗席者，为其来蛉穷也。（《泰族训》）

蝮蛇螫人，傅以和堇则愈。（《说林训》）

人食礜石而死，蚕食之而不饥；鱼食巴菽而死，鼠食之而肥。
类不可必推。（《说林训》）

夫乱人者，若芎劳之与藁本也，蛇床之与麋芜也，此皆相似
也。（《氾论训》）

蛇床似麋芜而不能芳。（《说林训》）

千年之松，下有茯苓，上有菟丝。（《说山训》）

茯苓掘，菟丝死。（《说林训》）

以上这些都是当时传承下来的知识中的一部分，其中也有很多
与本草书记载相似的内容，表明初期本草书为此类知识的辑录。

药物并非全为单味使用，先秦时代就已经出现多种药物互相配
伍的药方。考古发掘出的竹简或者木简里也有记载药方[1-2]，其中有些

---

[1] 罗福颐. 祖国最古老的医方［J］. 文物参考资料，1956（9）：31.

[2] 陈存仁. 二千余年前木简上的药方［M］// 中国医学史图鉴. 香港：
香港上海印书馆，1968：28-29.

可以推定是战国时代的产物，《吕氏春秋·似顺论》云："夫草有莘有藟，独食之则杀人，合而食之则益寿。"此类记载可以看出药方成立的一个方面。当然药方中还有依据各个药物的药效来进行配伍的。这些药方经过不断删减或淘汰，到战国末年最终达到了一个惊人的数量。可以推定，秦始皇时代的书籍里也有这些医药书与药方书。汉代的医学与本草学，则是以上述记述为基础建立起来的。

二、本草的成立

在中国，医药学自古以来被称为"本草"，这两字首次出现在东汉汉章帝建初年间（76—83年）班固所著《汉书》之中。其中《汉书·郊祀志》（卷二十五下）中关于汉成帝（公元前32—公元前7年在位）的一条中记载道："方士、使者、副佐、本草待诏七十余人皆归家。"

而《平帝纪》（卷十二）的元始五年（5年）记载道："征天下通逸经、古记、天文、历算、钟律、小学、史篇、方术、本草，及以'五经'、《论语》《孝经》《尔雅》教授者，在所为驾，一封轺传，遣诣京师。至者数千人。"

《汉书·游侠传》（第九十二卷）中记载道："护少随父为医长安，出入贵戚家。护诵医经、本草、方术数十万言，长者咸爱重之。"

*　本草概说　*

《汉书·郊祀志》记载了丞相匡衡与御史大夫张谭进言废除祠堂，并将从事这项工作之人遣返归乡一事；其中颜师古将"本草待诏"一词注解为"以方药、本草而待诏者"，由此可知当时便已经出现此类官职。从《平帝纪》以及《游侠传》中亦可看出，西汉末年至王莽新朝就已有被称为"本草"的专业著书。虽不知其内容所写为何物，但因其与方士、方术一类一并记载，不难推断其与这些内容存在着一定的关联。方士，乃信奉长生不老的神仙之说，并能驱使此等法术（方术）之人。据《史记·封禅书》《汉书·郊祀志》等记载，战国时代邹衍因著有《终始五德之运》而名显诸侯，后为燕齐两国的方士所继承，但这些方士却无法精通此术，于是便接连出现一些阿谀苟合之徒；齐威王（公元前378—公元前320年在位）、齐宣王（约公元前350—公元前301年在位）、燕昭王（公元前335—公元前279年在位）派人去海上寻找蓬莱、方丈、瀛洲这三座仙山；也记载了秦始皇（公元前259—公元前210年在位）及汉武帝（公元前140—公元前86年在位）信奉此道、不时为方士所欺骗一事。这些方士最初的目的只是追寻长生不老的神仙，而后又加之以轻身、羽化、辟谷等现世的欲望，逐渐发展为炼金术，不久之后为道教所吸收。为了达成目的而使用的主要手段均是药物，由此可以推断初期本草是由这些方士编辑而成。

然而，不知为何《汉书·艺文志》中并未著录以"本草"为题的书籍。据说《汉书·艺文志》以《七略》为基础写就，《七略》是汉成帝河平三年（公元前26年）派陈农寻求遗书，并令刘向、刘歆父子二人进行编辑收录而成。其中《方技略》部分由侍医李国柱编集，分为医经、经方、房中、神仙四类。刘向于建平元年（公元前6年）逝世，《七略》一书在此之后不久完稿，理应有被称为"本草"之书。中尾万三博士[1]就《汉志》中并未出现以"本草"命名的书籍一事做出了推测，他认为可能是刘向在编辑《七略》之时，仅搜寻散布在天下的流失之书，并未将当时流传甚广的一些图书编入其中。

关于"本草"一词的含义，后蜀的韩保升提到："药有玉石草木虫兽，而直云本草者，为诸药中草类最众也。"

但《汉志》的"经方"中的说明则是"经方者，本草石之寒温，量疾病之深浅"（经方，本着草石的药性，衡量疾病的轻重），也有以此为本源的说法。但若此文为班固所写，那么这一说法在年代上就站不住脚，于是中尾博士便假定此文为刘向在校稿时，抑或是汉武帝收集书本时写就。不过不管哪种说法都只是一种推论，并无确凿证据。

综上所说，"本草"是汉武帝到汉成帝大约百年之间创造出来的一个新词，到西汉末年已有以"本草"为题的药物学专著。正如中尾万三博士所指，那些书籍都是由信奉神仙之说的方士所编撰而成，从《神农本草》的旧本等书籍来看，这些书籍中都混杂着神仙与医疗这两大要素。但所谓的仙药也不过是在医用药品的药效中加入"久服轻身，不老长年"等字眼，仙药并非区别于其他种类的药物；加之保持身体健康是成仙道路上不可或缺的条件，因此除了被

[1] 中尾万三. 漢書藝文志より本草衍義に至る本草書目の考察［M］. 1928：9-30.

视为"仙药"的药物外，一般的药物或是饮品食物应该也被收录在了同一类中。换言之，虽如前文引言中所提到的《淮南子》中所述，汉初已经积累了数量庞大的药理相关知识，但可以推断其中收录的大多为初期本草，且此药理对方士和医家来说应该都是重要的存在。楼护在长安（今陕西）做大夫的时候，背诵本草，也佐证了这一推测。方士之中也有行医之人，其所使药物与医家相同。陶弘景说：

诠三品药性，以本草为主。道经、仙方、服食断谷、延年却老，乃至飞丹转石之奇，云腾羽化之妙，莫不以药导为先。用药之理，又一同本草，但制御之途，小异世法（医用）。

陶弘景所言也证实了这点，即医家与方士均是为了保持人体健康而使用药物，此点相通。《汉书·艺文志》中将"医经""经方"与"房中""神仙"都一同著录于《方技略》中，这点也反映了两者相通这一实情。

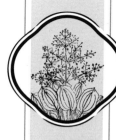

第二章　初期本草

一、汉代本草

那么汉代本草又是怎样的呢？《汉书·艺文志》中并无"本草"一名，然则，"经方"中有《神农黄帝食禁》七卷，因唐朝的贾公彦《周礼疏》中引其为《神农黄帝食禁》七卷，孙星衍 [1] 便将"食禁"误作"食药"，贾公彦从《中经簿》所引之"《子仪本草经》一卷"便是此书；铃木素行 [2] 也认为《子仪本草经》是最早的本草书，李当之将其修订并命名为《神农本经》，但关于这一观点也有些异议，《子仪本草经》所著内容为何也完全不清楚。

宋朝初年所编《太平御览》中引用了很多《吴氏本草》的内容，此《吴氏本草》似乎是南朝齐梁时代阮孝绪在《七录》中所记述的"华佗弟子《吴普本草》六卷"。若真如此，曾杀害吴普之师华佗的魏武帝曹操于东汉灭亡的建安二十五年（220年）过世，由此推断，2 至 3 世纪的药学书籍多是以神农、黄帝、岐伯、桐君、雷公、医和、扁鹊、季氏等人名命名。

《淮南子·修务训》中所写："世俗之人，多尊古而贱今，故为道者必托之于神农、黄帝而后能入说。"说明假借神农或黄帝之名来提

---

[1] 孙星衍《本草经·序》。

[2] 参见铃木素行所著『神農本経解故·発題』。

升书的价值，是当时的风潮。在《吴氏本草》中所看到的这些书籍的记载仅限于"气味"与"有毒无毒"等方面，即主体的要素还是在于药效，各书略有不同，其大致内容与《本草集注》中的朱字文所写一致。

于是出现了一个问题，就是张仲景在《伤寒论·自序》中提到撰用《素问》《九卷》《八十一难》《阴阳大论》《胎胪药录》，加上《平脉辨证》，合并为《伤寒杂病论》，共十六卷。其中并未见"本草"之名。张仲景的生平传记并不明确，但根据其自序中的内容可知，其宗族本有二百余人，三分之二的人均在建安元年（196年）后不足十年的时间内过世，死亡人数的十分之七就是因伤寒而去世。于是他博采众方，写就此书，由此可推定其与华佗或吴普是同一时代的人。《吴氏本草》中引用的各种著作他自是看过，陶弘景也推测《本草》一书中出现的药物产地大概是由张仲景或华佗所记。[1] 现存《伤寒论》与《金匮要略》皆经过宋朝校勘，且两者

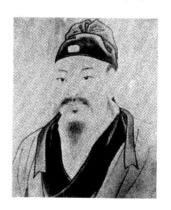

图2-1　张仲景（据故宫藏本，李尼画）

注：陈存仁《中国医学史》所载

校勘时都为残本而非完本。按照这两本书的处方配出的一百六十多种药物之中也有像诃梨勒（《新修本草》先附）或是红蓝花（《开宝本

[1] 译注：《伤寒论·自序》是否为张仲景所记，至今仍众说纷纭，未见定论。

草》今附）之类被视为后人所添写的药物，但绝大部分都是所谓的本经品[1]，由这点可以推定张仲景时代就已经存在收录这些药物的书籍了，也有可能这就是被称为《胎胪药录》的书。

可以推定最早的药物书完成于西汉末期（公元元年前后），随之出现了追随者或是改写者。东汉末年出现了诸多似是《吴氏本草》中所引的药物书籍，虽然不知道这些书籍的名称，大概其总称为"本草"。《神农本草》也被视为其中之一，但其书名是否为汉代所起尚存疑问。

另一个问题则是：初期本草中所记述的内容是中国一国所发现的还是受到了外国的影响而成？

希腊医圣希波克拉底（约公元前460—公元前370年）大概出现在中国春秋末年到战国时代这段时间，随着亚历山大大帝远征（公元前336—公元前323年），波斯或是印度与世界西方国家的交通愈发便利；另一方面，汉武帝征伐西域诸国并将其纳入麾下，开辟了世界东西方文化贸易交流之路，也就是丝绸之路。尼禄皇帝（54—68年在位）的侍医狄奥斯科里迪斯所著的药物书《药物志》（*Materia Medica*）出现在东汉中期左右；几乎可以推定，继希波克拉底之后的古代医学大家盖伦（约130—200年）与张仲景和华佗是同一时代的人。这些时代与中国初期本草成形时代大体一致，虽然其直接关联难以考证，但建元三年（公元前138年）张骞奉汉武帝之命出使大月氏国，并于十三年后的元朔三年（公元前126年）归国，带回了以

---

[1] 译注：指《神农本草经》中所载的药物。

葡萄、苜蓿、安石榴为代表的众多物种，其中不乏戎盐、木香、犀角、胡麻、沉香、乳香、苏合香等众多外来药物，这些药物在《神农本草经》和《名医别录》中也有记载，可知当时确有来自西方的影响。初期本草大多还是收录了中国自古以来积累的经验知识，并在记录外国传来之物时未加以区别。

二、魏晋南北朝的本草

东汉灭亡（220年）之后到隋朝一统天下（589年），其间经历了大约370年的战乱。随着佛教传入，这段时期也受到印度的影响，被视为文化大繁荣的时代。

在医学方面，华佗与张仲景自古以来被并称为医圣，大概生活在东汉到三国年间。三国时代到晋朝初期，因《脉经》与《伤寒论》为人所知的王叔和与写下《甲乙经》的皇甫谧登上历史的舞台。晋朝以后，陶弘景写道：

自晋代已来，有张苗、宫泰、刘德、史脱、靳邵、赵泉、李子豫等一代良医，其贵胜、阮德如、张茂先辈，逸民皇甫士安，及江左葛洪、蔡谟、殷仲堪诸名人等，并研精药术。宋有羊欣、元徽、胡洽、秦承祖，齐有尚书褚澄、徐文伯、嗣伯、群从兄弟，疗病亦十愈八九。凡此诸人，各有所撰用方。观其指趣，莫非本草者。

* 本草概说 *

正如陶弘景所述，这个时代名医辈出，他们著书留下了自己的经验药方，这些内容在不久之后被概括为华丽的隋唐医学。

本草方面，以吴普与李当之的本草学为首，出现了收录药疗妙处的书籍和与食疗、辨药、炮炙、药目、药图、采药、种植、音义等内容相关的著作，但其中心内容还是自汉代流传下来的本草。为了考证那时传承下来的本草内容，就让我们看看当时书籍的引文吧。张华在《博物志》中写道：

神农经曰：上药养命，谓五石之练形，六芝之延年也。中药养性，谓合欢蠲忿，萱草忘忧。下药治病，谓大黄除实，当归止痛。夫命之所以延，性之所以利，痛之所以止，当其药应以痛也。违其药，失其应，即怨天尤人，设鬼神矣。①

神农经曰：药物有大毒不可入口鼻耳目者，入即杀人。一曰钩吻。（卢氏曰：阴也。黄精不相连，根苗独生者是也。）二曰鸱，状如雌鸡，生山中。三曰阴命，赤色，著木悬其子，生山海中。四曰内童，状如鹅，亦生海中。五曰鸩，羽如雀，黑头赤喙，亦曰螭蚳，生海中，雄曰蜥，雌螭蛳也。②

神农经曰：药种有五物：一曰狼毒，占斯解之；二曰巴豆，藿汁解之；三曰黎卢，汤解之；四曰天雄、乌头大豆解之；五曰班茅，戎盐解之。毒菜害，小儿乳汁解，先食饮二升。③

神农本草云：鸡卵可作琥珀，其法取伏鰕黄白浑杂者煮，及尚软随意刻作物，以苦酒渍数宿，既坚，内著粉中，佳者乃乱真矣。此世所恒用，作无不成者。④

《抱朴子》有：

神农四经曰：上药令人身安命延，升为天神，遨游上下，使役万灵，体生毛羽，行厨立至。又曰，五芝及饵丹砂、玉札、曾青、雄黄、雌黄、云母、太乙禹余粮，各可单服之，皆令人飞行长生。又曰，中药养性，下药除病，能令毒虫不加，猛兽不犯，恶气不行，众妖并辟。⑤

神农药经曰，必欲长生，常服山精。⑥

《齐民要术》有：

神农经曰：玉桃，服之长生不死。若不得早服之，临死日服之。其尸毕天地不朽。⑦

《太平御览》有：

本草经曰：太一子曰："凡上药者养命，中药养性，下药养病。"神农乃作赭鞭钩𫝹，从六阴阳，与太一升五岳四渎。土地所生草石、骨肉心皮、毛羽万千类，皆鞭问之。得其所能主治，当其五味，百七十余毒。⑧

养生略要曰，神农经曰："五味养精神，强魂魄；五石养髓，肌肉肥泽。诸药，其味酸者，补肝，养心，除肾病；其味苦者，补心，养痹（脾），除肝病；其味甘者，补脾，养肺，除心病；其味辛者，补肺，养肾，除脾病；其味咸者，补肾，养肺（肝），除肝（肺）病。故五味应五行，四体应四时。夫人性生于四时，然后命于五行。以一补身，不世命神。以母养子，长生延年，以子守母，除病究年。"⑨

诸如此类，在其他典籍亦可找到类似遗文。孙星衍将这些内容都收录到《本草经佚文》中，并认为这些内容原本被写入玉石草木等各个方面的总论之中，后来被删除。但这一说法也不过是没有根据的臆测，关于能否将这些文章视为《神农本草》的旧文这一事，还需要反复斟酌。

首先①⑤⑧这三条解说了《神农本草》中"上药养命""中药养性""下药治病"，③与《本草经集注·序录·解百药及金石毒等例》中的"狼毒毒、杏仁、蓝汁、白敛、盐汁、木占斯"等一致。因此这几条似乎是张华和葛洪节选自古经，并加以解释而成，又或是从已有的此类文章中引用而写就。

②③形似，除钩吻以外四类药材均未出现在陶弘景校订本中，钩吻在陶注中是："又有一物名阴命，赤色，着木悬其子，生山海中，最有大毒，入口即杀人。"

④亦未出现于陶弘景校订本中，但陶注"丹雄鸡"写道："又云鸡子作虎魄，用欲毈[1]卵黄白混杂煮作之，亦极相似，唯不拾芥尔。"关于虎魄，陶注道："亦有煮毈鸡子及青鱼枕作者，并非真。唯以拾芥为验。"诸如此类，或许这几条均为旧版本草经中原有内容，陶弘景可能认为这些内容与治病无关，将其移出正文，仅于注解中留下记录。

因为⑦被视为道书的记载，自然是不会出现在陶弘景校订本中。而⑨则是《素问》中的五行说，也未出现在陶弘景校订本中，倒是

---

[1] 译注：同"毈"，见《中华字海》第210页第25字。《淮南子·原道训》有"兽胎不贕，鸟卵不毈"，《高诱注》有"胎不成兽曰贕，卵不成鸟曰毈"。

"序录"中的黑底白字写道"药有酸咸甘苦辛五味"，这大概是后人根据"序录"添加的注解。

一言概之，"神农经"与"神农四经"同《神农本草》相比，更接近根据《神农本草》编集收录的一本新书，"神药经"和《太平御览》中所引的"本草经"可能也是同类书籍，不管是哪本书都很难将其视为《神农本草》的旧本。"鸡卵可作琥珀"一文，也不知其全文是否为《神农本草》之文。

除了以上这些书本，还有《艺文类聚》和《太平御览》等类书中被引用的文章，它们少以"本草"或"本草经"为题，与陶弘景校订本也有较大出入，多数文章是从北齐的《修文殿御览》中援引而来，出现差异的原因在于双方各有省略之处；同时当时流传于世的文本也不止一种，这也是原因之一。铃木素行提出"本草、本草经、神农本草、神农氏本草、神农经、神药经、白字本草、朱字神农本经、神农本经等，虽有众多名称，但实际上这些都是同一本草书，只因以本草命名一事古老且正式而以此命名"。但是《博物志》中也出现过"神农经"与"神农本草"这两个名称，就算纵观全文也无法断言这是同一本书。从汉代传递下来的原初本草，如下记的四卷本一般，在长时间的转写之间经过增补和删改，出现了众多异本，再将这些异本加以节录，站在各自立场总结成书，这些书籍终有一日会因被称为"本草"或"本草经"招致混乱。陶弘景在《药总诀序》中写道："但本草之书，历代久远，既靡师授，又无注训传写之人，遗误相继，字义残阙，莫之是正。"

他写下这番话也是在表达这一情况。

六朝时代出现多样本草书的原因已如上述，众多医家在本草方面才疏学浅，陶弘景也曾说："今庸医处疗，皆耻看本草，或倚约旧方，或闻人传说。遇其所忆，便揽笔疏之。"出现这一风潮的原因在于当时药业组织已经足够发达，医家不需自行采药。关于这点，陶弘景说道：

众医睹不识药，惟听市人。市人又不辨究，皆委采送之家。采送之家，传习治拙，真伪好恶莫测。所以有钟乳醋煮令白，细辛水渍使直，黄芪蜜蒸为甜……诸有此等，皆非事实，俗用既久，转以成法，非复可改，末如之何。

又举出了远志与牡丹之类无须去皮去芯即可称量，紫石英和丹砂之类贵重药材可进行替换等实例。私以为当时的这般情况，也是促使他下定决心，重编本草的原因之一。

从古书《周礼》中的食医制可知，日常饮食与狭义上的医药相同，在保健与医疗方面也受到重视，这些也被收录到本草之中，除此之外，自古以来还有将食物单列一本的书。

其中的先驱之作便是《汉志》中的《神农黄帝食禁》（七卷），梁朝的《七录》中的《黄帝杂饮食忌》（二卷）与《隋志》中的《老子禁食经》（一卷）等书籍。《魏书》第三十五卷提及北魏高官崔浩著食经之书，并记载了其叙述，《两唐志》中的"崔洪食经"大概就是指此食经。《隋志》中也有《崔氏食经》四卷，但《中国医籍考》中却将其视为被《和名抄》《本草和名》《医心方》等书籍所引用的《崔禹锡食经》，且其药名还是六朝时代的古称。除此之外，还有《七录》中的《太官食经》（五卷）、《太官食法》（二十卷）、《刘休食方》（一卷），

《隋志》中有《马琬食经》(三卷) 等为首，众多与食膳及其烹饪相关书籍收录其中，对于食疗具有极高的关注度这点可见一斑。

三、主要本草文献

1.《神农本草》[1] 四卷

陶弘景在其校订本的序中写道"今之所存，有此四卷"。私以为其为《隋志》中所写"《神农本草》，四卷，雷公集注"，关于其框架结构，后蜀韩保升云"上中下并序录合四卷"，大概是最正确的看法。

此四卷本的内容可见于敦煌本《本草集注·序录》与《新修本草》《证类本草》等，由此可推测出该四卷本的大致内容。

按照凡例风格来叙述序录中关于药用的总论事项，其概要如以下十二条：

①上药一百二十种为君，主养命以应天，无毒，多服、久服不伤人。欲轻身益气，不老延年者，本上经。

②中药一百二十种为臣，主养性以应人，有毒无毒，斟酌其宜，欲遏病补虚羸者，本中经。

---

[1] 译注：《神农本草》(东汉佚名氏) 通常被叫作"神农本草经"，冈西为人根据《隋志》将其叫作"神农本草"，以区别于陶弘景修订的《神农本草经》。

③下药一百二十五种为佐使，主治病以应地，多毒，不可久服，欲除寒热邪气、破积聚、愈疾者，本下经。

三品合三百六十五种，法三百六十五度，一度应一日，以成一岁。

④药有君臣佐使，以相宣摄合和，宜用一君二臣三佐五使，又可一君三臣九佐使也。

⑤药有阴阳配合，子母兄弟，根茎花实，草石骨肉，有单行者，有相须者，有相使者，有相畏者，有相恶者，有相反者，有相杀者，凡此七情，合和视之，当用相须、相使者良，勿用相恶、相反者。若有毒宜制，可用相畏、相杀者，不尔，勿合用也。

⑥药有酸咸甘苦辛五味，又有寒热温凉四气及有毒无毒，阴干暴干，采造时月生熟，土地所出，真伪陈新，并各有法。

⑦药性有宜丸者、宜散者、宜水煮者、宜酒浸者、宜膏煎者，亦有一物兼宜者，亦有不可入汤酒者，并随药性，不得违越。

⑧欲疗病先察其原，先候病机。五脏未虚，六腑未竭，血脉未乱，精神未散，服药必活。若病已成，可得半愈。病势已过，命将难全。

⑨若用毒药疗病，先起如黍粟，病去即止。不去，倍之；不去，十之。取去为度。

⑩疗寒以热药，疗热以寒药。饮食不消，以吐下药，鬼疰[1]蛊毒，以毒药；痈肿疮瘤，以疮药；风湿，以风湿药。各随其所宜。

[1] 译注：原作"鬼症"，误字。

⑪病在胸膈以上者，先食后服药；病在心腹以下者，先服药而后食；病在四肢血脉者，宜空腹而在旦；病在骨髓者，宜饱满而在夜。

⑫夫大病之主，有中风、伤寒、寒热、温疟、中恶、霍乱、大腹、水肿、肠澼、下痢、大小便不通、贲豚、上气、咳逆、呕吐、黄疸、消渴、留饮、癖食、坚积、症瘕、惊邪、癫病、鬼疰、喉痹、齿痛、耳聋、目盲、金创、踒折、痈肿、恶疮、痔瘘、瘿瘤、男子五劳七伤、虚乏羸瘦、女子带下、崩中、血闭、阴蚀、虫蛇蛊毒所伤。此大略宗兆。其间变动枝叶，各宜依端绪以取之。

如上所述，序录的记载极为简洁，且网罗一众药疗相关问题，说明中国的药疗技术在汉代已经极尽完善。

其次各论三卷中，三种药物各收录至上中下三卷，上药为上卷，中药为中卷，下药为下卷，然药物总数尚未明了。据序录记载，原大概为365种，陶弘景亦叙述道：

魏晋以来，吴普、李当之等，更复损益。或五百九十五，或四百四十一，或三百一十九，或三品混糅。冷热舛错，草石不分，虫兽无辨，且所主治，互有得失。医家不能备见，则识智有浅深。今辄苞综诸经，研括烦省，以《神农本经》三品，合三百六十五为主。

由此可知，因传承期间出现诸多混乱，经陶弘景整理才得到365这一具体数字。但根据《新修本草》，《本草集注》本经品中却有367

种[1]，各家所说的总数量和实际的条目数不一致这问题不大，因为有些药物有附条，如叶（芫蔚子、大枣、葱实），花（云实、蠡实、桐叶），葛物（葛根），马蓼（蓼实），桃花、桃枭、桃毛、桃（桃核人），射罔（乌头），叶、桑耳、五木耳（桑白皮），根、汁、实（竹叶），叶、实（柳叶），眼、悬蹄（白马茎），头、肪、膈、肫胵、尿屎、翮羽、鸡白蠹（丹雄鸡）等很多记载在附录中的药物，因其与本篇中所记载之物药效相异，作为药物单列出来，像胡麻与青葙之类应另列别条。如此这般，药物数量随着计数方式产生变化，不必对此进行过深诠释。

关于每种药物，比如：

丹砂。味甘，微寒，无毒。主身体五脏百病，养精神，安魂魄，益气明目，杀精魅邪恶鬼，久服通神明不老，轻身神仙，能化为汞。恶磁石，畏咸水（上药）。

黄芩。味苦平，主诸热黄疸，肠游泄利，逐水，下血闭，恶疮，疽蚀，火疡。一名腐肠。得厚朴、黄连止腹痛；得五味子、牡蒙、牡蛎令人有子；得黄芪、白薇、赤小豆疗鼠瘘。山茱萸、龙骨为之使。恶葱实，畏丹砂、牡丹、藜芦。

---

[1] 关于365种变为367种一事，是因李时珍（《神农本草经》目录）将"青葙""赤小豆"两条单列出来。但森鹿三博士推断（《关于〈神农本草经〉所载药物》）数目变化的原因是"粉锡与锡镜鼻""六畜毛蹄甲与鼺鼠""海蛤""大豆黄卷与赤小豆""葱实与薤"各列为1条，从而增加5条，"升麻""粟米""黍米"3条又被列入别录品，因而减少3条，变为367种。（京都大学人文科学研究所纪要，第14册658—673页，1954年）

　　诸如此类，大多为"药名"后记载其"气味"，列举"药效"，最后加上其"异名"[1]。此外，例如"能化为天（丹砂），能化七十二种石（朴消），能化铁为铜、成金银（石胆），烧用之良（贝子），火熬之良娘（蜈螂、蛇蜕），炼之如膏（消石），可以酒（葡萄），生者尤良（干地黄、干姜），夜出者良（蝼蛄），生杨柳上（蚱蝉），生桑枝上（桑螵蛸）"等一类，则简略记载了其性能、调制方法、品质选择、所在地等相关内容。

　　以上内容是对于《新修本草》及《证类本草》的考察，而森立之查阅《太平御览》等文献，发现陶弘景之前的旧本中"药名"后接药物"异名"，亦有其"有毒无毒"或"生山谷"等记载，但这些记载均为陶弘景或苏敬所改置或删减，这有待考证。《证类本草·伏翼》中记载"生太山川谷"，及《柳华》中一条记载"生琅邪川泽"，此两条均为白字，此等处理别无他例，或许是差错，本应是白底黑字文。

　　有关丹砂以及黄芩的正文后又记载着小字的是《雷公集注》，而《本草集注》则是在此之后又加上了陶注。

　　如上所述，《神农本草》记载简明扼要，但关于本书是否为原本尚且存疑。从《名医别录》中的示例可以看出，此书应是经陶弘景修改。

---

[1] 译注："异名"，原文又作"一名"。

2.《名医别录》三卷

陶弘景在《本草集注·序》中写道"以《神农本经》三品，合三百六十五为主，又进《名医》副品，亦三百六十五，合七百三十种"，旧版《神农本草》与《名医别录》两者均被视为陶弘景修订本，从而需要对《名医别录》进行考察。

关于作者，《隋志》著录"《名医别录》三卷，陶氏撰"，但《两唐志》中则只写"《名医别录》三卷"，未记载其撰写者，《唐书·于志宁传》中虽写道："《别录》者，魏晋以来吴普、李当之所记，其言花叶形色其，佐使相须，附经为说，故弘景合而录之。"但实在是不能作为关于别录的确切说明。

李时珍将陶弘景的七卷本作为别录如此记述道："梁陶弘景复增汉魏以下名医所用药三百六十五种，谓之名医别录。"但这明显存在谬误，陶弘景加入名医用药而著的书为《神农本草经》，并非《名医别录》。多纪元简（《医賸》）因《新修本草》的注解以及李珣的《海药本草》中都引用了《名医别录》中的文字，认为《名医别录》在唐代仍有传承，且因这些文本与弘景本的白底黑字并不一致，弘景所谓"名医副品"是从《名医别录》中节选的，但并未节选全文，由此可知《隋志》中著录的"陶氏"与陶弘景可能并非同一人。《新修本草》在注解中所引《名医别录》佚文如下：

（白马茎）《别录》云：马毛，主小儿惊痫。白马眼，主小儿魅（小儿的鬼），母带之。屎中粟，主金创、小儿客忤、寒热，不能食。绊绳，主小儿痫，并洗之。

（露蜂房）《别录》云：露蜂房、乱发、蛇皮三味，合烧灰，酒服方寸匕，日二。主诸恶疽，附骨痈，根在脏腑，历节肿出，丁肿恶脉，诸毒皆差。又水煮露蜂房，一服五合汁，下乳石热毒壅闷。服之，小便中即下石末，大效。灰之酒服，主阴痿。水煮洗狐尿刺疮。服之，疗上气，赤白痢，遗尿失禁也。

（虎骨）《别录》云：屎，主恶疮，其眼睛主癫，其屎中骨为屑，主火疮，牙，主丈夫阴疮及疽瘘，鼻，主癫疾，小儿惊痫。

不仅有弘景本中未出现的药物不同部位的药效，《名医别录》连这些部位的用法及处方都有记载，记录相当丰富，而陶弘景仅节选了各中要点，但仅凭此点难以说明《名医别录》并非陶弘景所编写。另外，在弘景注释中亦可见此事证据，如：

（女萎　萎蕤）按《本经》有女萎，无萎蕤。《别录》无女萎，有萎蕤，而为用正同，疑女萎即萎蕤也，唯名异尔。

（雷丸）《本经》云：利丈夫。《别录》云：久服令阴痿者，于事相反。

（茵陈蒿）《仙经》云：白蒿，白兔食之仙。而今茵陈乃云此，恐是误尔[1]。

（芒消）按《神农本经》无芒消，只有消石名芒消尔。后《名医》别载此说，其疗与消石正同，疑此即是消石。

（玄石）《本经》磁石，一名玄石；《别录》各一种。今按其一

---

[1] 译注：《名医别录·茵陈蒿》："白兔食之仙。"对此，陶弘景根据《仙经》记载判断，《名医别录》对"茵陈蒿"一条的记载有误。（参见久保辉幸《试论〈医心方〉中的七禽食方》）

名处石既同，疗体又相似，而（性）寒温（产地的）铜铁及畏恶有异。俗方（医方）既不复用之，亦无识其形者，不知与磁石相类否。

（前柴）前胡，似柴胡而柔软，为疗殆欲同。而《本经·上品》有柴胡而无此，晚来医乃用之。亦有畏恶，明畏恶非尽出《本经》也。

如此种种，皆为实例。估计在陶弘景之前就已有名为《名医别录》的书，陶弘景大概是从中提纲挈领，模仿《神农本草经》，写下了这白底黑字文。其中又记载着"又进名医副品亦三百六十五"，《本草集注》的白底黑字文中也能看到本经品，由此可知《名医别录》中收录了730种以上的药物，陶弘景不仅节选收录了其中内容，更是筛选了药品种类，并将730种药物进行合并。[1] 也就是说，《名医别录》药品中过半数的药物，约194种都是有名未用，由此被放置，就是这一情况导致的。

据以上所述可以推测出，《名医别录》也是以集百家之长为主旨编撰而成，其重要特征在于记载药物产地。陶弘景以东汉时的行政区域划分，认为此文为张仲景和华佗所记，但其所记产地除当时的中原全域之外，还包括了绥远、宁夏、新疆、青海、西康诸省，甚至还到了越南、朝鲜等国，可从中窥见当时药物交流已遍及全国各地。

《名医别录》是一本极为有用之书，可惜的是，苏敬仅引用了其

---

[1] 药部的"芸薹"为《唐本草》的新附品，唐本注引用了《名医别录》记载，可知《名医别录》中除了陶弘景所采用的药物之外还有其他药物。

中四十余条[1]，且多为虫兽部分。据此推断该书至唐代已无完本。换言之，现在所传《名医别录》的药物相对较少，只有伏龙肝、升麻、忍冬、大青、百部、艾叶、昆布、虎杖、牵牛子、沉香、苏丁香、榧实、豆蔻、安石榴、虎骨、石决明、紫苏、香薷等。

3.《桐君采药录》三卷

本书在《吴普本草》中被引为"桐君"，陶弘景将本书与雷公之书并列为最古老的药书，并称"至于桐雷，乃著在于编简"，更有"又有《桐君采药录》，说其花、叶、形、色"的记录，可知此书大概是记载了植物的形状。

《证类本草·续断》陶注：桐君药录云，续断生蔓延，叶细，茎如荏大，根本黄白有汁。七月、八月采根。

《本草经集注·天门冬》陶注：桐君药录又云，叶有刺，蔓生，五月花白，十月实黑，根连数十枚。

《证类本草·水萍》陶注：药录云，五月有花，白花。

诸如此类均被视为从该书中引用的文章。

该书在《隋志》和《两唐志》中被记载为"《桐君药录》三卷"，且藤原佐世在日本宽平年间（889—898年）写成的《日本国见在书目

---

[1] 唐本注中引用《名医别录》的部分包括络石、天名精、旋花、地肤子、石龙刍、石龙芮、艾叶、恶实、苎根、女青、槐实、牡荆、梓白皮、白马茎、黄犍牛、牡狗阴茎、虎骨、豚卵、獭肝、白鸭、雀卵、燕屎、鳢鱼、鳝鱼、露蜂房、蚱蝉、白僵蚕、蜚蠊、虾蟆、蜘蛛、白颈蚯蚓、田中螺汁、蛞蝓、藕实茎、大枣、梅实、柿、赤小豆、白瓜子、荏子、芸薹等。

录》中也写道"桐君药录，二"，可知日本曾有此书传本，但如今也已失传。

4.《雷公药对》二卷 [1]

《本草集注·序录》中记载道"药对四卷，论其佐使相须"，由此可见，此书记载了药物的畏恶。《隋志》中注解《桐君药录》道"梁有药性、药对，各二卷"，《旧唐志》著录"雷公药对　二卷"，《新唐志》著录"徐之才雷公药对　二卷"，《崇文总目》中却又著录"《药对》二卷，徐之才撰"，不管哪本史册都将其记为徐之才所著之书。由此可知，《雷公药对》存在原本与徐之才加工后撰本两种。《补注本草》所引书传中写道："药对，北齐尚书令西阳王徐之才撰，以众药名品，君臣佐使，性毒相反，及所主疾病。分类而记之，凡二卷。"

此为徐之才所著之书，然则徐之才成为北齐尚书令并被封为西阳郡王是在武平年间（570—576年），陶弘景所见之书应为徐之才之前的旧本。

通过《新修本草》可以了解到，《本草集注》在记载着药效的正文之后及陶弘景注之前，有这样的注记，如：

（细辛）曾青、枣根为之使，得当归、芍药、白芷、芎藭、牡丹、藁本、甘草，共疗妇人。得决明、鲤鱼胆、青羊肝，共疗目痛。恶野狼毒、山茱萸、黄芪，畏硝石、滑石，反藜芦。

（甘草）术、干漆、苦参为之使，恶远志、反大戟、芫花、甘

---

[1] 译注：日本学者岩本笃志深入研究徐之才及其《药对》。岩本笃志. 北齐徐之才『药对』考［J］. 東洋史研究，2001，60（2）：29-57.

遂、海藻四物。

这是在陶弘景之前就有的前人注解，陶弘景保留畏恶的内容，又将其提取在了《本草集注·序录》之中。陶弘景在其前文中叙述道："神农本经相使，正各一种，兼以药对参之，乃有两三。于事亦无嫌。其有云相得共疗某病者既非妨避之禁，不复疏出。"

可知这主要是根据《药对》所写。由此推定，《新修本草》正篇后出现的古注是写于陶弘景之前，不知何人从《药对》中引用转载内容，并命名为"雷公集注"。"序录"中畏恶的前文写道"其有云相得共疗云云"是为了说明像前面引文中关于"细辛注……得当归……共疗妇人"这样的文字，是与畏恶无关的记载，故在"序录"中省略。

《证类本草·序例》中"通用药"（药名按药效排序）这一条下，掌禹锡根据《药对》在其中增添了许多药名，比如：

枫香，平，治□痒毒，臣。

薏苡人，微寒，主风筋挛急伸不得，君。

萎蕤，平，治中风暴湿热不能转动者，君。

"畏恶"一条中也有：

葱实，解藜芦毒（臣禹锡等谨按药对）云，杀百草毒，能消桂化为水。

豉，（臣禹锡等谨按药对）云，杀六畜胎子毒。

这些都是从《药对》中引用而来，不难看出，都是摘自徐之才的改订本。

5.《李当之本草》一卷

从陶弘景的《本草集注·序录》可见"魏晋以来，吴普、李当之等，更复损益"。后蜀的韩保升加注"华佗弟子，修神农旧经，而世少行用"。《吴普本草》中的"李氏"又或是"季氏"所指的估计也是这本书。《隋志》中可以看到梁朝有"李当之《药录》六卷"与"李当之《本草经》一卷"，《两唐志》中著录"李氏《本草》三卷"，由此可知，当时有题为李氏所撰的多种药书，其中似乎还有传存至唐代的书籍。《新修本草》中引道"李氏本草云，止下消食（女萎）""李当之本草亦言，胸中湿者良（鲍鱼）"等，《太平御览》中也有"李当之药录曰，槟榔一名宾门"。如此引用，明代陶宗仪的《说郛》中将其辑佚本作为"药录（〔晋〕李当之）"收录。

唐代的贾公彦，在其《周礼·疾医》的注解中引《中经簿》，举《子仪本草经》一卷，认为子仪与扁鹊弟子子义是同一人。铃木素行（《神农本经解故》）在贾公彦注的基础上进一步推想，在曹魏时代，也就是李当之撰写本草书之前，便有《子仪本草经》，但并无《神农本经》的痕迹。因此是子义辑录神农品尝定性的药草，作《本草经》，由李当之修订，命名为《神农本经》。孙星衍（《本草经·序》）也将《子仪本草经》视为古本，认为此书虽是张仲景、华佗、吴普、李当之等人共同修订，但由于李氏修订的版本并不流行，所以孙星衍将该辑本题为"魏吴普等述"。

6.《吴普本草》六卷

《隋志》中曾提到"梁有华佗弟子吴普本草六卷"，虽已失传，但《旧唐志》中有"吴氏本草因六卷，吴普撰"，《新唐志》中有"吴氏本草因六卷，吴普"，这些大概都是指同一本书，并传到了唐代。《补注本草》所引书传中写道：

《吴普本草》，魏广陵人吴普撰。普华佗弟子，修《神农本草》成四百四十一种。唐《经籍志》尚存六卷。今广内不复有，惟诸书多见引据。其说药性，寒温五味最为详悉。

由此可知，至宋代时该书已无传本。宋初的《太平御览》中所引的一百七十余条，大概是《修文殿御览》中原有的引文。文本精细程度不一，且用语并非保留其古态，比如：

吴氏本草经曰：硫黄，一名石留黄。神农、黄帝、雷公：咸，有毒。医和、扁鹊：无毒。或生易阳，或生河西。或五色，黄是潘水石液也，烧令有紫炎者，八九月采。治妇人阴核，能化金银铜。

吴氏本草经曰：当归，神农、黄帝、桐君、扁鹊：甘，无毒。岐伯、雷公：辛，无毒。李氏：小温。或生羌胡地。

吴氏本草经曰：薯蓣，一名诸署。秦楚名玉延，齐越名山羊，郑赵名山羊[1]，一名修脆，一名儿草。神农：甘，小温，桐君、雷公：甘，无毒。或生临朐钟山。始生赤茎细蔓，五月华白，七月实青黄，八月熟落，根中白，皮黄，类芋。二月、八月采根，恶甘遂。

像这般详解药物的气味与别名，也有叙述产地与形状以及药效

---

[1] 译注："齐越名山羊，郑赵名山羊"，"山羊"似为"山芋"之讹。然金泽文库本南宋版《太平御览》亦作"山羊"。今不改。

等信息的，此书属于本草记录中最为古老的一类。

　　"吴普传"附载于《后汉书》及《魏志》中"华佗传"之后，两书均记载吴普为广陵（今江苏）人士，师从华佗学习医术及导引术，年过九十仍耳聪目明，牙齿完好无缺。

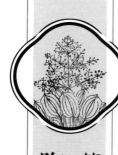

第三章 陶弘景的本草书校订

一、概要

　　六朝时代，本草书的内容极为混乱，南朝齐梁年间的处士陶弘景哀叹本草现状，将这些书籍整理形成《神农本草经》定本，从隋唐年间到现代的历代本草均是基于该校订本逐步发展而来的。由此可知，陶弘景才是中国本草中兴之祖，也是值得仰望之人。

　　陶弘景，字通明，丹阳秣陵（今南京西南部）人士，身长七尺四寸，为眉目秀丽的男子，喜读书，擅琴棋，亦长于草书与隶书。据说出生前，其母梦青龙自怀而出。10岁时，读葛洪《神仙传》而生养生之志。弱冠之年，侍奉齐高帝，成为诸王之侍读。然则永明十年（492年）辞官归隐句曲山（又名茅山，位于南京东南方），其前往隐居之时，举行了极为盛大的送别宴会，可谓南朝宋齐以来前所未有之盛况。他与梁武帝很久以前便有深交，武帝即位之后，仍与他免冠相见，向他咨请吉凶征讨等大事，因而他被时人称为山中宰相。大同二年（536年），陶弘景过世，享年85岁，谥号贞白先生。陶弘景所著《真诰》等多为道家典籍，所

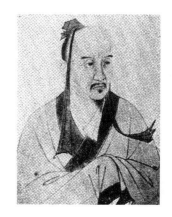

图3-1　陶弘景（据海煦楼画本）

注：陈存仁《中国医学史》所载

以一般被视为道家人士，但其涉猎广泛，亦喜佛教。据说曾梦佛授其菩提记，名为胜力菩萨，后受五大戒。《补阙肘后百一方》序言中不仅引用了佛经，对世代流传的药方也有所记载，其中记录了有数以千计的人因《范汪方》而获救。除了对葛洪《肘后方》的补充之外，陶弘景还撰写了《效验方》五卷，可知他也很关注与医疗相关的事情。由此也能够理解，陶弘景所著本草，并非道家所学，皆是医药专著。

关于本草书校订，陶弘景在自序中如此写道：

旧说皆称《神农本草经》，余以为信然。……但轩辕以前，文本未传，……至于药性所主，当以识识相因，不尔何由得闻。至乎桐、雷，乃着在篇简。此书应与《素问[1]》同类，但后人多更修饰之耳。秦皇所焚，医方、卜术不预，故犹得全录。而遭汉献迁徙，晋怀奔进，文籍焚靡，千不遗一。今之所存，有此四卷，是其本经，生出郡县，乃后汉时制，疑仲景、元化等所记。又有《桐君采药录》，说其华叶形色。《药对》四卷，论其佐使相须。魏晋以来，吴普、李当之等，更复损益。或五百九十五，或四百三十一，或三百一十九，或三品混糅。冷热舛错，草石不分，虫兽无辨，且所主治，互有得失。医家不能备见，则识智有浅深。今辄苞综诸经，研括烦省。以《神农本经》三品，合三百六十五为主。又进《名医》副品，亦三百六十五，合七百三十种。精粗皆取，无复遗落，分别科条，区畛物类，兼注名世用，土地所出，

---

[1] 译注：原作"间"，误，今改。

及仙经道术所须，并此序录，合为三卷。虽未足追踵前良，盖亦
一家撰制。吾去世之后，可贻诸知音尔。

　　以上即说，陶弘景认为神农乃本草起源，桐君与雷公为首次记
录本草知识，后代再加以润色。东汉末年以及西晋末年的战乱导致
本草书籍四处流散，仅存四卷。除此之外，还有《桐君采药录》《雷
公药对》等，由吴普和李当之删改之后所著。但这些书籍在药物数
量、区分三品的标准、寒热药性、药物类别以及药效等方面的表述
均有出入，因而不适合医家使用。于是陶弘景便参照各类经书进行
整理，取《神农本草》的365种药物，加之《名医别录》中记录的
365种药物，添加序录写就《神农本草经》三卷的定本。

　　陶弘景以"四卷"为校订基础的旧本，关于此事苏敬称："惟梁
《七录》，有《神农本草》三卷，陶据此以《别录》加之为七卷。"

　　掌禹锡亦赞同这一观点，认为陶弘景所言"四卷"，实为"三
卷"。但韩保升认为"上、中、下并序录，合四卷"。此问题还有待
考究。首先来看看《隋志》[1]著录：

　　神农本草八卷①、梁有神农本草五卷②、神农本草属物二卷
③、神农农明堂图一卷④、陶隐居本草十卷⑤、陶弘景神农本草
经集注七卷⑥、神农本草四卷　雷公集注⑦、神农本草经三卷⑧

　　还有，《旧唐志》[2]著录：

　　神农本草三卷⑨

[1]　译注：指《隋书·经籍志》。

[2]　译注：指《旧唐志·经籍志》。

本草集经七卷 陶弘景撰⑩（"经"似"注"之讹）

《新唐书》[1]著录：

雷公集谋神农本草四卷⑪（"谋"似"注"之讹）

神农本草三卷⑫

陶弘景集注神农本草七卷⑬

整理一下不难看出，⑦与⑪、⑥与⑩⑬、⑧与⑨还有⑫相同，⑥与⑧是陶弘景的校订本。因此可以将⑤视为⑥与⑧合并而成，所以只有①②③⑦四书可视为陶弘景当时传承下来的。①出处不详，或为②③④册合集。总之，陶弘景所用旧本确实为⑦。掌禹锡提出"三卷说"的依据在于《七录》中的"神农本草三卷"，以及陶弘景序文之后有"本草经卷上""卷中""卷下"三条，并未记录另存序录一事，但这三条中注释与陶弘景校订的三卷本相同，卷上就是其序录。"神农本草经三卷"的出处是《隋志》，而并非《七录》。敦煌本"序录"中陶弘景自序最后写道"并此序录，合为三卷"（"证类本草"作"七卷"），其后有"本草经卷上"等三条，后皆"右三卷，其中二卷药合七百三十种"，同序录中有一条为"夫大病之主"，其陶弘景注最后写道"今亦撰此三卷"（《证类本草》作"方"）等，可知陶弘景所著为三卷本。又因后续加注，成为七卷本，将其命名为《神农本草经集注》又名《本草经集注》。写就七卷本后，未加注释的三卷本自然就失去了其价值。到唐初苏敬时，仅剩七卷本，因而三卷本被认为是陶弘景时期以前的书。正如韩保升推定的那样，陶弘景

---

[1] 译注：指《新唐书·艺文志》。

校订时所使用旧本为上药、中药、下药各一卷，加上序录共四卷。

二、校订本草书

1.《神农本草经》三卷

陶弘景在自序中写道："余投缨宅岭，犹不忘此。日夜习味，恒觉欣欣。今撰此三卷，并《效验方》五卷，又补阙葛氏《肘后》三卷。"

由此可见，这些书是他于永明十年（492年）隐居后所写。据陶弘景于永元二年（500年）在《补阙肘后百一方》序言中所写"凡如上诸法，皆已具载在余所撰本草上卷中"，可知本草三卷本为这八年间所著。

至于三卷本的内容，依先前引用的敦煌本"序录"中陶弘景自序所述"并此序录，合为三卷"[1]一句可知，三卷本是将《名医别录》的文字插入《神农本草经》中，总结为三卷而成。同一序录的开头部分记载了各卷内容，详情如下[2]：

《本草经》卷上序药性之本源，诠病名之形诊，题记品录，

---

[1]《证类本草》将"三卷"写成了"七卷"（译注：原著有脚注但无注码，今补之）。

[2]《证类本草》中该部分注释并未记载药品数。

详览施用之。

《本草经》卷中玉石、草、木三品，合三百五十六种。

《本草经》卷下虫兽、果、菜、米食三品，合一百九十五种，有名无用三条，合一百七十九种，合三百七十四种。

上述可知，上卷内容独立于序言与中、下两卷，药物分类方面仍采用自然分类的方法，分为玉石、草木、虫兽、果、菜、米食六部；同一部内的药物根据旧本，按照上中下三品分类。这些内容在《神农本草》中以朱色书写，《名医别录》中则以墨色记载，这便是所谓的朱墨杂书的形式。

序录部分以朱色书写《神农本草》旧文十二条，每条后均写着"右本说如此"，并以墨色大字写下个人注释；接着按凡例写法，以"合药节度"记载了包括药物产地、采时、分量、制剂、贮藏、调制、服法、配伍等关于用药的所有事项；其后列举每个病症对应用药名称以及针对各类毒的解毒方法，最后记载了141种药物的用药禁忌。陶弘景自说如此序录为旧书内容的总结，但此足以证明，当时的药学知识已经达到了相当高的水准，《新修本草》之后的本草书自不用说，后世以《千金方》为首的众多药疗方，也都沿袭了此书记载。从以下例子可知：

草薢。味苦、甘，平，无毒。主腰脊痛，强骨节，风寒湿周痹，恶疮不愈，热气，伤中，恚怒，阴痿，失溺，关节老血，老人五缓。一名赤节。生于真定山谷。二月、八月采根，曝干_{薏苡为之}使，畏葵根、大黄、柴胡、牡蛎、前胡。

杜衡。味辛，温，无毒。主风寒咳逆。香人衣体。生山谷。

三月三日采根，熟洗，曝干。

　　书中按上例记载，药名之后便是药物的气味和有无毒性，随后列举药效，在此之后加上其异名、产地、采时、干燥方法等。本经药品中，如前文中的"草薢"一例（以着重号表示朱色内容），为朱墨杂书，"草薢"一文末尾以小字记载的"薏苡云云"主要是阐明药物的畏恶关系。本经药品中有些也未记载此类内容，且玉屑或芒消一类，在《名医别录》中也有所记载，这些皆是陶弘景之前就已存在的旧注。

　　此三卷本从下文所述集注七卷本出现之后就已消失，并未传至唐初，但在七卷本中仍可见其全貌[1]。

2.《神农本草经集注》七卷

　　七卷为陶弘景在前文中所写三卷本基础上，加上其个人注释写就[2]。本书在《隋志》注释中为"陶弘景神农本草经集注七卷"，在《旧唐志》中则记载"本草集注七卷，陶弘景撰"等。七卷的具体内容不详，但森立之等人的复原本分为以下几卷：卷一"序录"、卷二"玉石三品"、卷三"草木上品"、卷四"草木中品"、卷五"草木下

---

[1] 译注：真柳诚 . 3卷本『本草集注』と出土史料［J］. 药史学杂誌，2000，35（2）：135-143.（英文版见：LO V，CULLEN C. Medieval Chinese Medicine-The Dunhuang Medical Manuscripts［J］. Routledge Curzon，2005：306-321）；真柳诚 .『神農本草経』の問題［J］. 斯文，2010（119）：92-117.

[2] 译注：今人马继兴校订出版《神农本草经辑注》（人民卫生出版社，1995年）。

品"、卷六"虫兽三品"、卷七"果菜米食三品"、有名未用。

　　该分卷方法与三卷本一致，且从各卷的体量看来也很适合。

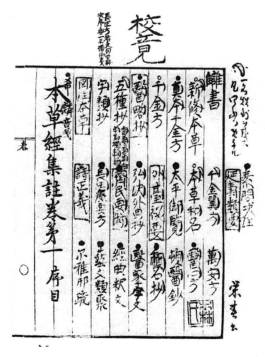

图3-2 《本草经集注》(森立之等人的复原稿本)

　　卷一"序录"的内容与三卷本的内容相同，根据卷二之后的形式来看，陶弘景原本以小字书写自己的注释，但在敦煌本"序录"中则以大字书写。由此推想，陶弘景直接将三卷本序录用于七卷本之中，此事招致后世争议。

　　卷二往后的内容除陶弘景所加注释外，皆沿用三卷本内容。至于记载的药品次序，从序录中《新修本草》注释"草木同品，虫兽共条，披览既难，图绘非易"可知，其中并未将草木、虫兽分门别类。《千金要方·食治方》（卷二十六）中物品的顺序是按照果实、菜蔬、谷米等排列，据此可以推定为依据七卷本所写。

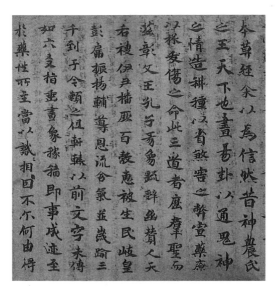

图3-3　吉石庵丛书本《本草经集注·序录》

此书虽为陶弘景个人的私撰书，但是后世的各部本草书均以此书为基础编撰而成，所以陶弘景的本草书堪称第一版的中国药典，从《新修本草》到《证类本草》的各部本草书均保留陶弘景所写的内容，原书早已失传。但不管古人如何小心谨慎地保持初本内容原貌，每次改编后从分类到各节难免会产生误差，这些误差逐渐积累下来，也就难以窥见《本草经集注》一书中所蕴含的真正价值。传统的古代药物研究需要保留原始面貌的古代典籍，森立之与多位学者正是为了满足这一需求共同编成了《重辑神农本草经集注》七卷，现在仍存二部《重辑神农本草经集注》稿本。[1]

第一部为自日本嘉永二年（1849年）秋季起花费一年左右的时间完成的初稿本，现藏于东京国会图书馆，卷一至卷三、卷四至卷七分别装订，经过多次校勘导致满稿朱字。

第二部为笔者受让的罗振玉藏本[2]，为初稿稿本的誊抄本，于日本嘉永四年（1851年）六月至十二月期间誊写。第一册根据《顿医抄》[3]和《医心方》校勘，第二册及往后均未经校订。该书应是继小岛宝素[4]（日本嘉永元年去世）《新修本草》复原工程后辑成的版本，可以推定森立之在修复《神农本草经》时依据的是小岛宝素的修复本（图3-2）。

[1] 译注：今有马继兴编《神农本草经辑注》（人民卫生出版社，1995）。

[2] 译注：现藏于京都大学人文科学研究所，如今有影印本。郭秀梅、王少丽. 本草经集注［M］. 北京：学苑出版社，2013.

[3] 译注：日本僧医梶原性全（1266—1339年）所编的医学全书，成书于日本嘉元元年（1303年）。

[4] 译注：小岛宝素（1797—1849），本名小岛尚质，号宝素。幕府医官，擅长文献学，收集医书善本，校勘《圣济总录》《千金要方》。他的大部分藏书都为杨守敬所购，现藏于中国台北故宫博物院。著名文学家森欧外写过一篇纪实文学作品《小岛宝素》。

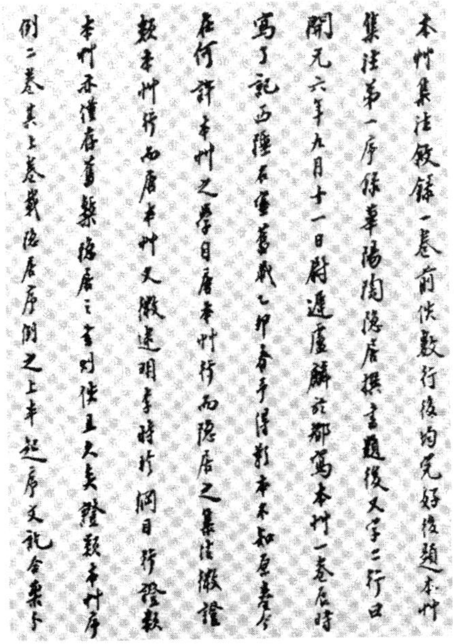
本艸集注敘錄一卷前佚數行後尚完好後題本艸
集注第一序錄華陽陶隱居撰言題後又字二行曰
開元六年九月十一日尉遲盧麟於都寫本艸一卷辰時
寫了記西陲石室藏乙卯春予得影本不知原卷今
在何許本艸之學自唐本艸行而隱居之集注微證
類本艸行而唐本艸又微逮明李時珍綱目行證類
本艸亦僅存舊籍隱居之書則佚且久矣證類本艸序
例二卷其上卷載隱居序例之上半起序文訖合藥分

图3-4 《本草经集注·序录》罗振玉先生附记

两种古抄残卷及断简[1]被发掘出来。

其一，日本明治四十一年（1908年）橘瑞超师受大谷光瑞师之命前往中亚探险，于明治四十五年（1912年）归国之际，从敦煌石室中带回的“序录”一卷卷轴本。该卷轴本除卷首缺少三行外，其余基本完整，卷末两行署有“开元六年九月十一日，尉迟卢麟于都写本草一卷，辰时写了记”，由此可知，其为盛唐古抄本。原卷珍藏于日

[1] 译注：猪饲祥夫发现《本草经集注》的“衣鱼”条和“白颈蚯蚓”条的22字，见：大谷文書5467号の『本草集注』[J]．漢方の臨床，2008，55（9）：1302-1304.

本龙谷大学(扉页图2和图3)[1]。此本仅开头有朱点，并非以朱墨杂书写就。关于此点，小川琢治博士已有考证[2]。罗振玉收到小川琢治博士赠送的全卷照片，并将其收录至吉石庵丛书中发行，书的序言里记载了前文所述森氏等人预计出版辑本一事（图3-3和图3-4）。

　　其二，德国的勒柯克（Le Coq）及格伦威德尔（Grünwedel）两位博士从吐鲁番带回的断简，作为西域出土文物被普鲁士学士院收藏。黑田源次博士曾于1933年将其照片带回考证并介绍（扉页图1）。[3]照片显示，断简长27厘米，宽28.5厘米[4]，文字从猪屎的注释中途开始，包含燕屎及天鼠屎全文，到鼺鼠的注释为止，均采用朱墨杂书，并无唐讳字形，可见其为唐代以前的古抄本，是一部如实呈现陶弘景所著原本面貌的极为宝贵的抄本。

[1] 译注：今有影印本。上山大峻.本草集注序録［M］// 龍谷大学善本叢書：第16册.京都：法藏館，1997.

[2] 小川琢治.中国歴史地理研究：序説［M］.東京：弘文堂書房，1928：616.译注：小川琢治是京都帝国大学地质学教授，精通汉学。长子小川芳树是冶金学者，次子贝冢茂树、季子小川环树是著名汉学家，幼子汤川秀树是理论物理学家，以介子理论获日本首枚诺贝尔奖。

[3] 黑田源次.普魯西学士院所藏中央亞細亞出土医方書四種［J］.中国学，1935，7（4）：633-665.

[4] 译注：日本茨城大学名誉教授真柳诚重新量断简尺寸，长27.8厘米，宽27厘米。似乎黑田源次的尺寸长宽颠倒。〔真柳誠.3卷本『本草集注』と出土史料［J］.薬史学雑誌，2000，35（2）：135-143.（英文版见：LO V，CULLEN C. Medieval Chinese Medicine-The Dunhuang Medical Manuscripts［M］. London: Routledge Curzon，2005：306-321.）〕

三、主流与支流

　　从唐代的《新修本草》到宋代的《证类本草》等各个时代的本草主干都以陶弘景的《神农本草经集注》为核心，再逐一添加新药品与新注解，这些便被称为本草主流，而余下的本草支流也随时会被采用至主流之中。主要本草类书籍的主流与支流关系概括如图3-6所示。

　　附图之中，从《本草经集注》到《政和本草》的这些本草书籍仅添加了新药品和新注解，原则上并未改动旧本原文，因而还能从《政和本草》窥见旧态本草书的痕迹，在此列举一些实例。

　　图3-5为《政和本草》(卷六)中"木香"与"薯预"的部分，前一页中有"滁州青木香"与"广州木香"二图，描写薯预的文章被放在了下一页。

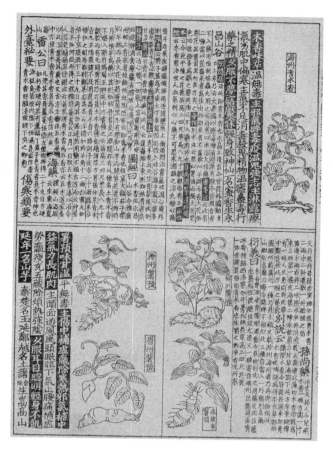

图3-5　《政和本草》(缩小影印晦明轩本)

在"木香"一条则可以从药图到"图经曰"等内容中窥见《嘉祐本草》的痕迹，也就是说唐慎微在编撰《证类本草》时，会在每一条开头加上药图，后加《嘉祐本草》，列举《图经》语段，其后放墨[1]盖子，载入了《海药本草》《雷公药对》《外台秘要》《伤寒类要》

---

[1] 译注：原作"木"字，今改为"墨"字。

《孙尚药方》等百家文章。

　　《嘉祐本草》中，大写白字为《神农本草》文段，黑字为《名医别录》文段，至此为陶弘景的《神农本草经》；到小字的"陶隐居"注为止则是《本草经集注》；到"唐本注"部分为止则是《新修本草》；到"今按"部分为止则是《开宝本草》。这些本草书均维持其原本形态。从"臣禹锡谨按蜀本"到"日华子"，为《嘉祐本草》新添加的注解。从《海药本草》到《孙尚药方》部分为唐慎微所增补，以上所述便是《证类本草》的原型了。

　　"别说"是陈承之说，首次收录在《大观本草》中。"衍义"为寇宗奭《本草衍义》中的说法，并由张存惠率先将其录入晦明轩本《政和本草》中。

　　如上所述，从《证类本草》中可以明确看出，由《神农本草》开始本草支流逐渐汇流成河的过程。明代的《本草品汇精要》或《本草纲目》均是作者依据自己的学识和见解相应改编而成，因而早已失去了《证类本草》的传统形式；但两书又都是以取代《证类本草》为目标而作，将这些书籍的《续集》与《拾遗》加入主流本草中亦十分恰当。

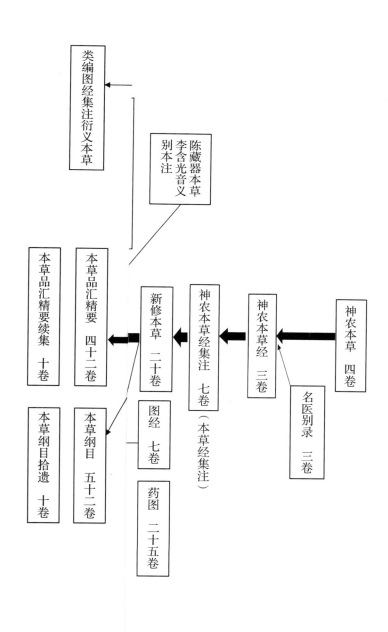

类编图经集注衍义本草

陈藏器本草
李含光音义
别本注

本草品汇精要续集　十卷

本草品汇精要　四十二卷

新修本草　二十卷

神农本草经集注　七卷（本草经集注）

神农本草经　三卷

神农本草　四卷

名医别录　三卷

本草纲目拾遗　十卷

本草纲目　五十二卷

图经　七卷

药图　二十五卷

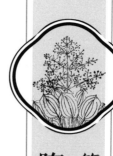

第四章

隋唐及五代的本草

一、概要

开皇元年（581年）隋文帝杨坚代后周称帝，开皇七年（587年）灭后梁，开皇九年（589年）灭陈，统一天下，仁寿四年（604年）隋炀帝登基，然则皇泰（武德）元年（618年）隋灭而唐取而代之，至此隋朝统一后仅存不过30多年，但绚烂的南北朝文化遗产得以延续至唐代。从医学方面来看，《隋书·经籍志》中"四海类聚方二千六百卷"为中国历代医书中最为齐全者，此外还有"四海类聚单要方三百卷"，且《病源候论》作为当时中国唯一的病理学书，也是由太医博士巢元方于大业六年（610年）奉隋炀帝诏令编撰而成。这些书籍均收录了南北朝繁盛而丰富的经验知识，从《千金方》以及《外台秘要》等唐代医书中可以看出，这些书籍可以说是唐代医学的起源了。

药书方面，据《隋志》和《唐志》记载，以诸家本草为原点，有音义、采药、合药、栽植、药图等，还有流传至宋朝的据传为南朝宋雷敩所撰写的《雷公炮炙论》，抑或是被视为隋唐时代的名医甄立言所撰写的《药性论》等。直到唐朝初期，陶弘景的《本草集注》还是本草方面的主干，但该书为陶弘景个人撰写，且陶弘景的见闻偏向江南，在全国统一并与多国交流频繁的唐代，该书并不符合当时的时代背景。于是苏敬等人奉唐高宗诏令编就《新修本草》一书，该书正文共20卷，药图7卷，图经25卷，并于显庆四年（659年）成书，该书可以说是中国第一本敕撰本草书。该书在形式上不过是《本草集注》的增订本，但在征集天下药品、比照实物对书籍内容进行修订这一点上，不仅修改了药品分类，还修正了陶弘景记述中的众多谬误，并加入了包括外来药品在内的115种新药，使《本草集注》焕然一新，因此本书作为本草学的基础得到广泛运用并沿用至宋代。孙思邈的《千金要方》卷一中的"用药""合和""服饵"、卷二十四中的"解百药毒"、卷二十六中的"食治"等诸条目记述均以《本草集注》为基准；但《千金翼方》中卷二至卷四这三卷中的"本草"则收录了《新修本草》中的个别原文；并且，不管是后蜀的《重广英公本草》还是宋代的《开宝本草》均是以《新修本草》为基础编录而成。

　　《新修本草》成书80年后，开元二十七年（739年）陈藏器著《本草拾遗》一书，在修正《新修本草》错误的同时，又补充了众多药品，之后于天宝年间（742—755年）依唐玄宗诏令作《天宝单方药图》，然而该书至宋代仅剩一卷[1]。

　　从这些书籍中可以看出，这一时期的本草书籍将重点放在了对古代药物基源的考察上，后来出现的众多与《本草音义》相关书籍也从训诂学角度证明了这一观点，随着这些书籍的出现，本草的内容也愈发充实。但这些在医家眼中反而会造成不便，于是便出现了

[1] 译注：参见郑金生.《天宝单方药图》考略［J］.中华医史杂志，1993，3：158-161.

节选其中精妙之处、便于背诵吟咏的歌诀。比如王方庆的《药性要诀》、江承宗的《删繁药咏》、萧炳的《四声本草》、杜善方的《本草性事类》、后蜀张文懿的《本草括要诗》等都属于此类歌诀，此外还有郑虔的《胡本草》、李珣的《海药本草》、佚名氏《南海药谱》等收录了外来药种的歌诀，现今并无传本，但其中一部分为《证类本草》所引用。

继前代之后，食疗仍是一个重要话题。隋代大业年间（605—616年），隋炀帝在位，诸葛颖[1]升迁著作郎，撰写了长达一百六十五卷的巨篇《淮南王食经并目》，此书与《四海类聚方》和《病源候论》一样均为受皇帝诏令、集南北朝众多书籍之大成而写就。

唐代也受到了此类潮流的影响，《两唐志》中见《竺暄食经》一卷、《赵武四时食法》一卷、《卢仁宗食经》三卷等食疗书；且孙思邈的《千金要方》第二十六卷也以"食治"作为主题，其中有与食养相关的序论，还记载了果实、菜蔬、谷米、鸟兽等内容；孙思邈门下弟子孟诜也著有《补养方》，其后经张鼎修订后，改名为《食疗本草》[2]。这两本书与之后出现的昝殷所著《食医心鉴》或者是后唐陈士良的《食性本草》一同为宋代本草所引用。除此之外，《新唐志》中也著录了阳晔《膳夫经手录》四卷、《严龟食法》十卷等，且为日本的《医心方》所引用的《七卷食经》与《日本国见在书目录》中的"新撰食经七"可能为同一书，两者均推定为唐代著书。

---

[1] 译注：原作"颍"，今改为"颖"。后文均从此，省略注释。

[2] 中尾万三. 食疗本草の考察［J］. 上海自然科学研究所汇报，1930，1（3）.

二、主流本草

1.《新修本草》二十卷、《药图》二十五卷、《图经》七卷　〔唐〕苏敬等敕撰

唐显庆二年（657年），苏敬等人奉唐高宗诏令增修《本草集注》，显庆四年（659年）正月成书，为中国最早的敕撰本草书。《唐会要》中记载了编书的经过：

显庆二年，右监门府长史苏敬上言，陶弘景所撰本草事多舛谬，请加删补。诏令检校中书令许敬宗、太常寺丞吕才、太史令李淳风、礼部郎中孔志约、尚药奉御许孝崇，并诸名医等二十人，增损旧本，征天下郡县所出药物，并书图之。仍令司空李勣总监定之，并图合成五十五卷[1]，至四年正月十七日撰成。及奏。上问曰："本草行来自久，今之改修，何所异也？"于志宁对曰："旧本草是陶弘景合《神农本经》及《名医别录》而注解之，弘景僻在江南，不能遍识药物。多有纰缪，其所误及《别录》不书，四百有余种，今皆考而正之，《本草》之外，新药行用有效者，复百

---

[1]《蜀本草·序》中写为"五十三卷"，《嘉祐本草》则写为"五十四卷"。五十三卷包括正文二十卷，目录一卷，《药图》二十五卷，《图经》七卷。五十四卷是给其数另加药图目录一卷的卷数，然则《图经》目录并无一卷，因而无法证明"五十五卷"这一说法。

余种。今附载之，此所以为胜也。"上称善，诏藏于秘府。

由此可知，李勣为该书总编。但孔志约的序中则这样记载道：

乃大尉扬州都督监修国史上柱国赵国公臣无忌，诏大中大夫行尚药奉御臣许孝崇等二十二人，与苏恭详撰。

序中则以长孙无忌为代表。关于此点，中尾博士表明，将长孙无忌之名加入序文中是在嘉祐之后，并不表明长孙无忌未参与本草编撰[1]，因为《嘉祐本草》刻本流传之后，后人再将其姓名加入序中是不可能的；应是长孙无忌最初负责该书编撰，后因谋反之事遭连坐之罪被剥夺官爵，之后李勣代替其职责。不管哪种说法，该书主编仍是苏敬。

苏敬的生平仅有陈藏器[2]所记的荆襄间人士，并无详细记载。苏敬担任的右监门府长史相当于宫门监理一职，并非医官，但据说《崇文总目》和《宋史·艺文志》等馆藏目录著录的《三家脚气论》乃吴升集苏敬、徐思恭、唐临三家学说而成，其书所载药方为《外台秘要》和《医心方》所引，可见苏敬对医学有密切的关注。[3]

《新修本草》的正文二十卷虽是在陶弘景《本草集注》基础上增添新的注解以及新药物而成，但对药品分类以及顺序进行了诸多调整。其部分形式在《本草集注》旧抄本中还能看出痕迹，且《千金

[1] 中尾万三. 唐新修本草之解说［M］.1936.

[2]《政和本草》卷二十，"石蜜"条下所引。

[3] 译注：日本专家岩本笃志分析过时任"右监门府长史"的苏敬上奏修订本草书的背景。他认为，这一职务负责管理皇宫仓库的出入库，因而能在工作中注意到药材名实不一致的情况。

翼方》《本草和名》和《医心方》等文献也保留了《本草集注》的体例，据此整理出来的二十卷内容大致如表4-1所示：

表4-1　《新修本草》药品种类统计

单位：种

卷次	卷名	合计	本经品	别录品	新附品
卷一	序例上				
卷二	序例下				
卷三	玉石等部上品	22	18	3	1
卷四	玉石等部中品	30	16	6	8
卷五	玉石等部下品	31	12	9	10
卷六	草部上品上	40	38	2	0
卷七	草部上品下	38	34	2	2
卷八	草部中品上	37	32	4	1
卷九	草部中品下	39	14	13	12
卷十	草部下品上	35	31	4	0
卷十一	草部下品下	67	18	24	25
卷十二	木部上品	27	20	6	1
卷十三	木部中品	28	17	2	9
卷十四	木部下品	45	17	7	21
卷十五	兽禽部三品	56	21	26	9
卷十六	虫鱼部三品	72	47	19	6
卷十七	果部三品	25	8	15	2
卷十八	菜部三品	37	12	18	7
卷十九	米等部三品	28	6	22	0
卷二十	有名无用	193	6	187	0
总计		850	367	369	114

　　该合计数量与《证类本草·序例》中所见《唐本草》注"其十八卷中药，合八百五十种，三百六十一种本经，一八一种别录，一百一十五种新附，一百九十三种有名未用"并不一致。也就是说，在上记别录合计的369种中，除去187种有名无用的药物，仅余182种，比《唐本草》注释的还多一种；与该现象相反的是新附品，比《唐本草》中记的少一种。这大概是由于新附品文末附上的"新附"二字缺失，导致新附品之一变为了别录品，嘉祐以前便存在这一混乱现象，因而难以鉴别究竟是哪种药物出现了问题。[1]

　　新附品中包括紫矿麒麟竭、胡桐泪、茴香子、郁金、姜黄、阿魏、蓖麻子、鹤虱、龙脑、菴摩勒、毗梨勒、苏方木、诃梨勒、胡椒、无食子、底野迦、薄荷等众多外来药品，这点引人注目，反映了当时中国通过丝绸之路与西域诸国交易繁盛。

　　该书仿照《本草集注》采取大字书写、朱墨杂书的形式，注解以小字墨书，尤其是"序例"，除了新加三条注解外均与《本草集注》相同，从"合药节度"往后便是第二卷。

　　卷三往后的诸论也仅是在陶弘景对《本草集注》的旧药注释之后以"谨按"开头添加新注，而新增药品的详细情况也仿照旧药品格式，气味、药效、产地等内容以正文一般大字书写，注释则以小字书写，注释末尾添加"新附"二字。新注主要记载了药物的品质、形状以及产地等，以便确定基源。表述相当肯定，比如：

---

[1] 冈西为人．新修本草及び証類本草の薬品数［J］．塩野義研究所年報，1954，4：465-469.

（人参）陶说人参，苗乃是荠苨桔梗，不悟高丽赞也。今潞州、平州、泽州、易州、檀州、箕州、幽州、妫州并出。盖以其山连亘相接，故皆有之也。

（黄精）黄精肥地生者，即大如拳，薄地生者，犹如拇指。葳蕤肥根，颇类其小者，肌理形色，都大相似。今以鬼白、黄连为比，殊无仿佛。又黄精叶似柳及龙胆、徐长卿辈而坚。其钩吻蔓生，殊非比类。

诸如此类，随处可见对陶弘景之说加以反驳的痕迹。

《药图》则是通过下令让各个郡县上贡所产药物进而绘制而成的。唐本序中写道："丹青绮焕，备庶物之形容。"据此可知，《药图》应是色彩多样的华美之物。苏颂在《本草图经·序》中也曾写道："失传且久，散落殆尽，虽鸿都秘府，亦无其本。"从此可知到宋代时该书已然失传。主要收藏唐代珍宝的正仓院御物目录《东大寺献物帐》中记载道："古样本草画屏风一扇，两叠十二扇，一高五尺二寸，一高五尺三寸。"中尾万三博士推测该屏风所画便是传承《唐本草》的药图，但该屏风现今也已失传。

《图经》七卷似是依《药图》而作，然而也已失传。《蜀本草》中所引的图经后为《嘉祐本草》所引，最终被收入《证类本草》中，但从中可窥见的图经内容也是凤毛麟角，十分遗憾的是，图经内容并无全篇，大概是五代时就已无传承下来的完本了。[1]

---

[1] 冈西为人. 所謂蜀本図経の考察［J］. 日本医史学雑誌, 1942, 1034：1-6.

*　本草概说　*

《新修本草》正文二十卷也在《开宝本草》出现之后失去了其存在价值，在中国失去了踪迹。日本江户末年的残卷古抄本在日本相继出现，残卷包括了卷四、五、十二、十三、十四、十五、十七、十八、十九、二十，合计十卷，中尾万三博士以及森鹿三博士对该发现以及誊录一事进行了具体的考证。根据该考证，可将残卷总结并分为以下三个部分[1]。

第一部分为卷十五，日本天保三年（1832年）狩谷棭斋誊抄收录了京都名医福井家的藏本，该别本被赠予浅井紫山和小岛宝素。其卷末记载了"天平三年岁次辛未七月十七日书生田边史"，因日本天平三年（731年）为唐朝显庆四年（659年）后的72年，可知该书在成书后不久便传到了日本。原卷存在与否尚未查明，赠予浅井紫山的别本现藏于名古屋市的德川黎明会，日本昭和十二年（1937年）随赠予浅井紫山的狩谷棭斋书翰一道，由本草图书刊行会影印刊发。

第二部分为卷四、五、十二、十七、十九这五卷。日本天保五年（1834年）名古屋医官浅井紫山遣其门人塚原修节前往京都仁和寺誊抄收录古抄卷子本，小岛宝素也对其进行了转录。原卷现藏于京都仁和寺，该部分与第一部分同于日本昭和十一年（1936年）由本草图书刊行会附加了中尾万三博士的解说后影印刊发。

第三部分为卷十三、十四、十八、二十这四卷，日本天保十三年（1842年）由小岛宝素于京都誊抄收录，但其原卷去向不明。

这些抄本很快便由好事者转录下来，光绪十五年（1889年）清代

---

[1] 森鹿三. 新修本草と小岛宝素 [J]. 東方学报：第11册.

武官傅云龙造访日本，拿到了一部分，并将其与小岛宝素仿照古抄本复原的卷三[1]合在一起，一共十一卷，作为"籑喜庐丛书之二"影印刊发，该书的重印本现今流传甚广。据说小岛宝素除卷三外还复原了卷六、七、八、九、十、十一等卷，但其稿本现已失传。

直到在敦煌发现了三种古抄断简，人们才得以见到古本最原始的样貌。

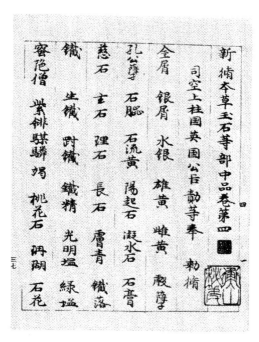

图4-1 《新修本草》(籑喜庐丛书本)

[1] 译注：卷三的内容取自《证类本草》的《新修本草》部分，仿照其他旧抄本制作而成。

其一为英国的奥莱尔·斯坦因（Aurel Stein）教授（图4-2a）带来的古抄断简，现藏于伦敦大英博物馆，中尾万三博士曾经展示过断简的照片。该断简底料为布，由两片组成，其中一片记载了从卷十七果部的"芰实"注释的末尾到"梅实"的注释之间的内容，另一片则记载了从卷十八菜部"蕺"的后半部分到卷十九米部的"胡麻"的内容，均采用了朱墨杂书的形式。

其二则是由法国的伯希和（Paul Pelliot）教授（图4-2b）带来的，现藏于巴黎图书馆，内藤乾吉博士曾展示该部分的照片。这一部分为卷十草部下品之上的残卷，记载了从"桔梗"的注释末段到"白薇"正文的部分，该部分底料为纸，字迹潦草，但亦为朱墨杂书，可以联想到其原本的形态。

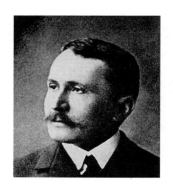 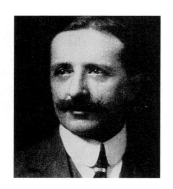

图4-2a　斯坦因教授　　　图4-2b　伯希和教授

注：神田喜一郎《敦煌学五十年》所载

其三是李盛铎带来的卷一断简，其中收录了《新修本草·序》以及陶弘景序的全文，虽仍有欠缺损坏的部分，但能从中看出卷一卷首的形式。[1]

　　1964年4月，我应李焕燊博士的邀请，在台湾"中国医药研究所"参照以上诸多资料以及敦煌本《本草经集注·序录》《真本千金方》《千金翼方》《本草和名》《医心方》《太平御览》《大观本草》《政和本草》及《本草经集注》（修复本）等书籍，编辑出版了《重辑新修本草》[2]，该书基本复原了《新修本草》在显庆年间的旧形态。

2.《重广英公本草》二十卷 〔后蜀〕韩保升等敕撰

　　《补注本草》所引书传写道："蜀重广英公本草。伪蜀翰林学士韩保升等，诸医工与唐本草并……谓之蜀本草。"

　　该书为后蜀韩保升等人受孟昶之令重新修订而成，其中"英公"指英国公李勣，《英公本草》就是《新修本草》。孟知祥于明德元年（934年）称帝，并于同年过世，由孟昶接替其皇位，直到乾德三年（965年）降宋，其间过了30年，该书便是在此30年间完成的。《开宝本草》中并未提及此书，而《嘉祐本草》则因与该书年代相近，其中注释大多引用自该书，也就是说，"序例"中的通用药品以及畏恶部分均是从《蜀本草》中引用补充的，比如以下几条：

　　（木香）今苑中种之，花黄，苗高三、四尺。叶长八、九寸，皱软而有毛。

---

[1] 译注：岩本笃志在其『唐代の医薬書と敦煌文献』（东京，2015，第94-124页）中进一步考证各种抄本以及典故，复原《新修本草·序》。

[2] 译注：冈西为人去世后，日本学术图书刊行会于1973年出版日本版。现有尚志钧《新修本草》（影印版）、尚志钧辑复本《唐·新修本草》（安徽，1981）。

（蓝实）图经云：叶似水蓼，花红白色，子若蓼子而大，黑色。今所在下湿地有，人皆种之。

（乌蔹莓）或生人家篱墙间，俗呼为笼草。取根捣以敷痈肿多效。又《图经》云：蔓生，茎端五叶，花青白色，俗呼为五叶莓。叶有五桠，子黑。一名乌蔹草，即乌蔹莓是也。

诸如此类，主要记述了药物的根源与形态，文中的"图经云"指的是引用《新修本草》的图经内容，而并非李时珍所说的"别为图经"[1]。

"大黄"及"牵牛子"的条目中唐慎微标注"唐本云"的内容，与掌禹锡引用的"蜀本"一致，就此出现了唐慎微所言"唐本"或为"蜀本"这一疑点。但"麴"之条中确为唐慎微的"蜀本云"，因而无从考证。

三、旁支本草

1.《雷公炮炙论》三卷　〔南朝宋〕雷敩撰

《嘉祐本草》和《本草图经》仅有数条引文，但《证类本草·序例》则收录了《雷公炮炙论》序及其凡例，诸论中以"雷公云"为题的引用条目有252条。

---

[1] 冈西为人.所謂蜀本図経の考察［J］.日本医史学雑誌，1942，1034.

《崇文总目》以及《通志略》著录"炮炙论三卷，雷敩撰""陈雷炮炙论三卷"，《宋志》著录"雷敩炮炙方三卷"，《郡斋读书后志》以及《文献通考》著录的"雷公炮炙三卷"等均为同一本书。

关于雷敩此人，《本草图经》"滑石"一条中记载其为隋代人士，书中写道："然雷敩虽名隋人，观其书乃有言唐以后药名者，或是后人增损之欤？"但《郡斋读书后志》记载其为南朝宋人，书中记载道："雷公炮炙三卷，右宋雷敩撰。胡洽重定，述百药性味炮熬煮炙之方。其论多本之于乾宁晏先生。敩称'内究守国安正公'，当是官名，未详。"《中国医籍考》中亦将其视为南朝宋人，书中记载道："按雷，一称隋人，一称宋人，未详何是。然胡洽名见于刘敬叔《异苑》，彼加其重定。则当为宋人矣。"

且从《新唐志》中引"乾宁晏先生制伏石论六卷"作道家书。李时珍也将其视为丹石家的书。

陶弘景序录中可见胡洽之名，《隋志》中著录了"胡洽百病方二卷"，可知当时便已有医名。《异苑》记载"体有臊气，恒以名香自防。唯忌猛犬，死后棺中不见其尸体，时人谓之狐也"。之所以怀疑雷敩是否也是道家人士，是因为陶弘景在序录中写道："如斯百种，是药之功。某忝遇明时，谬看医理；虽寻圣法，难可穷微。略陈药饵之功能，岂溺仙人之要术？"

毫无疑问，该书以医药为描述对象。

（薯蓣）凡使，勿用平田生二、三纪（一纪为十二年）内者，要经十纪者，山中生，皮赤，四面有髭生者妙。若采得，用铜刀削去上赤皮，洗去涎，蒸用。

（茵陈蒿）凡使，须用叶有八角者。凡修事，采得，阴干，去根，细锉用，勿令犯火。

（黄连）凡使，以布拭上肉毛，然后用浆水浸二伏时，漉出，于柳木火中焙干用。若服此药得十两，不得食猪肉；若服至三年，不得食猪肉一生也。

诸如此类，主要叙述了关于药物炮制的内容，序文为四六骈体，与唐宋文体并不一致，因而此书为描述药物炮制的最古老的书，后世言及炮制者，也因此多称"雷公炮制"。

2.《药性论》三卷 〔唐〕甄立言撰

《补注本草》所引书传记载：

《药性论》不著撰人名氏。集众药品类，分其性味君臣主病之效，凡四卷。一本题曰陶隐居撰，然所记药性功状，与本草有相戾者，疑非隐居所为。

该书撰者不详，然而李时珍将其视为甄权的书，并写道：

《药性论》即《药性本草》，乃唐甄权所著也。权扶沟人也，仕隋为秘书省正字，唐太宗时，年百二十岁，帝幸其第，访以药性，因上此书，授朝散大夫，其书论主治亦详。其他著述，尚有《脉经》，明堂人形图，详见唐史。

关于甄氏的药书描述如下：

《隋志》著录，甄氏本草三卷。《本草音义》七卷，甄立言撰。

《旧唐志》著录，《本草药性》三卷。甄立言撰。

《新唐志》著录，甄立言，一作权，《本草音义》七卷。又本草药性三卷。

《宋志》著录，《药性论》四卷。

……

《中国医籍考》中将除《本草音义》以外卷数不一的书视为同一本书，李时珍的说法也难以令人信服。

《旧唐志》（卷一百九十一）中关于甄氏兄弟的传记，记载大致如下：

甄权，许州扶沟（今河南省）人也。尝以母病，与弟立言专医方，得其旨趣。隋开皇初，为秘书省正字，后称疾免……贞观十七年，权年一百三岁，太宗幸其家，视其饮食，访以药性，因授朝散大夫，赐几杖衣服，其年卒。撰《脉经》《针方》《明堂人形图》各一卷。

弟立言，武德中累迁太常丞。御史大夫杜淹患风毒发肿，太宗令立言视之。既而奏曰："从今更十一日午时必死。"果如其言……撰《本草音义》七卷，《古今录验方》五十卷。

《新唐志》内容基本相同。孙思邈称甄权已记载针灸，据此可知甄权善于针灸，因而《药性论》与其说是甄权所写，更像是甄立言所书。

《嘉祐本草》引《药性论》371条，例如：

（人参）恶卤咸。生上党郡，人形者上，次出海东新罗国，又出渤海。主五藏气不足，五劳七伤虚损痰弱，吐逆不下食，止霍乱烦闷、呕哕，补五藏六腑，保中守神。

（麻黄）君。味甘，平，能治身上毒风疹痹，皮肉不仁，主壮热，解肌发汗，温疟，治温疫。根、节能止汗。方曰：并故竹扇杵末扑之。又，牡蛎粉、粟粉并根等分末，生绢袋盛，盗汗出即扑，手摩之。

（薯蓣）臣。能补五劳七伤，去冷风，止腰疼，镇心神，安魂魄，开达心孔，多记事，补心气不足。患人体虚羸，加而用之。

诸如此类，药名后记录君臣、气味，再后列举药效，之后再记载其畏恶、产地、处方、用法等。君臣的区分上，大致以上药为君、中药为臣、下药为使，这种区分方式较多，但也有像上药的薯蓣为臣、茵陈蒿为使、中药的麻黄为君这种与三品分类并不一致的情况出现，像人参这样不记君臣的药物也不少见。且畏恶与《本草经集注》记载的不同，大概是源自别处。

3.《食疗本草》三卷　〔唐〕孟诜撰

《补注本草》所引书传记载：“《食疗本草》，唐同州刺史[1]孟诜撰。张鼎又补其不足者八十九种，并旧为二百二十七条，皆说食药治病之效，凡三卷。”

《新唐志》有“孟诜《食疗本草》三卷，又《补养方》三卷，《必效方》十卷”，《旧唐志》中孟诜传或《经籍志》中仅出现了《补养方》和《必效方》，并无《食疗本草》之名。关于此点，中尾万三博士[2]论证了孟诜的《补养方》为张鼎增补后的《食疗本草》，且《补养方》为武则天长安年间（701—704 年）写就，而张鼎的增补则是在开元九

[1] 译注：原作“吏”，改为“史”。

[2] 中尾万三.食療本草の考察［J］.上海自然科学研究所彙报，1930，1（3）.

年（721年）到开元二十七年（739年）之间完成。

从两唐书看孟诜是：

汝州（今河南省汝州市）人，举进士。武后垂拱初，累迁凤阁舍人，后出台州司马、相王（后为睿宗）侍读，长安中为同州刺史。神龙初致仕，归伊阳（今河南省汝阳县），以药饵为事。睿宗即位，召赴京师，将加任用，固辞衰老。景云二年，赐物一百段，又令每岁春秋二时特给羊酒糜粥。开元初，河南尹毕构以诜有古人之风，改其所居为子平里。寻卒，年九十三。

由此推算，孟诜诞生于武德四年（621年），长安元年（701年）时已是80岁高龄，可知写就《补养方》时他年事已高。孟诜幼年时期爱好方术，师从孙思邈，道家色彩浓厚，平素便为了养生而潜心研究食疗，将这些经验汇总成为《补养方》，但该书并未传承下来。《嘉祐本草》中著录了"孟诜"，《证类本草》以"食疗"之名加以引用，这些大概是该书遗留下来的文字，但仍难以区分孟诜的原文与张鼎增补之后的文章。

《医心方》中被称为"孟诜食经"的大概确为此书，而"孟诜"或"孟诜方"也有可能指代《必效方》，不一定为本书。

1907年斯坦因博士从敦煌带回的古抄本中有《食疗本草》的残卷。该残卷为卷轴本，收录了从"石榴"到"芋"等26种食品，从其背面贴着"长兴五年正月一日行首陈鲁俏牒"一文，可知该书于应顺元年（934年）之前写就。罗振玉在《敦煌石室碎金》中也收录了该敦煌本的正文。中尾万三博士所研究的则是大英博物馆馆藏的原本，据此所述，敦煌本的文本与《证类本草》所引用的文本存在显著差异。比如"榧实"一条，敦煌本中是这样叙述的：

　　棐子，平，右主治五种痔，去三虫，杀鬼毒，恶疰。又，患寸白虫人，日食七颗，经七日满，其虫尽消作水，即差。按经，多食三升、二升佳，不发病，令人消食，助筋骨，安荣卫，补中益气，明目轻身。

　　《嘉祐本草》中记载："臣禹锡等谨按孟诜云，平，多食一、二升佳。令人能食消谷，助筋骨，行荣卫，明目轻身。"

　　唐慎微称："食疗云治寸白虫，日食七颗，七日满，其虫皆化为水。"

　　由上述可知，掌禹锡所引用部分与敦煌本后半部分的相一致，唐慎微所引部分与其前半部分的相一致。也就是说掌禹锡所引并非全文，其省略部分为唐慎微所引。文中存在一些偏差，主要是因为流传的版本不同，又或是因为引用之时有所省略修改。中尾万三博士推定张鼎所增添的为"按经"之后的部分。

4.《本草拾遗》十卷　〔唐〕陈藏器撰

　　《补注本草》所引书传中记载道：

　　本草拾遗。唐开元中，京兆府三原县尉陈藏器撰。以神农本草经虽有陶苏补集之说，然遗逸尚多。故为序例一卷。拾遗六卷。解纷三卷。总曰本草拾遗。共十卷。

　　据说陈藏器为四明（今浙江宁波）人，《鄞县志》中将其与日华子一同记载为开元年间人士，但仅有其于开元年中在三原县（今陕西）当县尉一事。另外，宋真宗时期，翰林学士钱易在《南部新书》中记载道："开元二十七年，明州人陈藏器，撰本草拾遗。"由此可知该书作于开元二十七年（739年）。

　　此书的引文见于《开宝本草》，以及《嘉祐本草》《证类本草》之中[1]，这些典籍并未明确区分"拾遗"与"解纷"这两部分，但读者可以根据文章内容进行区分。至于"序例"，《证类本草·序例上》的"臣禹锡等谨按徐之才药对孙思邈千金方陈藏器序例如后"一文之中，末节所写的"诸药有宣、通、补、泄、轻、重、涩、滑、燥、湿……"这一部分大概就是陈藏器所写的序例。还有，在《证类本草》"消石"一条中，唐慎微记载"陈藏器拾遗序：头疼欲死，鼻内吹消末愈"，但在其序例中并未见此内容因而《嘉祐本草·序例》之中应该并未引用《本草拾遗·序例》全文。

　　"拾遗"指的是捡拾《新修本草》中遗漏的部分，以采集收录所有可供药用的物质及故事为主。唐慎微在"陈藏器余"中收录的四百八十八条仅是其中一部分，除此之外，《开宝本草》及《嘉祐本草》新增品中也有许多药物是从陈藏器的"拾遗"中而来。"水银粉"条的文末注记写道"新补见陈藏器、日华子"等，也证实了这点。"拾遗"中收录的不仅有新药，还有为旧药添加的新注解，比如《开宝本草》注茺蔚子："今按陈藏器本草云：此草，田野间人呼为郁臭草，本功外，苗、子入面药，令人光泽。亦捣苗敷乳痈恶肿痛者。又捣苗绞汁服，主浮肿下水，兼恶毒肿。"

　　嘉祐注中写生姜："陈藏器云：生姜，本功外，汁解毒药，自余破血调中，去冷除痰开胃。须热即去皮，要冷即留皮。"

　　"解纷"则主要是反驳陶弘景及苏敬关于中药基源的说法，比如

[1] 译注：今有尚志钧《本草拾遗》辑释（安徽科学技术出版社，2004）。

* 本草概说 *

《开宝本草》注天门冬：

陈藏器本草云：天门冬，陶云百部根亦相类，苗异尔。按天门冬根有十余茎，百部多者五六十茎，根长尖，内虚，味苦。天门冬根圆短实润，味甘不同，苗蔓亦别。如陶所说，乃是同类。今人或以门冬当百部者，说不明也。

《嘉祐本草》注滑石：

陈藏器云：按始安及掖县所出二石，形质既异，所用又殊。陶云：不知今北方有之否。当陶之时北方阻绝，不知之者，曷足怪焉。苏恭引为一物，深可嗟讶。其始安者，软滑而白，是滑石。东莱者，硬涩而青，乃作器石也。

《证类本草》注防葵：

按此二物（防葵与狼毒），一是上品，而陶云防葵与狼毒根同，但置水中不沉尔。然此二物，善恶不同，形质又别，陶既为此说，后人因而用之。防葵将以破坚积为下品之物，与狼毒同功。今古因循，遂无甄别，此殊误也。

诸如此类。

由此可知，陈藏器在鉴别药物以及药效与用法方面有着深厚的知识储备。此书正是由知识蕴蓄而成，因其大范围收录与药疗相关的零散记录，所以其中记载的药品数量极多；又因其中记载了人血、人肉、人胆等内容而为后世所诟病。李时珍赞赏："其所著述，博极群书，精核物类，订绳谬误，搜罗幽隐，自本草以来一人而已。"此书将唐代的药物以及医疗方面的实际情况一一传述，做出了卓越贡献，很好地完成了拾遗的使命。

5.《本草音义》二卷 〔唐〕李含光撰

《新唐志》著录有"李含光本草音义二卷"，《宋志》则称"五卷"。

李含光为广陵江都（今江苏扬州）人士，本姓为弘，为避孝敬皇帝名讳而改姓。神龙初年（705—706年）成为道士，大历四年（769年）于茅山紫阳别院过世，享年87岁。[1]

《开宝本草》中以"李含光音义云"为题的有：

（稻米）按字书解粳字云：稻也。解秫字云：稻属也，不粘。解粢字云：稻饼也，明稻米作粢，盖糯米尔。其细糠白如霜，粒大小似粳米，但体性粘滞为异。然今通呼粳糯谷为稻，所以惑之。新旧注殆是臆说，今此稻米，即糯米也。

（蠮螉）咒变成子，近亦数有见者，非虚言也。

……

据此基本可以了解其内容。所谓"咒变成子"，一说蜾蠃（蠮螉、细腰蜂）因并无雌性，而取螟蛉（桑虫）之卵，对其下咒，使其变为自己的孩子，此为对陶弘景反对这一说法的驳斥。

《隋志》中著录有姚最以及甄立言的《本草音义》，《唐志》著录有殷子严及孔志约等人撰写的《本草音义》，且《和名抄》以及《本草和名》中经常会引用杨玄操或仁谞的《音义》。由此可以看到隋唐时代与本草有关的训诂学盛行，从前文中引用的内容可以看出，基本上都是以药名为中心对其基源进行的考究。

[1] 颜真卿.《颜鲁公文集》[M]// 黄本骥.三长物斋丛书.

6.《食医心镜》三卷 〔唐〕昝殷撰

《证类本草》中引用100条。《崇文总目》著录为"食医心鉴三卷、昝殷撰"。《食医心鉴》的"鉴"字为避宋太祖祖父之名，以"镜"代之。昝殷还著有《产宝》二卷，依《文献通考》记载，唐代大中年间（847—859年）白敏中任成都尹时昝殷受邀出诊。此书记载道：

（荠苨）主利肺气，和中明目，止痛，蒸切作羹粥食，或作齑（切碎）菹（盐渍）食。

（菘）主通利肠胃，除胸中烦热。解酒渴，菘菜二斤，煮作羹啜之。止渴，作菹食。

此书中记载了诸如此类的食品疗效以及食用方法。朝鲜的《医方类聚》之中，引用了此书的13首论以及209首方，多纪元坚将其摘录出来，编成辑佚本，1924年由东方学会刊发铅印本。

7.《删繁本草》五卷 〔唐〕杨损之撰

《补注本草》所引书传记载：

《删繁本草》唐润州医博士兼节度随军杨损之撰。以本草诸书所载，药类颇繁，难于看检，删去其不急，并有名未用之类，为五卷。不著年代。疑开元后人。

《崇文总目》《通志略》《宋志》等，均著录其卷数为五卷。

《嘉祐本草》中以"杨损之"为题，引用了"云母""金屑""阳起石""菊花""天门冬"这5条。

（天门冬）服天门冬，误食鲤鱼中毒者，浮萍解之。

（菊花）甘者入药，苦者不佳。

　　……

每条均为短文，或已经删减。

8.《四声本草》五卷　〔唐〕萧炳撰

《补注本草》所引书传记载：

《四声本草》唐兰陵处士萧炳撰。取本草药名每上一字，以四声相从，以便讨检。凡五卷，前进士王收撰序。

《中国人名大辞典》中则记载"萧炳，五代时兰陵人，尤精医学，于书无所不读，终身隐居不仕，著有《四声本草》"，由此可判断其为唐代末年到五代期间在兰陵（今山东省兰陵县）定居之人。《嘉祐本草》引用书中60余条，例如：

（大盐）臣。

（菘）北人居南方，不胜土地之宜，遂病足。尤宜忌菘菜。又云：消食下气，治瘴气，止热气嗽，冬汁尤佳。

（牡丹）今出合州者佳。白者补，赤者利。出和州、宣州者并良。

诸如此类，多概括为短文，主要是关于药物产地的记载。

9.《海药本草》六卷　〔五代〕李珣撰

郑樵的《通志·艺文略》记载"海药本草六卷，李珣撰"。李珣并无传记，只知其祖上为波斯人，以卖香药为生，并学习了道教的方术。[1]《中国人名大辞典》中记述"前蜀，梓州人，以小词为后主所赏，著有《琼瑶集》"，但其所指的李珣并非撰写此书的李珣。

《嘉祐本草》并未引用此书内容，但《证类本草》则以"海药余"

[1] 罗香林.系出波斯之李珣及其海药本草［C］//香港大学五十周年纪念论文集：第2册.香港：香港大学中文系，1964：217–239.

为题，增添了藤黄等16种药物，还有90多条引用条目。李时珍则称"《海药本草》即南海药谱也。凡六卷，唐人李珣所撰。珣盖肃、代时人。收采海药，亦颇详明"，可见其将此书视为《南海药谱》。

《中国医籍考》则反驳了这一观点："按南海药谱，与海药本草。其目各见于崇文总目，不知李时珍何据为一。其言殆难信焉。"

《证类本草》中引用《海药本草》的内容有：

（龙脑香）谨按陶弘景云：生西海律国，是波津树中脂也。如白胶香状。味苦、辛，微温，无毒。主内外障眼，三虫，治五痔，明目，镇心，秘精。又有苍龙脑，主风疮，入膏煎良。用点眼则有伤。《名医别录》云：妇人难产，取龙脑研末少许，以新汲水调服，立差。又唐太宗时，西海律国贡龙脑香，是知彼处出耳。

（缩砂密）今按，陈氏生西海及西戎诸国。味辛，平，咸。得诃子、鳖甲、豆蔻、白芜荑等良。多从安东道来。

……

不管哪一种都记载了中国南方药物的产地、气味、形状、药效等内容，但其形式与《南海药谱》稍有不同，其中一个特点就是引用诸多文献，前文引用的"龙脑香"内容就来源于《新修本草》中的新附品。然而李珣引用陶弘景或《名医别录》内容这一点尚且存疑。同样，《新修本草》的新附品"鲛鱼皮"与"珂"也是由《名医别录》中引用而来，这一说法也暂且存疑，这些佚文难以相信。

10.《南海药谱》二卷　　撰者未详

《补注本草》所引书传记载："《南海药谱》不著撰人名氏，杂记南方药所产郡县，及疗疾之验，颇无伦次。似唐末人所作，凡二卷。"

但《崇文总目》及《宋志》记载为一卷，《通志略》记载为七卷。《嘉祐本草》引用了其中的"阳起石""桃花石""卢会""槟榔""龙脑油""象胆"这6条，例如：

（龙脑油）性温，味苦，本出佛誓国。此油从树所取，摩一切风。

（卢会）树脂也。本草不细委之，谓是象胆，殊非也。兼治小儿诸热。

（象胆）以清水和涂疮肿上，并差。又口臭，每夜和水研少许，绵裹贴齿根上。每夜含之，平明暖水洗口，如此三五度差。

诸如此类，简单记载了药效、用法以及产地等信息。从此书名也能看出，其中收录的以南方药物居多。

11.《食性本草》十卷　〔五代〕陈士良撰

《补注本草》所引书传记载：

《食性本草》为唐陪戎副尉剑州医学助教陈士良撰。以古有食医之官，因食养以治百病，取《神农本经》泊陶隐居、苏恭、孟诜、陈藏器诸药，关于饮食者类之，附以己说；又载食医诸方，及五时调养脏腑之术。集贤殿学士徐锴为之序。

《通志略》跟《宋志》均记载其为"十卷"。徐春甫《古今医统大全》的"采摘诸书"中也有此书，可以推断，此书或传承至明代。徐锴与其兄长徐铉均为颇有名气的文人，合称二徐，《宋史》（卷四四一）中可以看到关于此二人的传记。

《嘉祐本草》以"陈士良"为题引用了此书共34条，其中也有"鼺鼠，寒"这样简单的记载，但多为如下格式：

（蓬蘽）诸家本草皆说是覆盆子根，今观采取之家按草木类所说，自有蓬蘽，似蚕莓，子红色，其叶似野蔷薇，有刺，食之酸甘，恐诸家不识，误说是覆盆也。

（薄荷）吴菝□，能引诸药入荣卫，疗阴阳毒，伤寒头痛。应四季食之。（又云）胡菝□，主风气，壅并攻胸膈。作茶服之，立效。俗呼为新罗菝□。

除药物疗效外还记载了其基源，这并不符合李时珍对其"总集旧说，无甚新义"的评价。

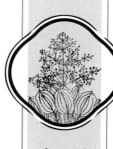

第五章　宋代本草

一、概要

中国历朝历代帝王中，没有比北宋的皇帝更关心医疗的。宋太祖令诸臣重新修订《开宝本草》；宋太宗命贾黄中等儒官编成《神医普救方》一千卷，同时在居潜邸时亲自收集千余首医方，并令医官上交家传秘方，令王怀隐等医官整理这些医方，写就《太平圣惠方》一百卷；宋仁宗取《太平圣惠方》精妙之处作《庆历善救方》和《简要济众方》，刻于石板上令庶民识之；宋徽宗下令让太医局编写了《和剂局方》，将其常备于七局处，且亲自提取出《黄帝内经》的要点制作了《圣济经》十卷，更是命医官搜罗群书编成《圣济总录》二百卷。由此编写出的医方书数量渐长。与此类似，古代医书的校勘也同样令人瞩目[1-3]，在北宋大概150年的时间内，主要的古代典籍都由儒臣仔细校勘，并再度刊发，概要如表5-1所示：

[1] 冈西為人. 宋代の医書校勘について［J］. 日本医史学雑誌，1957，7（4）：13-15.

[2] 冈西為人. 宋代校勘医書の種類［J］. 医譚，1959（復），（20）：22-26.

[3] 冈西為人. 宋代の医書校勘に関する二三の知見［J］. 生活文化研究，1965，13：277-282.

表5-1　北宋主要本草典籍

时间	主要本草典籍
开宝六年（973）	《开宝新详定本草》
开宝七年（974）	《开宝重定本草》
天圣四年（1026）	《素问》《难经》《病源候论》
景祐二年（1035）	《素问》
嘉祐六年（1061）	《嘉祐补注本草》
嘉祐七年（1062）	《本草图经》[1]
治平二年（1065）	《伤寒论》
治平三年（1066）	《金匮玉函经》《金匮要略》*[2]《千金要方》《千金翼方》*
治平四年（1067）	《外台秘要》（进呈）
熙宁元年（1068）	《脉经》《素问》*
熙宁二年（1069）	《甲乙经》《外台秘要》（刊）
政和六年（1116）	《政和本草》

　　上述内容中正规的校勘本由林亿或高保衡等一众儒臣于嘉祐二年（1057年）到熙宁二年（1069年）这13年间刊行。比如韩琦曾说：

　　医书如《灵枢》《太素》《甲乙经》《广济》《千金》《外台秘要》之类，本多讹舛，《神农本草》虽开宝中尝命官校定，然其编载尚有所遗，请择知医书儒臣与太医参定颁行。

　　医书刊行确实如上所述。然则，这些医书基本都是由抄本传下来的，所据传本不同，导致错漏百出。还有很多未流传下来也不为

---

[1]　译注：原作"图经本草"。历来有两种书名，现按当代中国的惯例改为"本草图经"。后文均从此。

[2]　译注：*表示该书大约在该年份成书或刊行，时间并不确定。

人所知的医书。当务之急便是整理这些医书，制作校订本并刊发于世。关于当时传本的情况，宋朝臣子在《伤寒论·序》中写道：

开宝中，节度使高继冲，曾编录进上。其文理舛错，未尝考正；历代虽藏之书府，亦缺于雠校。是使治病之流，举天下无或知者。

《金匮要略·序》中写道：

张仲景合《伤寒杂病论》十六卷，今世但传《伤寒论》十卷，杂病未见其书，或于诸家方中载其一二矣。翰林学士王洙在馆阁日，于蠹简中得仲景《金匮玉函要略方》三卷，上则辨伤寒，中则论杂病，下则载其方并疗妇人。乃录而传之士流，才数家耳。尝以对方对证者施之于人，其效若神。然而或有证而无方，或有方而无证，救疾治病，其有未备。

《脉经·序》中写道：

大抵世之传授不一。其别有三。有以隋巢元方时行病源。为第十卷者。考其时而缪自破。有以第五分上下卷。而撮诸篇之文。别增篇目者。推其本文而义无取，稽是二者均之未睹厥真。

《甲乙经·序》中写道：

惜简编脱落者已多，是使文字错乱，义理颠倒，世失其传，学之者鲜矣。唐甄权但修《明堂图》，孙思邈从而和之，其余篇第亦不能尽言之。

《外台秘要·序》中写道：

此方撰集之时，或得缺落之书，因其阙文、义理不完者多矣。又自唐历五代，传写其本，讹舛尤甚，虽鸿都秘府，亦无善本。

　　诸如此类，这些医书不仅已无善本，连粗略的传本都极为少见。连中央馆阁的藏本都已是这一惨状，普通医家更是几乎无法持有，更何况此时地方医疗能力极为低下。

　　庆历六年（1046年）军州知事蔡襄在《圣惠选方·序》中写道：

　　难得颁下《太平圣惠方》至诸州郡，然州郡严加保管，仅不时晾晒，吏民均无法受其恩惠。闽地（今福建省）比起医学更崇尚巫术，病人中寻医问药者不过十之二三，因而医法传播愈发少见。后蔡襄担任知州次年，提出要抄录先前受赐的圣惠方公之于众，时有一通方技之学者，名何希彭，去除圣惠方中异国难得药物与长生不死篇，选取益于民众的六千零九十六个处方，誊抄板上，张贴至牙门（衙门）左右。

　　当时经常将平日所需处方写在木板上或刻在石板上，放置于人群聚集的场所，便于民众使用。无论是庆历八年（1048年）据宋仁宗诏令所作的《庆历善救方》，还是皇祐三年（1051年)的《简要济众方》等均采用了此种方法。王安石在《庆历善救方·后序》中写有"谨以刻石，树之县门外左"，苏东坡也在《简要济众方·序》中写道"乃书以方版，揭之通会"。

　　连日常使用的处方都陷入这般窘境，如同"八书"[1]一般不为普通的医家所知。就在此时，基础医书的校订本制作作为国家级的课题开始进行，后来甚至发行了较为廉价的小字本，这些医书从而在

---

[1] 译注：指《史记》的《礼》《乐》《律》《历》《天官》《封禅》《河渠》《平准》八书。

世间得到迅速普及，激发了医家的研究意愿，并成为金元时代理论医学产生的原动力。陈振孙在《直斋书录题解》(卷十三，外台秘要方)中如此描述这件事：

> 大凡医书之行于世，皆仁庙朝所校定也。按《会要》：嘉祐二年，置校正医书局于编集院，以直集贤院掌禹锡、林亿校理，张洞校勘，苏颂等并为校正，后又命孙奇、高保衡、孙兆同校正。每一书毕即奏上，亿等皆为之序，下国子监板行。并补注《本草》，修《图经》《千金翼方》《金匮要略》《伤寒论》，悉从摹印，天下皆知学古方书。呜呼，圣朝仁民之意溥矣。

在医书之中颇受重视的则是本草书。早在宋初开宝六年（973年），宋太祖便下诏作成《开宝新详定本草》，开宝七年（974年）改订为《开宝重定本草》。宋仁宗在医书校勘之际，最先提出的便是本草。在嘉祐六年（1061年）作成《嘉祐本草》之后，嘉祐七年（1062年）《本草图经》成书，两书均在完成后立刻刊发。然而两书分别刊行多有不便，且鲜有同时收藏两书之人，因而元祐七年（1092年）四川的陈承将两书合并，并加入了其个人见解，编成《重广补注神农本草并图经》二十三卷。同一时期，同为四川医家的唐慎微也将两书合并，加入经史百家的说法与众多民间单方编成《经史证类备急本草》三十一卷。该书还尚未刊发，不久之后集贤孙公便拿到了其稿本，企图刊发，艾晟受其嘱托，在稿本中加入陈承的学说与若干简方，编成《经史证类大观本草》三十一卷，并于大观二年（1108年）刊行。后来政和六年（1116年）曹孝忠等人奉宋徽宗诏令校正《大观本草》，从而刊行《政和新修经史证类备用本草》三十卷。同年，寇宗奭对《嘉祐本草》中除鲜少使用的药品以及没有问题的各类药品外的内容进行了注解，撰写成《本草衍义》二十卷。

　　唐慎微的书与《大观本草》《政和本草》这二者有些许差异，但大体内容一致，三者均被称为"证类本草"。这些书籍便是继承了陶弘景传统的最后的本草。其中详细收录了《本草经集注》之后诸类本草的文章，尤其是晦明轩刊本以后的《政和本草》甚至刻收了《本草衍义》，可谓是最为完整的一本。纵使该书册数较多，直到明代末年《本草纲目》出现之前约五个世纪的时间内，该书作为本草类书籍的基础而颇受重视，多次重印刊发，同时在后印本中还出现了若干增删的部分。例如，南宋绍兴二十九年（1159年）王继先等人奉宋高宗诏令编成的《绍兴校定经史证类备急本草》，该书乃在《大观本草》的基础上添加新注而成。且嘉定年间（1208—1224年）刘信甫校订的《新编类要图注本草》四十二卷是节选了《大观本草》的一部分，并添加《本草衍义》的版本。后至元代，该书被更名为《类编图经集注衍义本草》，并收入了《道藏》之中。

　　从上文便可看出，宋代是传统本草开花结果的朝代，编写书籍的方式仿照《新修本草》，在古代本草之上逐渐增添新的药品与新的注解。宋代本草书中新增的药物数量攀升至900种，但其中大多为从唐代便开始运用的药物，且多为鲜少使用的药物，少有需要特别关注的药品。新注解包括从其他书目中引用而来的内容，抑或阐述编写者自己的看法，《蜀本草》《开宝本草》《本草图经》等本草书籍中可以看到这两种形式的注解。掌禹锡与唐慎微均专注于从其他书籍中引用注解；与之相反，陈承或寇宗奭则重视主张叙述个人的解释。

一方面，引用其他书籍虽略显朴素，但引用《药对》《雷公炮炙论》《药性论》《食疗本草》《本草拾遗》《日华子》等众多古籍，从而将这些古籍传到后世，这是莫大的功绩。另一方面，个人的学说内容主要是与药物的基源以及鉴别相关，在使用未经处理的药物时，这些自然是最基础的问题。陶弘景在"序例"中写下"《桐君采药录》，说其花、叶、形、色"，由此可知，这也是自古以来便存在的问题，从陶弘景再到苏敬、陈藏器、韩保升，他们议论的中心问题都是此点。宋代虽有《本草图经》的药图和记载，能够清晰表明药物的基源，但同名药物原产地不同也会存在显著差异，因而更应该解决这一问题。宋代时为此事倾尽心血的大概就是苏颂及寇宗奭了，从沈括的《药议》（《梦溪笔谈》）中也能看出他的思考方式与苏颂的相通，认为医药与人的性命息息相关，唤起了有识之士对药物基源考察的重视。

　　总之，宋代本草便是传承了陶弘景以来的传统，并在此之上添加了新的知识，将两者结合而成。据唐慎微所述，虽然吸收了众多单方，也将其运用于临床医学上，但其本质还是药学书籍。在《素问》及《伤寒论》普及的北宋末年，在寇宗奭的学说之中也能看到些许药物理论，但仍是碎片式的理论，还未树立起有逻辑的理论学说。

二、主流本草

1.《开宝新详定本草》二十卷　〔宋〕刘翰等敕撰
2.《开宝重定本草》二十卷　〔宋〕刘翰等敕撰

据《补注本草》所引书传记载，《开宝本草》存在两种。

其一为《开宝新详定本草》。开宝六年（973年）尚药奉御刘翰，道士马志，翰林医官翟煦、张素、王从蕴、吴复圭、王光祐、陈昭遇、安自良这九人奉宋太祖诏令仔细校订了众多医书。他们参照陈藏器的《本草拾遗》等医书，更正别名，增加品目，马志为其作了注解，左司员外郎知制诰扈蒙、翰林学士卢多逊等人刊定二十卷，附御制序，由国子监刊行。

其二为《开宝重定本草》。因上文中的《开宝新详定本草》内容并不充足，开宝七年由刘翰与马志等人重新仔细进行修订，再由翰林学士李昉，知制诰王祐、扈蒙等人审阅研究，刊行时《神农本草经》所述文字以黑底白字刊刻，《名医别录》文字则以白底黑字刊刻，正文与目录合计二十一卷。

《开宝重定本草·序》中写道：

至梁正白先生陶景，乃以《别录》参其《本经》，朱墨杂书，时谓明白；而又考彼功用，为之注释，列为七卷，南国行焉。逮乎有唐，别加参校，增药八百余味，添注为二十一卷。本经漏功则补之，陶氏误说则证之。然而载历年祀，又逾四百，朱字、墨字，无本得同；旧注、新注，其文互阙；非圣主抚大同之运，永无疆之休，其何以改而正之哉！乃命尽考传误，刊为定本。

由此可知该书的蓝本无疑是《新修本草》。但在当时，《新修本草》的手写本在显庆以后300余年间传存了无数版本，不同版本之间存在巨大差异，因而急需整理。应此需求编就的书便是《开宝新详定本草》，校订诸多典籍，参照《本草拾遗》等典籍，添加注释，就此基本成形。新详定本与其重定本之间的差异还未明了，但《证类本草·序例》中畏恶的部分中如此记载：

生消 ^{（臣禹锡等谨按详定本）}云恶麦句姜　　　。

且"铁"一条下记载：

^{（臣禹锡等谨按详定本草）}云作熟铁。

这些内容在重定本中均被删减，可以推测重定本中采取了区分白字黑字、改变分类标准等措施。

总而言之，《开宝本草》为本草书的最初刊行本，经过重新校订成为定本，但主要精力在《新修本草》的复原工作上，编辑者倾尽心血保留了其古时的状态，而与《新修本草》不同的是，《开宝本草》添加了新注释、新药物，还改变了药品分类。

新注接于旧注之后，以"今注""今按""今详""今验"等白字标记，唐附品的文末以"唐本先附"标注，新附品文末以"今附"标注。新注增至244条，但其中有作者添加的注释和从其他书籍中引用的注释这两种类型。作者所加注释多为与药品基源相关的内容，且时常对陶弘景与苏敬的学说加以反驳。从其他书籍中引用的注释里，绝大部分是陈藏器与别本的注释，也有李含光的《本草音义》与《尔雅》等书籍内容。

（蓬蘽）覆盆苗茎也。陶言，蓬蘽是根名，乃昌容所服，以易颜者也。盖根、苗相近尔。李云莓也。按《切韵》莓是覆盆草也，又蘽者，藤也。今据蓬之名，明其藤蔓也。唐本注云：蓬蘽、覆盆，一物异名，本谓实，而非根。此亦误矣。亦如蜀漆与常山异条，芎䓖与蘼芜各用。今此附入果部者，盖其子是覆盆也。

（狼毒）今按别本注云：与麻黄、橘皮、吴茱萸、半夏、枳实为六陈也。

所谓别本注，大概是《新修本草》的异本或《蜀本草》。

《开宝本草》新增药品的数量为134种，与《新修本草》本就收录的850种旧药合在一起共有984种。新增品中有石蟹、自然铜、天麻、红蓝花、京三棱、毕拔、芦荟、延胡索、肉豆蔻、补骨脂、缩砂密、蓬莪术、荜澄茄、胡黄连、使君子、何首乌、威灵仙、天南星、马兜铃、仙茅、骨碎补、续随子、山豆根、谷精草、丁香、乌药、没药、海桐皮、五倍子、益智、木鳖子、腽肭脐、真珠、蛤蚧、白花蛇、乌蛇、五灵脂、蝎等现今仍常用的药品，其中大多是孟诜与陈藏器等人所著唐代诸多书籍中记载的药品，还有像马衔[1]这种从旧注文中分条罗列的，鲜少看见的宋代后的药品。

药品的分类和配置顺序基本参照《新修本草》，在此基础上做了改动，如表5-2所示。

表5-2 《开宝本草》与《新修本草》部分药品分类对比

药品名	《新修本草》分类	《开宝本草》分类
紫矿麒麟竭	玉石中品	木部中品
胡桐泪	玉石下品	木部中品
地浆	草部下品	玉石下品
笔头灰	草部下品	兽部中品
伏翼	虫部中品	禽部中品
天鼠屎	虫部中品	禽部中品
半天河	草部下品	玉石下品
败鼓皮	草部下品	兽部下品
鸡肠草	草部下品	菜部下品
春杵头细糠	草部下品	米部中品
食盐	米部下品	玉石中品
橘柚	木部上品	果部上品

[1] 关于马衔，在《开宝本草》今附品中有"本经马条注中已略言之"这一记载，但在"马"一条下并无关于马衔的记载，因而掌禹锡记述道"今据《本经》'马'一条注中都无说马衔之事，不知此《经》所言何谓？今姑存云"，但在仁和寺本《新修本草》"白马茎"一条中，唐本注引用《名医别录》，"马衔主产难小儿母毒惊痫"。由此可知，因《开宝本草》中摘取该条另立别条，导致掌禹锡产生这般疑惑。此例也充分展示了古代典籍的重要性。

即便进行上述改动，《新修本草》大体上仍维持了本来的面目。

3.《嘉祐补注神农本草》二十卷 〔宋〕掌禹锡等敕撰

嘉祐二年（1057年）八月，韩琦上书请求于编集院设置校正医书局，进行古代医书的校勘。校正书局最初的任务便是本草书籍校勘，太常少卿直集贤院掌禹锡、职方员外郎秘阁校理林亿、殿中丞秘阁校理张洞、殿中丞馆阁校勘苏颂这四名儒官受诏校订《开宝本草》，从当年十月起秦宗古和朱有章等医官也加入其中，嘉祐四年（1059年）九月起太子中舍陈检等人也参加校订，嘉祐五年（1060年）八月校订基本完成，光禄寺丞高保衡参加复查，嘉祐六年（1061年）十二月完成修缮，御赐名为《嘉祐补注神农本草》。

该书在补注总序中写道："凡名本草者非一家，今以开宝重定本为正；其分布卷类、经注杂糅、间以朱墨，并从旧例，不复厘致。"正如其所述，此书仅是在《开宝本草》上增添新药与新注，并未改变《开宝本草》的体例。

新注置于《开宝本草》的旧注之后，以白字"臣禹锡等谨按……"开头记录。新注的特征为，内容多为引自其他书籍，鲜少有个人的见解。引用书籍多达50多种，多引自《新修本草》《药对》《吴普本草》《药性论》《食疗本草》《本草拾遗》《四声本草》《南海药谱》《蜀本》《日华子本草》等药书，除此之外还有《尔雅》《范子计然》《抱朴子》《酉阳杂俎》《广雅》等书。可从"序例"得知引用其他书籍一事，卷一文末以"臣禹锡等谨按徐之才《药对》、孙思邈《千金方》、陈藏器《本草拾遗·序例》如后"收录文章，且卷二"序例"后的通用药以及畏恶部分多引用其他书籍进行增补。

包含编写者个人见解的内容在序例中共标注出13条，还有卷一末尾处以"补注本草所引书传"为题表达关于本草16书的略解，各个论调比如：

（地菘）《本经》草部上品天名精唐注云：南人名为地菘。又寻所主功状，与此正同，及据陈藏器解纷合。陶、苏二说，亦以天名精为地菘。则今此条不当重出。虽陈藏器拾遗别立地菘条，此乃藏器自成一书，务多条目尔。解纷、拾遗亦自差互。后人即不当仍其谬而重有新附也。今补注立例，无所刊削。故且存而注之。

（葫芦巴）今据广州所供图，收附草部下品之末。或者云，葫芦巴，蕃萝卜子也，当附芦菔之次。此世俗相传之谬，未知审的不可依据，至如旧说苏合香附狮子屎，岂可附于兽部。又补骨脂，徐表南州记云，是韭子也。亦不附于菜部，今之所附亦其比也。

据这些内容可知，该书十分重视古籍原本形态的保持，编者的个人见解只占极小部分。

至于新增药品方面，唐代以后诸多书籍中出现的83种为"新补"，而据各太医一同商议，决定以当时世间广为运用的17种药品作为"新定"，合计增加100种，与《开宝本草》中记载的旧药合在一起药品总数达到1084种[1]。因这些新药无法分为上中下三品，便将其按类划分，比如将绿矾划为矾石一类，将扶移分至"水杨"条下，如地衣与垣衣、燕覆与通草、马藻与海藻这般因属同类物而无须另立一条者，便于本条之后附加续注。新增品多为稀用品，直到今日常用的也仅有葫芦巴、海带、海金沙等。

总之，《嘉祐本草》的主旨在于博百家之说，对《开宝本草》的内容进行增补。其书之所以少有编者个人见解，是因为编者同时编撰了《本草图经》。

4.《本草图经》二十卷　〔宋〕苏颂等敕撰

嘉祐三年（1058年）十月，正在编纂《嘉祐本草》的掌禹锡等人请命仿唐代《新修本草》先例，一同编撰药图与图经。朝廷令全国产药地将所产药物的标本和药图，还有开花结果、采药时期与药效等内容一并抄写献上，且令商港商人将外国药品的标本送上。但全国范围内收集而来的药图参差不齐，并且内容解说依市医所述，有详有略，文笔粗俗。于是太常博士苏颂便将这些内容统一整理，嘉祐六年（1061年）九月完成并禀奏圣上，嘉祐七年（1062年）十二月

[1] 嘉祐补注总叙的最后写道"新旧药合一千零八十二种"，在此之后按出处记录药品数目，然则，"今附一三三种"实为"一三四种"，"新补八二种"实为"八三种"，多有谬误，因而总数实为"一〇八四种"。《证类本草》第二十二卷中虫鱼部下品目录中的错误记载导致了这一谬误的产生，从《嘉祐本草》开始便传承了《证类本草》中的这一谬误。参见：冈西为人．新修本草及び證類本草の藥品数［J］．塩野義研究所年報，1954，4：465-469.

奉敕令施行雕版印刷。这就是《本草图经》[1]。

　　苏颂，字子容，泉州（今福建省泉州市）南安人，登进士第后任集贤校理，富弼称其为古君子。元祐年间（1086—1093年）任右仆射兼中书门下侍郎，绍圣四年（1097年）拜太子少师。宋徽宗在位时，进拜太子太保，封赵郡公建中靖国元年（1101年）夏至，亲自起草遗表，次日便以82岁高龄与世长辞，获赠司空。通过其逝世年龄可知苏颂为天禧四年（1020年）出生，《本草图经》完成时其正值43岁壮年。

　　关于该书编撰，苏颂于序文中如此叙述道：

　　臣颂既被旨，则裒集众说，类聚诠次，粗有条目。其间玉石金土之名，草木虫鱼之别，有一物而杂出诸郡者，有同名而形类全别者，则参用古今之说，互相发明；其荄梗之细大，华实之荣落，虽与旧说相戾，并兼存之，崖略不备，则稍援旧注，以足成文意；注又不足，乃更旁引经、史及方书、小说，以条悉其本原。若陆英为蒴藋花，则据《尔雅》之训以言之；诸香同本则用《岭表录异》以证之之类是也。生出郡县，则以《本经》为先，今时所宜次之。若菟丝生于朝鲜，今则出于冤句；奚毒生于少室，今乃来自三蜀之类是也。收采时月有不同者，亦两存其说。若赤箭，《本经》但着采根，今乃并取茎苗之类是也。生于外夷者，

––––––––––

[1] 译注：郑金生指出，《本草图经》所载药图中，白菊、连钱草、水香棱三草的药图很可能源自唐玄宗下令编撰的《天宝单方药图》。参见：郑金生.《天宝单方药图》考略［J］.中华医史杂志，1993，3.

则据今传闻，或用书传所载。若玉屑、玉泉，今人但云玉出于于阗，不究所得之因，乃用平居诲《行程记》为质之类是也。药有上、中、下品，皆用《本经》为次第。其性类相近，而人未的识，或出于远方，莫能形似者，但于前条附之，若溲疏附于枸杞，琥珀附于茯苓之类是也。又古方书所载，简而要者，昔人已述其明验，今世亦常用之，及今诸郡医工所陈经效之药，皆并载其方，用天宝之例也。自余书传所无，今医又不能解，则不敢以臆说浅见，附会其文，故但阙而不录。又有今医所用，而旧经不载者，并以类次，系于末卷，曰"本经外类"。其间功用尤著，与旧名附近者，则次于逐条载之，若通脱次于木通，石蛇次于石蟹之类是也。

据此概述可以得知，因并无传本，《本草图经》整体的框架仅能依靠想象。《本草图经》大概是以《嘉祐本草》为基础制作的，其中包含了"本经外类"等《嘉祐本草》中未记载的药品，但反而没有记载营实或忍冬这类在《嘉祐本草》中有所记载的药品，《本草图经》中还有很多像消石、芒消与朴硝、香蒲与蒲黄、蘼芜与芎䓖等合为一体进行解释的药品，药品的排列与《嘉祐本草》的出入也很大。关于药物的记载则完全依照《证类本草》，据其中的药图与解说而成。

《大观本草》与《政和本草》在药图的数目、纹样、名称等方面，虽存在些微差异，但大体上内容一致。据《政和本草》可知，有634种药品附带药图。也有如黄精这般，一种药物配有十张药图，这类配有两张以上药图的药物有175种，药图的总数增至917张。《大观本草》卷四的"石蛇""黑羊石""白羊石"三条及卷三十一"本经外类"

一条下的"金灯""天仙藤"两条，合计的这五条并无药图，比《政和本草》附图的数目要少。解说文本如下：

（柴胡）生洪农山谷及冤句，今关陕、江湖间近道皆有之，以银州者为胜。二月生苗，甚香。茎青紫，叶似竹叶，稍紧；亦有似斜蒿；亦有似麦门冬而短者。七月开黄花，生丹州结青子，与他处者不类；根赤色，似前胡而强，芦头有赤毛如鼠尾，独窠长者好。二月、八月采根，曝干。张仲景治伤寒：有大、小柴胡及柴胡加龙骨，柴胡加芒消等汤，故后人治寒热，此为最要之药。

（木香）生永昌山谷，今惟广州舶上有来者，他无所出。陶隐居云：即青木香也。根窠大类茄子，叶似羊蹄而长大，花如菊，实黄黑。亦有叶如山芋而开紫花者。不拘时月，采根芽为药。以其形如枯骨者良。江淮间亦有此种，名土青木香，不堪入药用。伪蜀王昶苑中亦尝种之，云苗高三、四尺，叶长八、九寸，皱软而有毛，开黄花，恐亦是土木香种也。《续传信方》著张仲景青木香丸，主阳衰诸不足，用昆仑青木香、六路诃子皮各二十两，筛末，砂糖和之。驸马都尉郑某[1]，去砂糖，加羚羊角十二两，白蜜丸如梧子，空腹，酒下三十丸，日再，其效甚速。然用药不类古方，而云仲景者，不知何从而得之邪。《杂修养书》云：正月一日，取五木煮汤以浴，令人至老须发黑。徐锴注云：道家谓青木香为五香，亦云五木。道家多以此浴，当是其义也。又古方主

---

[1] 译注："郑某"二字下，《重修政和》还有"忘其名"三字，而原书无此三字。

痈疽五香汤中，亦使青木香。青木香名为五香，信然矣。

　　《本草图经》基于众多古籍、传闻以及实验等，记录了药物的基源、产地、形状与质量等特征，与此同时，还收录了诸多治病药方，但其中文章与药图之间不一定一一对应。因而李时珍在对其评价时也说"考证详明，颇有发挥。但图与说异，两不相应，或有图无说，或有物失图，或说是图非"，正如该评价所述，确有图说不一致的情况。但苏颂既是大政治家，又是著名学者，该书为苏颂取天下诸多郡县献上的众多标本和资料，写尽所得信息而成，在宋代药物相关资料中有着极为重要的地位，书中的药图还给后世的本草学说带来了深远的影响。

5.《重广补注神农本草并图经》二十三卷　〔宋〕陈承撰

　　元祐七年（1092年）四月成书，林希序曰：

　　世之医者，习故守陋，妄意穿凿，操数汤剂，幸而数中，自谓足以应无穷之病；诘其论说，则漠然不知。顾本草与图经，殆虚文耳。况偏州下邑，虽有愿见者，何所售之。闽中陈氏子承，少好学，尤喜于医，该通诸家之说，尝患二书传者不博，而学者不兼有也；乃合为一，又附以古今论说，与己所见闻，列为二十三卷，名曰《重广补注神农本草并图经》。书著其说，图见其形，一启帙而两得之。

　　闽中（四川）医家陈承叹鲜少有人持有《嘉祐本草》与《本草图经》二者，便将两书合为一套书，并且加入诸家学说和自己的见解，编出《重广补注神农本草并图经》。至于书名，则是以柯氏本《大观本草》卷三十末尾处所写"重广补注图经神农本草卷三十"为题，可知该书曾经也有这一称呼。《政和本草》中将林序命名为"林枢密重广本草图经序"，可知"重广注神农本草并图经"为《政和本草》时所改写。

据林序所言，陈承出身名门，先祖为四世六公，年少丧父，为侍奉其母而居于江淮之间，闭门素斋，因而称孝，能医普通医生无法医治的疑难杂症，进表中署名为"将仕郎措置药局检阅方书陈承"。

该书现今并无传本，但《大观本草》以"别说"为题的内容下，引载了该书40余条内容。其中"丹砂"一条下写道："晟近得武林陈承编次《本草图经》本，参对，于^[1]图经外，又以'别说'附著于后，其言皆可稽据不妄，因增入之。"

可知其为艾晟在校勘《大观本草》之际添补的内容。又例如：

（柴胡）谨按，柴胡唯银夏者最良，根如鼠尾，长一二尺，香味甚佳。今虽不见于《图经》，俗亦不识其真。故市人多以同华者代之，然亦胜于他处者，盖银夏地多沙，同华亦沙苑所出也。

（乌药）谨按，《本草图经》及世称以天台者为胜，今比之衡州、洪州者，其香味唯天台者为劣，入药功效亦不及，但肉色颇赤而差细小尔。用者宜广求而比试之。

其中详细记载了各地药物的性状优劣，为当时的药物考究提供了参考，但艾晟是否引用陈承所写全部新注一事尚未明了。

---

[1] 译注："于"字上，《重修政和》有"陈"字。

　　李时珍将该书称作"本草别说"，但这个书名来自艾晟[1]。李时珍又把该书与《绍兴本草》并提，称"皆浅俚无高论"，但该书与《绍兴本草》本身无任何关系。

6.《经史证类备急本草》三十一卷　〔宋〕唐慎微撰

　　几乎同一时期，四川的医家唐慎微与陈承分别将《嘉祐本草》《本草图经》这两本本草书合并，唐慎微增补三十卷，写就此书。与陈承在书中添加个人见解不同，《经史证类备急本草》的特点在于并未添加唐慎微自己的个人见解，而是从其他书籍直接引用。

　　关于唐慎微其人，金朝皇统三年（1143 年）宇文虚中[2]在跋中如此写道：

　　唐慎微，字审元，成都华阳人。貌寝陋，举措语言朴讷，而中极明敏。其治病百不失一，语证候不过数言，再问之，辄怒不应。其于人不以贵贱，有所召必往，寒暑雨雪不避也。其为士人疗病，不取一钱，但以名方秘录为请。以此士人尤喜之，每于经史诸书中得一药名、一方论，必录以告，遂集为此书。尚书左丞蒲公传正，欲以执政恩例奏与一官，拒而不受。其二子及婿张宗说，皆传其艺，为成都名医。元祐间，虚中为儿童时，先人感风

---

[1] 译注：艾晟以唐慎微《证类本草》为底本，将样式相同的陈承本草书名称作"别说"。因此"本草别说"并非原书名。

[2] 译注：宇文虚中（1079—1146 年），原名宇文黄中，宋徽宗赐其名为"虚中"，字叔通，号龙溪居士、龙溪老人，成都广都（今四川双流）人，两宋之际大臣、诗人。

毒之病，审元疗之如神。

可知元祐年间（1086—1093年）唐慎微便是成都著名的医家，且其早已投入此书的创作之中。至于成书的时间并不明了，因为《养生必用方》有写于绍圣四年（1097年）的序言，若书中引用的《初虞世》便是《养生必用方》，那么《证类本草》的完成时间应在此书之后。还有证据表明，该书于大观之前便已刊行，没有序跋与凡例，只有还未完成的本体，而且每卷药品的顺序与《嘉祐本草》的完全不同，可见还未经过最后的整理，由此可以推断，艾晟等人以唐慎微尚未完成的此书原本作为《大观本草》的底本。艾晟在序中所写"其书不传，世罕言焉"，也可以说从侧面验证了这一猜想。

虽说如此，唐慎微的原本并未流传下来，但可从《大观本草》或《政和本草》所引内容看出该书全貌。所以这三本书均被称为"证类本草"，三者大体一致，仅在内容上存有些微差异，接下来便以《大观本草》为中心进行概述。

此书整体上是由《嘉祐本草》与《本草图经》合并，在此基础上增补新注新药而成的三十一卷本。首先序例在"补注总叙"之后加上了"本草图经序"，在通用药部中加入药名，除这些内容之外均保持《嘉祐本草》的原貌。柯氏本《大观本草》第三十卷卷末所记载的"补注本草奏敕""补注本草所引书传"，第三十一卷所记载的"本草图经奏敕"，均为唐慎微稿本上原有的文字。

卷三往后诸论中新添加了唐本余、食疗余、陈藏器余、海药余、新分条、唐慎微续添这6项下的562种药物，《嘉祐本草》先前记载的1084种药物以及《本草图经》中98种本经外类，新旧二者合一的药品总数在《大观本草》中为1744种，到《政和本草》中则为1748种。从《本草集注》到《政和本草》的历代本草书记药品数按出处分类如表5-3所示[1]。

表5-3　主要本草书药品数及出处

单位：种

	《本草集注》	《新修本草》	《开宝本草》	《嘉祐本草》	《大观本草》	《政和本草》
本经品	365	367	367	367	367	367
别录品	365	369	369	369	369	369
唐附		114	114	114	114	114
开宝今附			134	134	134	134
嘉祐新补				83	83	83
唐新定				17	17	17
唐本余					7	7
食疗余					8	8
陈藏器余					488	488
海药余					16	16
图经外类					98	103
新分条					35[2]	34
唐慎微续添					8	8
合计	730	850	984	1084	1744	1748

[1] 晦明轩本《政和本草》的目录最后写道："嘉祐补注本草药品一千一百一十八种，证类本草新增药品六百二十八种，总计一千七百四十六种。"均非正解。

[2] 译注：《历代中药文献精华》(第210页)指出，冈西为人漏计"虾"一条，实为36条。

《大观本草》此处所写"……余"为唐慎微从众多书籍之中摘录了《嘉祐本草》中未被收录的药品，其中的"唐本草"可能是"蜀本草"。掌禹锡与唐慎微均引用了"唐本草"与"蜀本草"的内容，应将其与《开宝本草》中所说"别本"一同进行详细考究。

药品分类方面则基本沿用《嘉祐本草》的内容，除了将米谷部与菜部互换之外，还进行了内容的变更，如表5-4所示。

表5-4　《大观本草》与《嘉祐本草》部分药品分类对比

药品名	《嘉祐本草》分类	《大观本草》分类
蛇黄	虫部下品	玉石下品
金樱子	草部下品	木部上品
虎杖	草部下品	木部中品
五倍子	草部下品	木部中品
伏牛花	草部	木部中品
密蒙花	草部中品	木部中品
芫花	草部下品	木部下品
灰藋	草部	米部上品

《大观本草》各卷的药品顺序至《嘉祐本草》为止基本维持了《新修本草》中的排序，但《嘉祐本草》中并列放置的绿矾与矾石、扶移与水杨，《开宝本草》放在相邻位置的陆英与蒴藋等等，均相离甚远，可以推定此番变化是因唐慎微未对稿本进行最终整理所致。

《证类本草》每种药物的条例大致首先收录药图，其次为《嘉祐本草》中的正文与注释，之后加上《本草图经》的文章，再往后在墨盖子也就是"⌒"符号中添加新注，新注均引自其他书籍，不含个人见解。《政和本草》中以"证类本草所出经史方书"为题，列举

了274家书名，据此大概可知《证类本草》所引书籍，此处可能为张
存惠所编。但其中还有《本草衍义》的名号，所以该内容不一定正
确。《证类本草》中所引题目不一定是书名，因而无法确定正确的书
目数量，只能列举概数，则本草书籍9种，医书89种，其他153种（内
含道书35种，佛书1种）合计251种，其中引用次数较多的为表5-5
所示书目。

表5-5 《证类本草》主要引用书目及引用次数

分类	书目	引用次数	分类	书目	引用次数
本草书	《雷公》	234	医方书	《外台秘要》	359
	《食疗》	164		《千金方》	333
	《陈藏器》	114		《肘后方》	311
	《海药》	99		《圣惠方》	285
	《食医心镜》	92		《梅师方》	185
	《唐本》	40		《子母秘录》	176
其他	《丹房镜源》	71		《经验方》	122
	《抱朴子》	34		《孙真人》	99
	《青霞子》	17		《经验后方》	79
	《太清服炼灵砂法》	12		《斗门方》	67
	《沈存中笔谈》	13		《千金翼方》	65
	《太平广记》	9		《杨氏产乳》	63
	《礼记》	9		《葛氏方》	60
	《博物志》	8		《伤寒类要》	59

以上所述不过是引用书籍的一部分而已。但由此可见，其中收
录了多方面的书籍，尤其是将医方书的收录视为重中之重。在本草
书之中录入药方一事，自古代的《名医别录》中便已存在，《本草图

经》中也有迹可循，多数古代方药书中收录众多单方。但唐慎微为将本草与实际上的医疗结合起来的第一人，而且还收集了孟诜、陈藏器、李珣等人遗留下的众多文章，创下了莫大的功绩。

7.《经史证类大观本草》三十一卷 艾晟增订

此书为大观二年（1108年）在唐慎微原本的基础上加以增补刊行而成。作为"证类本草"首次刊发的版本，艾晟在序中写道：

> 慎微因其见闻之所迨。博采而备载之。于《本草图经》之外，又得药数百种，益以诸家方书。与夫经子传记，佛书道藏[1]，其为书三十一卷，目录一卷。六十余万言，名曰经史证类备急本草。察其为力亦勤矣。而其书不传，世罕言焉。集贤孙公得其本而善之，邦计之暇，命官校正。募工镂板。以广其传。盖仁者之用心也。

可知集贤孙公得唐慎微之书以为善，命官僚进行校对刊发。担此重任、负责校勘的官员便是艾晟。

艾晟，字子先，真州[2]人，崇宁进士，政和试广嗣中一等，擢秘书省校书郎，兼编修六典文学，寻判隰、沣、越三州，所至有声，终考功员外郎。

---

[1] 译注："道藏"二字下，柯逢时本《大观本草·艾晟序》有原书所缺的"凡该明乎物品功用者，各附于本药之左"这十六字。

[2] 译注：真州，今江苏仪征。据《万历扬州府志》，艾晟于崇宁二年（1103年）及第科举，同在真州元丰五年（1082年）登科。宋仁宗时期（1023—1063年）艾丑知扬州，撰写《芍药谱》。艾姓为稀有姓氏，两人都跟扬州有缘，很可能有亲戚或父子关系。

至于集贤孙公实为何人，中尾万三博士[1]认为应是孙升。唐慎微的稿本于元丰五年至元丰六年（1082—1083年）完成，那时便已刊行。后来元祐五年至元祐八年（1090—1093年），孙升再次刊行，可以推定，艾晟第三次刊发时间为大观二年（1108年），这仅为推测，并无确切证据。然则明代《南雍志·经籍考》[2]中记载：

大观本草三十二卷，板模糊，……大观二年集贤学士孙觌，得善本刊之。大德壬寅宗文书院重刊。

可见其中将孙觌视为孙公。

孙觌，字仲益，号鸿庆居士。晋陵人，大观中进士，后举词学兼茂科。历官翰林学士，吏、户二部尚书。知秀州、温州、临安诸郡。因忤执政，归隐太湖滨西徐里。孝宗朝，命编类蔡京、王黼等事实。有《鸿庆居士集》。

关于孙公是否为孙觌一事仍存异论[3]，但宋代时的晋陵，为现今

[1] 中尾万三.绍興校定经史證類備急本草の考察［M］//上海自然科学研究所彙報，1933，2.

[2] 吴节《南雍志·经籍考》下编，梓刻本，杂书类。南雍志为明代国子监祭酒吴节所编，景泰七年（1456年）刊行旧志十八卷本，嘉靖二十三年（1544年）刊行二十八卷本。经籍考为南雍志第十七、十八两卷，上篇为"官书本末"，下篇为"梓刻本末"，国子监所存官书以及记载于版木上的内容。其中内容多为元版版木所记载，因而大德六年（1302年）刊刻行的《大观本草》版木可能还有所留存。

[3] 渡辺幸三.唐慎微の经史証類備急本草の系統とその版本［J］.東方學報，1952，21：160.

的江苏省常州市武进区，宋代设毗陵郡管辖晋陵县，张谓于南宋淳熙十二年（1185年）题记中写道"大观间刊于毗陵"，与此事相符。而且艾晟的出生地真州位于现在的江苏省仪征市，与武进相距较近，因而艾晟与孙觌可能在较早之前便为同好，二人一同进行校刊也不足为怪[1]。此事尚且存疑，暂记于此[2]。

如上文所述，《大观本草》是基于唐慎微的稿本写就的，但柯氏本《大观本草》第三十一卷第二、三、七各页版心都刻有"图经本草……"几字，可以得知唐慎微稿本中该部分为《本草图经》的版本，且同书第三十卷的末行刻着"重广补注图经神农本草卷第三十"，此事表明，艾晟将陈承本中的一部分视为唐慎微的稿本引用至书中。

总之，《大观本草》是在唐慎微的原本基础上，进行若干增补而写成的。

其一为序例，卷首除了收载艾晟序以外，卷一最后也以"重广补注神农本草并图经序"为题加上了林希的序言，林希序之后的"雷公炮炙论序"也可能是艾晟所附加的部分。

其二以"别说"为题在各论之中增添了陈承的学说，除此之外也有艾晟所增加的内容。比如第七卷"络石"一条之下以"背痈"为

---

[1] 岡西為人.証類本草に関する二三の知見［J］.塩野義研究所年報，1951，1：64–70.

[2] 译注：据今人周云逸重新考证，孙公应是孙升。日本专家中尾万三、渡边幸三也认为是孙升。孙升于元祐五年至元祐八年（1090—1093年）间刊刻。参见《证类本草初刊者考》《世界中西医结合杂志》，2017年第7期。

题记载道：

> 《图经》云：薜荔治背痈。晟顷寓宜兴县，张渚镇有一老举人聚村学，年七十余，忽一日患发背，村中无他医药，急取薜荔叶，烂研绞汁和蜜饮数升，以其滓敷疮上，后以他药敷贴，遂愈。医者云：其本盖得薜荔之力，乃知《图经》所载不妄。

由此推测，铅丹中的"治虐"、锻灶灰中的"治疮"、车前子中的"治泻"、桃核仁中的"治虐"、莱菔中的"偏头疼"、枸杞中的"治疽"、翦草中的"治劳瘵"等均为以疗效代书名，皆为艾晟所添加的内容，全书中此类药物共11例。

如上所述，在唐慎微的原本上进行若干增补而写就的《大观本草》，也是《证类本草》最初的刊行本，此书才是传统本草领域的最高峰，应予以高度重视。

8.《政和新修经史证类备用本草》三十卷　〔宋〕曹孝忠等敕撰

《大观本草》为地方版，而其得到刊行则是在八年后。政和六年（1116年）奉宋徽宗敕令，校正《大观本草》，将其作为官方版本刊发的便是《政和本草》，全名为《政和新修经史证类备用本草》。担任校勘一职的曹孝忠在序中写道，唐慎微的《证类本草》在本草旧经的基础上，除了收录医方之外还添加了经史、仙经、道书以及百家之说，可谓义理明博的佳作，因而宋徽宗先命令杨戬进行刊发。后来曹孝忠奉旨进行校正，关于校正一事如此写道："朝夕讲究，删繁缉紊，务底厥理。诸有援引误谬，则断以经传，字画鄙俚，则正以字说，余或讹戾看互缮录之，不当者又复随笔刊正，无虑数千。"

由此可见，该书在进行严密校勘时很可能参考了《嘉祐本草》以及《本草图经》这两书的原本。

如今对比晦明轩本《政和本草》与柯氏本《大观本草》，每页的措辞都有些微不同，有长有短，甚至无法确定内容是好或坏，两书相差较大的有以下几点：

（1）《政和本草》将《大观本草》的第三十卷与第三十一卷合二为一，最终成为三十卷，且"有名未用"与"本经外类"两条的顺序互相调换。

（2）《政和本草》每卷卷首均有目录，《大观本草》则无。

（3）《政和本草》内附药图较小，多为数图合为一图的情况。

（4）《政和本草》中第四卷增加了"石蛇""黑羊石""白羊石"（均为图经品）三条，第三十卷增加了"金灯""天仙藤"（同为图经品），合计增加五条；与此相对，删去了第十五卷中的"人口中涎及唾"（新分条），比《大观本草》多出四条。

（5）《大观本草》第三十卷卷末记载了"嘉祐本草奏敕"①与"补注本草所引书传"②，但《政和本草》将①移动至第三十卷卷末的"本草图经奏敕"之前，又将②移至序例部分林希序之前。

（6）《图经》中的文章以及唐慎微新添加的注解，基本都为换行书写，而《政和本草》内容并未换行，而是连续书写。《大观本草》中有许多墨盖子已经脱落，《政和本草》中又将其一一添补回来。

（7）两者在药品的顺序上也有若干差异，尤其在虫鱼部、果部、菜部更为显著。

（8）《政和本草》第十卷中的"由跋"以及"鸢尾"两条的注解

写道："右由跋一种，古本所有，政和监本，脱漏不载，今照依嘉祐监本，补之于此。"大概是于政和新修时脱落，而解人庞氏本中将其补录而成。

（9）《政和本草·序例》的第一卷之后附录了《本草衍义·序例》，各论中也收录了《本草衍义》的内容，此为晦明轩所加。

（10）《政和本草》在曹孝忠序言后以"证类本草所出经史方书"为题列举了247种书名，此亦为晦明轩所加。

如上所述，《大观本草》与《政和本草》之间没有根本差异，细小的差异随处可见，又无法从两者之间辨别何为正确，因而将两者结合使用效果更佳。

《政和本草》颁布之际，恰逢靖康之变（1127年），该书与其他众多珍宝一同被金军掠夺，金元时代《政和本草》与同样经历了重刊的《大观本草》共用。但南宋众人并不知晓《政和本草》一书的存在，仅使用《大观本草》一书。

9.《绍兴校定经史证类备急本草》(绍兴本草)〔宋〕王继先等敕撰

南宋初期，医官王继先等人奉宋高宗诏令，校订《大观本草》，添加新注与若干新药，撰成《绍兴本草》。据王继先序言所写"绍兴二十九年二月日上进"来看，有太医局教授高绍功、柴源、张孝直以及王继先的列衔[1]，其中未记载该书卷数，大概是与《大观本草》卷数相同，为三十一卷。然则陈振孙在《书录解题》中写道：

---

[1] 译注：列衔，签署职衔义。

《绍兴校定本草》二十二卷，医官王继先等奉诏撰。绍兴二十九年上之，刻板修内司。每药为数语，辩说浅俚，无高论。

中尾万三博士认为，写有王继先序言的书为《绍兴本草》正本，而陈振孙所记书目则为经过节选的略本。[1]中尾万三博士为说明该推论无误，又指出《玉海》中写道：

绍兴二十七年八月十五日，王继先上校定《大观本草》三十二卷，《释音》一卷，诏秘书省修润付胄监镂版行之。大观经史证类本草，唐慎微撰。

中尾万三博士推测其为《绍兴本草》，这并不妥当。私以为，王继先于绍兴二十七年（1157年）校订《大观本草》，后为国子监所刊行，其后更是从宋高宗诏令详细校订，绍兴二十九年（1159年）二月著成《绍兴本草》。然而《宋史》（第四百七十卷）王继先传中则记载道："又欲得节钺，使其徒张孝直等校《本草》以献，给事中杨椿沮之，计不行。"似是并未得以献上。王继先与秦桧并称佞臣，颇受宋高宗生母显仁太后贵宠，得以居于高位，功名显达，同年（绍兴二十九年）八月太后驾崩，王继先权势也逐渐衰减，导致该书无法刊行。然则该书为奉宋高宗之诏而制，且新注皆为旧本所不见者，便将药图与新注一同收录制成二十二卷的略本，并由修内司刊行。

陈第在《世善堂藏书目录》中记载有"校定本草二十二卷，王继先"，毛晋在《汲古阁毛氏藏书目录》中记载有"绍兴校定本草二十三卷，医官王继先等"，由此可知二十二卷本虽传至明代，到清

[1] 中尾万三. 紹興校定本草解题［M］.1933.

代诸家书录中则未见有所记载，连《四库全书总目》中也无相关记载，似是清代并无二十二卷本传本，却有传至日本的抄本的残卷。

《绍兴校定经史证类备急本草》十九卷，钞本，聿修堂藏，首载绍兴二十九年上进序，末有王继先等四人官衔。按：书录解题曰《绍兴校定本草》二十二卷，医官王继先等奉诏撰，今此本十九卷，玉石至菜部上品而止，盖残本也。且今世盦传钞本，而聿修堂所藏二通，其一文字稍佳，其一讹脱不一。曲直濑氏怀仙阁所藏本，分为五卷，宋讳缺笔，绘画亦精，盖为就宋板而摹写者。是书其图则一摹原样，而其说则仅举白字黑字及绍兴校定文，而余不具载，想出皇国人所抄撮非原书之体也。

如此，杨守敬认为日抄本是日本人摘录而成，不保留原样。但如上述所言，二十二卷本原来就是摘录本。中尾博士将现存的14本抄本分为内容较多的抄本（4套）、内容较少的抄本（7套）、彩色本（3套）这3种类型，一一进行介绍。日本昭和八年（1933年）春阳堂影印刊行的大森文库本也是其中之一，算作内容较少的一类。日本龙谷大学图书馆藏书中还有五卷五册本和二十八卷二十四册本这两套的写字台文库[1]旧藏本。据笔者所知还有7套，共为23套，除此之外

---

[1] 写字台文库为西本愿寺历代门主的文库，在日本江户末期进行大整备之际被命名为写字台文库，日本明和中期移交佛教大学（前龙谷大学）进行管理。现在该大学图书馆中大多为贵重书籍，其中多为古代医书及本草书籍。

应还有其他抄本 [1]。这些书册中存在残本，且因均为传抄本，相互之间存在不一致的地方，但从内容上可以将其分为十九卷本与五卷本这两大系别。

两大系别之间主要的区别在于，五卷本仅摘抄出《大观本草》所记载药品中有图画资料的药物，与此相对，十九卷本也收录没有图画的药物，因而从文字数量来看，后者多于前者，但两者都有缺少人部与菜部中品以下的部分，及草部和木部的文字记载偏少的特征，因而五卷本确为以图画为主并从十九卷本中摘抄而成。在二十二卷本中，人部已被剔除，由此可知二十二卷本缺少最后三卷而成十九卷本。再者，十九卷本中没有药图的药物仅限于有《绍兴本草》的绍兴注 [2] 的药物，可以推定二十二卷本仅从王继先原本上收录了药图与绍兴注。两大系别中同有玉石中品、草部、木部上品及中品等内容，均无绍兴注的痕迹，约莫是在传抄之时被省略了。

关于《绍兴本草》传至日本一事，中尾万三博士认为该书从朝

---

[1] 译注：原作者指出的23套外，今人郑金生发现2套，参见：郑金生，马继兴.神谷本《绍兴本草》的初步研究［J］.中医杂志，1981，22（2）:59-61；真柳诚发现另外22套，其中15套的收藏信息参见：真柳诚.『绍兴本草』の新知见［J］.日本医史学雑誌，1998，44（2）：224-225；其他7套分别由北京大学图书馆、中国台北故宫博物院图书馆、中国台湾"中央研究院"历史语言研究所傅斯年图书馆、中国台湾大学总图书馆、日本京都阳明文库、日本东京国立博物院、德国柏林国家图书馆各藏一套（参见：http://square.umin.ac.jp/mayanagi/paper02/ishi98.html）。

[2] 译注：即新注。

鲜传至日本，后藏于曲直瀬养安院；但养安院本为五卷本，无法将其制成十九卷本。从朝鲜传来的养安院本，大概是指现藏于大森文库的朝鲜本《大观本草》，想来是将该书与《绍兴本草》混为一谈了。从日本镰仓时代至室町时代，中日交流频繁，《绍兴本草》可能是在这段时期传至日本，但因明末的中国也有传本，所以也有可能是其中一套抄本在日本江户时代传至日本[1]。传至日本的时期，传的是刊本还是抄本，完整抑或不完整，均无法得出确切结论，只能等待往后的研究[2]。

三、“证类本草”的版本

从唐代末年至五代年间，中国的印刷术开始发展，到宋代初年已经可以出版《大藏经》这类大部头。最初刊行的本草类图书便是宋初的《开宝本草》，其后的本草也逐一刊行，现存本草书籍中最为古老的应数“证类本草”（大观与政和）。

但这些书籍版本种类众多，差异显著，尤其是明代民刻本中错

[1] 译注：今人郭秀梅发现，日本人梶原性全的《万安方·诸气疾二》（1315年）中有《绍兴本草·曲》的引文两处，并且指出1315年前《绍兴本草》已经传至日本。参见郭秀梅《中国医书对〈万安方〉的影响》，发表于美国俄勒冈大学国际研讨会 Tools of Culture（1997）。

[2] 拙稿『绍兴本草解题』（于春阳堂新刊《绍兴本草》附刻）。

漏百出，在使用时版本的选择至关重要。

关于《证类本草》的版本，总结在下过去的拙见，其后又有畏友渡边幸三的详考[1-2]，当时也为其提供了拙稿，便以渡边幸三的报文为中心，加以若干见解写就以下内容。

1.《大观本草》的版本

（1）宋大观二年毗陵斋刊本

大观二年（1108年）十月，附艾晟序刊行。"证类本草"的第一本刊本，卷数为三十一卷，与唐慎微所著原本相同，但书名被改为《经史证类大观本草》。下文所述的淳熙十二年刊本中，张谓在跋中所写的"大观间刊于毗陵郡斋，往往家有其书"，便是指该书，至明代已无传本，仅能从柯氏影印本中窥见其原貌。

（2）南宋绍兴二十七年国子监刊本

前引《玉海》中写有"绍兴二十七年八月十五日，王继先上《校定大观证类本草》三十二卷，释音一卷"，便是指该书，又因加入一卷目录，遂成三十二卷。《四库全书总目》（第一百○三卷）援引上文"则南宋且有官本，然皆未见其原刊"。中尾博士将其视为《绍兴本草》，但《绍兴本草》成书时间为绍兴二十九年（1159年），应为另

[1] 渡辺幸三. 唐慎微の経史証類備急本草の系統とその版本［J］. 東方学報，1953，21：160.

[2] 译注：本书作者冈西为人逝去后不久，杏雨书屋整理并出版渡边幸三的论文集『本草書の研究』（武田科学振興財団，1987年），其中的第42–112页收录了《证类本草》版本系统研究。

一本书。

（3）南宋淳熙十二年江南西路转运司刊本

《经籍访古志》中可以看到，京都伊良子氏所藏的环溪书院本《大观本草》卷末处附有由前人补抄的淳熙十二年张谓所写跋文。中尾万三博士也引载了这一跋文，其中写道：

取毗陵本校锓诸木。初毗陵本得诸私家所藏，点勘不精，脱略讹谬，疑误后人。兹得嘉祐及元祐旧本，自《本经》注释至于《图经》，用以参订。其所脱误，忘虑千字[1]。

可知其取大观二年的刊本，参照《嘉祐本草》以及陈承的《重广补注神农本草并图经》进行校订。且根据陶湘的《涉园所见宋板书影》（第二辑）中所记载的"《证类本草》淳熙十二年刻　海源阁杨氏藏"字样的刊记，以及与此书合在一起同时刊发的《本草衍义》的刊记，可以得知，该书为淳熙十二年（1185年）由江南西路转运司刊行。陶氏《书影》中记载的《证类本草》与杨绍和在《楹书偶录》（第二卷）中所写"宋本证类本草三十二卷"似是同一本书，且记载有"前有政和六年曹序，后有刘祁跋，后附寇宗奭衍义四卷"，可谓"首尾完具"。然则，正如渡边氏所指出的那样，该书仅为《大观本草》与《政和本草》的综合体，并非完整的淳熙本。

（4）南宋庆元元年刊本

该刊本与前文所述淳熙本同为江南西路转运司重刊而成。附刊

---

[1] 中尾万三. 紹興校定経史証類備急本草の考察［M］. 上海自然科学研究所彙報，1933，2：19，24.

札记中记载道：

右证类本草，计版一千六百二十有二，岁月娄更，版子漫漶者十有七八，观者难之。工鸠[1]刊补，今复书成。时庆元元年秋八月癸丑识。[2]

淳熙本刊行到庆元元年（1195年）刚过10年，可以看到前版经历了多次印刷刊行[3]。可以推定《季沧苇藏书目》中记录的"证类本草三十一卷，宋板"便是此书，此时该书也与《本草衍义》合二为一进行刊刻。该书为枫山文库[4]旧藏本，现藏于日本图书寮[5]中，日本文政六年（1823年）多纪元胤影印该书。该版尺寸在版式上与前版相比较小。

（5）南宋嘉定七年嵩州夏氏刊本

瞿镛所著《铁琴铜剑楼藏书目录》中著录了"《经史证类大观本草》三十一卷，附《本草衍义》二十卷，金刊本"，其后又有"《经史证类大全本草》三十一卷，附《本草衍义》二十卷，贞祐二年嵩州福昌孙夏氏书籍铺印行"的墨图记。渡边氏目睹过有此刊记的宗文书院刊本，其刊记中的"孙"字作"县"字，从而推定该书为南

---

[1] 译注：鸠，聚集之义。

[2] 陶湘．涉园所见宋版书影：第二辑［M］．

[3] 译注：北京国家图书馆藏有嘉定四年本，现有中华再造善本系列0198的影印本《经史证类备急本草》。

[4] 译注：日本江户幕府的藏书，现大部分归于日本公文书馆内阁文库中。

[5] 译注：现日本宫内厅书陵部。

宋嘉定七年（1214年）于河南省福昌县夏姓书商所刊行，福昌县位处洛阳西南方。《大全本草》一名便是起自该书，关于改名一事，渡边氏称其是"为了避开敌国宋朝年号大观而改名为大全"。至于版式方面，瞿氏《目录》中仅记载道"每半叶十二行，行二十字"，据此可以推定渡边氏在《京师图书馆善本书目》中将其作为宋刊本著录的"经史证类大全本草残二卷，存第十二、十三"，贞祐本的版式应与宗文书院本相同，版式尺寸却远远大于宗文书院本。

（6）元大德六年宗文书院刊本

该刊本于大德六年（1302年）据贞祐本重刊而成，其中有"大德壬寅孟春宗文书院刊行"的记载。渡边氏据后文所述王秋本中的王献后序，推断宗文书院位于安徽省宣城。此书传本较多，其中大多缺少第八卷中"葛根""葛粉""栝楼"这三条，据此本翻印的朝鲜本也缺少这三条，但下文所述的明代重修本或柯氏影印本中均无缺漏，因而渡边氏认为"宗文书院刊本刊行时缺少这三条，而后世又有人将这三条补录刊行"。但与这三条相同，第七至十一叶，这五叶也有所缺失，宗文书院在刊行时应不是故意缺少这一部分。与此相对，第十八卷中"败鼓皮"的全文，还有第二十三卷中陈士良关于蓬蘽的记载，从孟诜到陈藏器对于杏核仁的记载，这些内容也未出现在柯氏本中，这一情况说明了宗文书院本并非精善。该书也是与《本草衍义》一同刊刻，版式为每半叶十二行，大字一行二十至二十一字，小字双行二十四至二十五字，四周双线，黑口封装，三鱼尾。

（7）元大德中环溪书院刊本

《经籍访古志》中"宗文书院"一条下记载有"又京师伊良子氏

藏大德环溪书院刊本。卷末附旧人补钞淳熙十二年奉议郎张谓跋一篇"，所说的便是此书，但此书现在并未留存在伊良子家。关于张谓所写跋文，前文在中尾万三博士的引用中已有叙述。渡边氏将《留真谱》中所记载的两种《证类本草》中小黑口的那本视为宗文书院本，白口的那本为环溪书院本，两书刊行先后顺序尚且不详，但版式相似，环溪书院本或也是依贞祐本翻印。

（8）明代重修宗文书院本

《经籍访古志》中"宗文书院本"一条下记载有"又按，小岛春沂，近得明代重修本。行款字样，一与此书相同，脱落诸条，补刊完具"。该书是否传存尚且不明，但就补刊了缺失部分便可推断此书可能是柯氏影印本的底本。

（9）清柯逢时影印本

光绪三十年（1904年）武昌柯逢时影印而成（图5-1a 和图5-1b）。宣统二年（1910年）《本草衍义》影印，并附刻札记两卷。这些书的底本尚且不明。渡边氏引用了札记序文中的"杨君惺吾，为余影摹此本"，还有札记中重刊《大观本草·凡例》载有"该本字体行款，与大德本相同，序后无宗文木记，唯刻印较精，今据以板上"，由这些内容可以得知"以杨守敬所影摹宗文书院本及其同系书籍作为底本进行影印。今将其与宗文书院本进行对校，发现两处不同，一是其具备葛根条，二是其没有宗文书院刊记，其他内容基本一致，所以私以为杨守敬可能影摹的是所谓明代重修本"[1]。因中国图书目录中

---

[1] 渡辺幸三. 唐慎微の経史證类備急本草の系统とその版本［J］. 東方学報，1953，21：160.

并无明代重修本，因而该书可能是由杨守敬从日本带回中国。

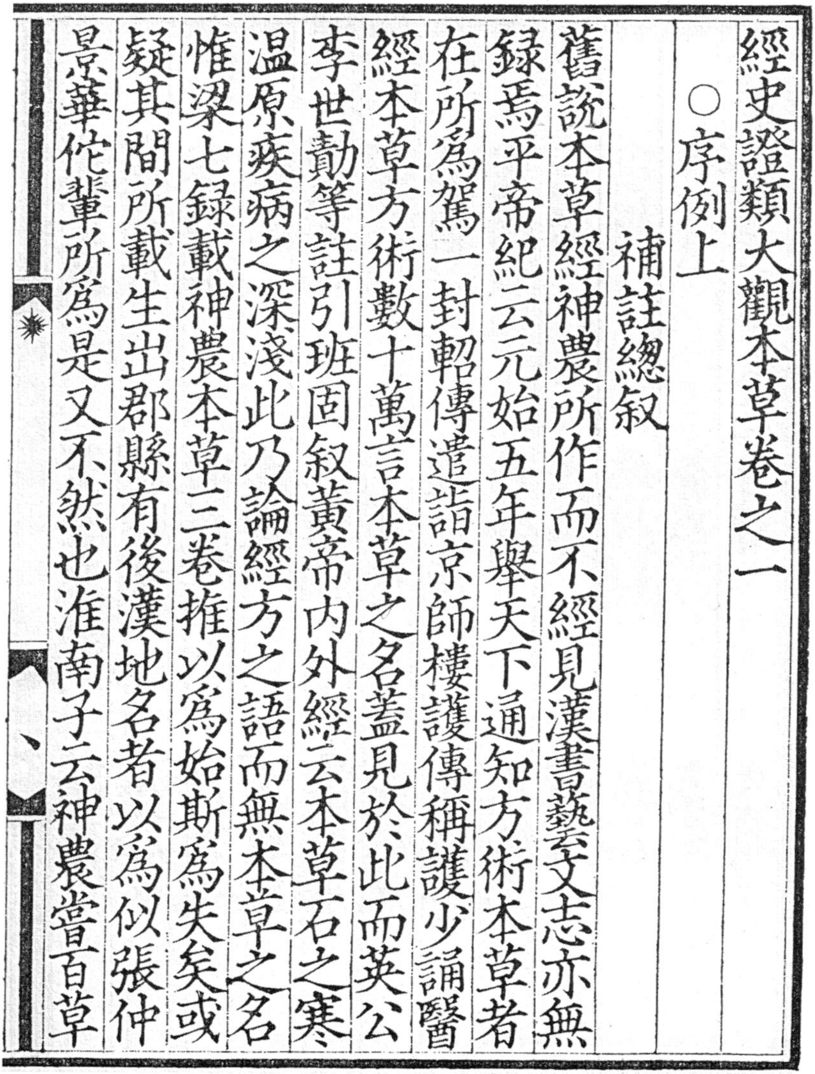

經史證類大觀本草卷之一

○序例上

補註總叙

舊説本草經神農所作而不經見漢書藝文志亦無錄焉平帝紀云元始五年舉天下通知方術本草者在所爲駕一封軺傳遣詣京師樓護傳稱護少誦醫經本草方術數十萬言本草之名蓋見於此而英公李世勣等註引班固叙黃帝内外經云本草石之寒温原疾病之深淺此乃論經方之語而無本草之名惟梁七錄載神農本草三卷推以爲始斯爲失矣或疑其間所載生出郡縣有後漢地名者以爲似張仲景華佗輩所寫是又不然也淮南子云神農嘗百草

图5-1a　《大观本草》柯氏影印本

123

冷熱爽錯草石不分蟲獸無辨且所主治互有得失
醫家不能備見則識智有淺深今輒苞綜諸經研括
煩省以神農本經三品合三百六十五爲主又進名
醫副品亦三百六十五合七百三十種精麤皆取無
復遺落分別科條區畛〔音軫〕物類兼註詺〔音題〕時用
土地所出及仙經道術所須并此序錄合爲七卷雖
未足追踵前良蓋亦一家撰製吾去世之後可貽諸
知音爾

本草經卷上
序藥性之源本論病名之
形診題記品錄詳覽施用

本草經卷中
玉石草
木三品

本草經卷下
蟲獸果菜米食三
品有名未用二品

右三卷其中下一卷藥合七百三十種各別有目錄

图5-1b　《大观本草》柯氏影印本

（10）朝鲜翻刻本

该刻本为翻刻元代的宗文书院本而成（图5-2a和图5-2b）。三木荣博士认为其刊行时间应为朝鲜李朝初期[1]。在多纪氏的聿修堂、小岛氏的宝素堂等书目中均可以看到该书，现由图书寮、内阁文库、大森文库秘藏，且《观海堂书目》及《故宫博物院书目》中有著录杨守敬从日本带回的朝鲜翻刻本。大森文库本为文库创立之际，从白井光太郎博士处受让的曲直濑养安院旧藏本，据白井博士的序跋，该书为朝鲜战役之际，由浮田秀家[2]带回日本，之后作为治好浮田夫人病症的谢礼赠予养安院。关于该书，杨守敬在《日本访书志》中是这样评价的："一依宗文本，不增改一字，较明人为谨饬焉。"

（11）日本望月三英刊本

感叹当时偏重于《本草纲目》而忽视古代本草书目的风气，望月鹿门便覆刻了上述朝鲜本，在日本刊行的"证类本草"[3]仅此一本。版式与朝鲜本的相同，开头附有望月草玄序（日本安永四年，1775年）、林敬序（日本明和七年，1770年）、望月三英序（日本明和六年，1769年）这三篇序文，但望月鹿门在写序文这年过世，因而其子草玄继承其遗志于日本安永四年完成出版。《访古志》中"享保中医官望月三英覆刻行世"并不正确。且《访古志》中虽然注记了"讹

---

[1] 三木荣.朝鲜医書誌［M］.堺：三木荣出版社，1956：279-281.

[2] 译注：指宇喜多秀家（1572—1655年）。

[3] 译注：1970年有日本广川书店影印出版柯逢时本《大观本草》，1997年日本东方出版社影印出版刘甲本《大观本草》。

字转多"，但渡边氏认为"朝鲜刊本的谬误大多已被订正，'讹字转多'这一评价过于严苛"。内阁文库、静嘉堂、岩濑文库、杏雨书屋、楂考书屋等诸多书目中均有记载该书，但该书的传本仍然较少。

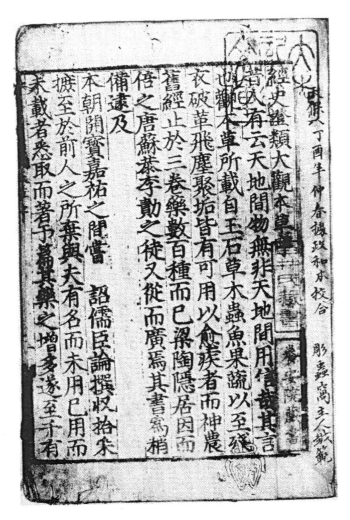

图5-2a　《大观本草》朝鲜翻刻元大德宗文书院刊本

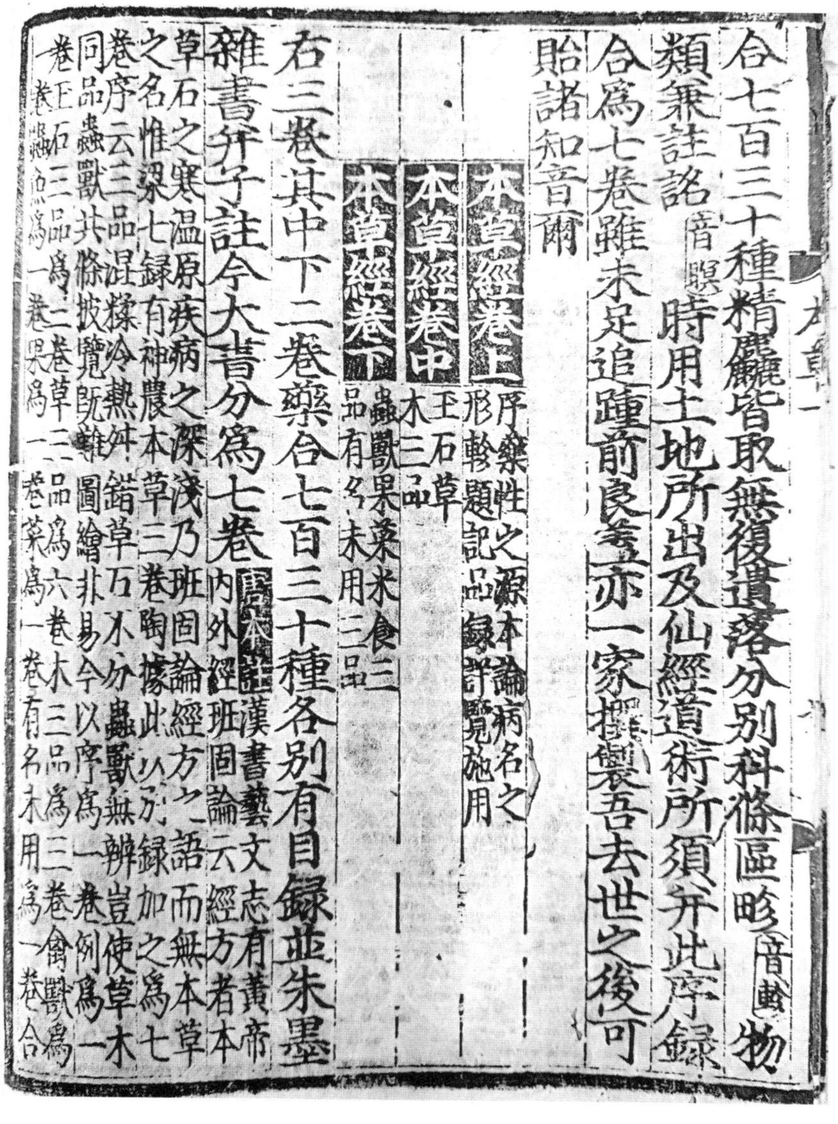

合七百三十種精麤皆取無復遺落分別科條區畛（音軫）物類兼註詺（音瞑）時用土地所出及仙經道術所須并此序錄合爲七卷雖未足追踵前良蓋亦一家撰製吾去世之後可貽諸知音爾

本草經卷上 序藥性之源本論病名之形診題記品錄詳覽施用

本草經卷中 玉石草木三品

本草經卷下 蟲獸果菜米食三品有名未用三品

右三卷其中下二卷藥合七百三十種各別有目錄並朱墨雜書并子註今大書分爲七卷 唐本注 漢書藝文志有黃帝內外經班固論云經方者本草石之寒溫原疾病之深淺乃班固論經方之語而無本草之名惟梁七錄有神農本草三卷陶據此以序錄加之爲七卷序云三品混糅冷熱舛錯草石不分蟲獸無辨豈使草木同品蟲獸共條披覽既難圖繪非易今以序爲一卷例爲一卷玉石三品爲三卷草三品爲六卷木三品爲三卷禽獸爲一卷蟲魚爲一卷果爲一卷菜爲一卷有名未用爲一卷合

图 5-2b 《大观本草》朝鲜翻刻元大德宗文书院刊本

2.《政和本草》的版本

（1）宋政和本

政和六年（1116年）九月一日曹孝忠序中并无"大观本草"一名，据下述晦明轩本可知，艾晟增添的"别说"也在其中，因而《政和本草》确以《大观本草》为蓝本。且《政和本草》第四卷中记载着《大观本草》中未曾出现过的石蛇、黑羊石、白羊石（均为图经品）这三种药物，可以推断《政和本草》还有可能参考了《本草图经》和《嘉祐本草》。虽并无明确证据表明该书于北宋刊行，但晦明轩本第十卷"由跋"及"鸢尾"两条写有"右由跋一种，古本所有，政和监本，脱漏不载，今照依嘉祐监本，补之于此"，渡边氏由此推测解人庞氏本将该内容补充入书中。暂且不论补录一事，其中所述"政和监本"大概就是《政和本草》的刊本。然则南宋之人却如前文所述不知《政和本草》一书的存在，怕是因其与同一时期刊行的《圣济总录》一般，在靖康之变（1127年）中为金军掠夺而去[1]。关于该书也只能依据曹序所言，他处再无所记载。

（2）金解人庞氏本

晦明轩本所载麻革的《重修证类本草·序》：

迄于有宋政和间，天子留意生人，乃命宏儒名医，诠定诸家之说，为之图绘……行于中州者，旧有解人庞氏本，兵烟荡析之余，所存无几，故人罕得恣窥。今平阳张君魏卿，惜其浸遂湮坠，

---

[1] 钱谦益《有学集·卷四十六》、钱大昕《养新录·卷十四》、多纪元简《医賸·上卷》、《四库全书总目·第一百〇三卷·圣济总录纂要》。

乃命工刻梓，实因庞氏本仍附以寇氏衍义，比之旧本益备而加察焉。书成过余，属为序引。

由此可知张存惠依据解人庞氏本翻刻晦明轩本一事。渡边氏认为附刻于晦明轩本中的宇文虚中所写跋文原是记载于庞氏本中的内容。

解县以盐池著称，位于山西省西南端，金元时代作为出版的中心地带而得以繁盛，后文所述晦明轩本与平水许宅本均出自这一地区。

（3）元张存惠（晦明轩）刊本

蒙古定宗的皇后海迷失临朝称制[1]那年（南宋淳祐九年，1249年）山西省平阳张存惠刊行此书。张存惠，字魏卿，堂号为晦明轩。于敏中的《天禄琳琅书目》与季振宜的《季沧苇书目》均著录该版本，季氏的旧藏本于1957年由人民卫生出版社影印刊行。据影印本上的藏书印还可得知，该书与黄丕烈《荛圃藏书题识》中所载的袁廷梼五砚楼旧藏本金版本草书为同一书。

根据北京影印本（图5-3a 和图5-3b），文中首先写到了晦明轩的牌记（重刊本草之记）还有麻革序言，卷末有宇文虚中的"书证类本草后"（皇统三年九月）以及刘祁的跋文，牌记中写有"泰和甲子下己酉冬日南至晦明轩谨记"，并因麻序与刘跋均有提到"己酉"，所以关于该书刊行的年代，或是金代大定己酉（二十九年，1189年），或是泰和年间（1201—1208年），又或是元代至大己酉（二年，1309年）

---

[1] 译注：临朝称制，即母后当政，代行皇帝职权。

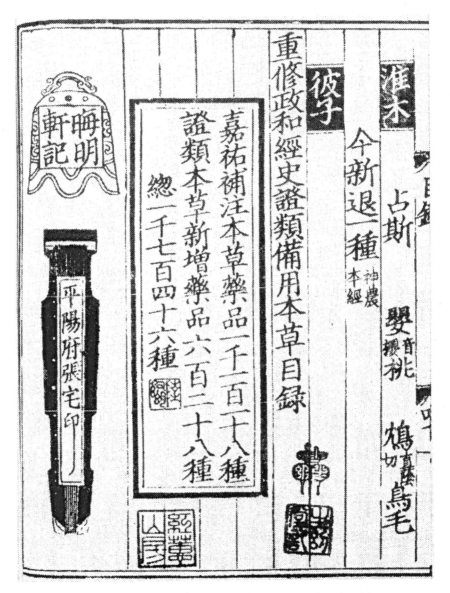

图5-3a 《政和本草》(目录末) 北京影印晦明轩刊本

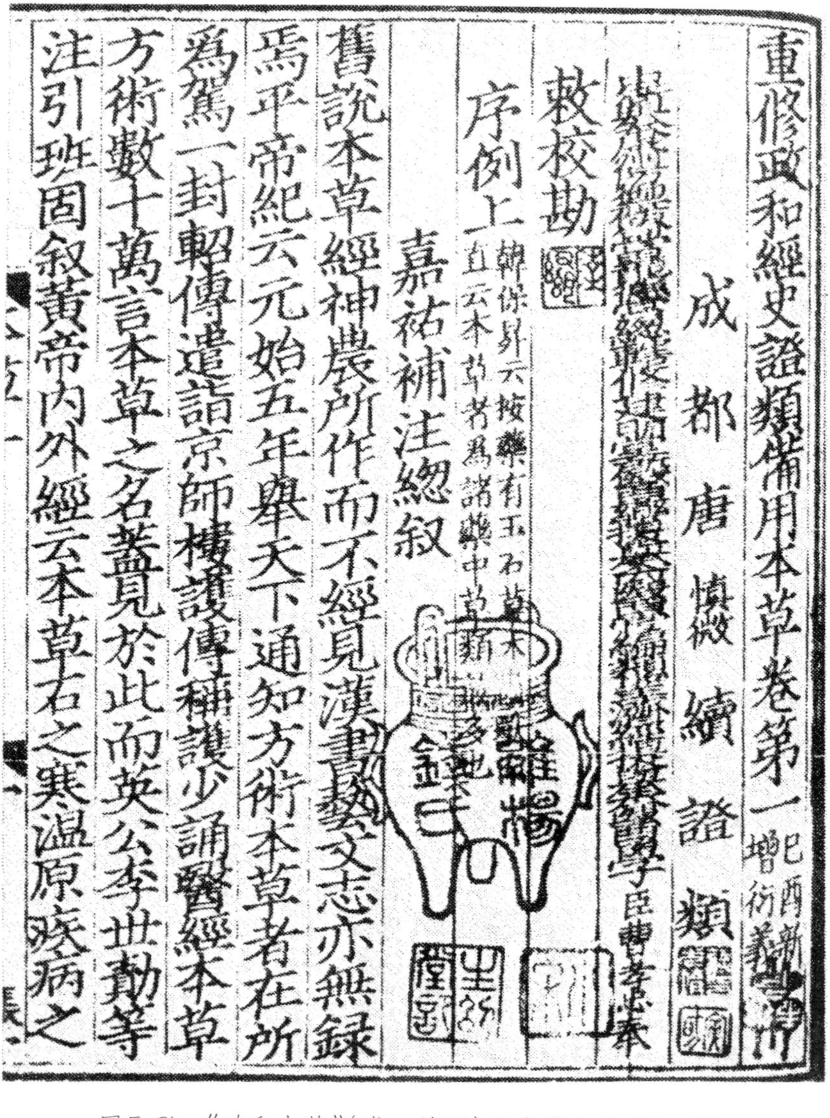

重修政和經史證類備用本草卷第一

成都唐慎微　續證類

敕校勘

序例上　嘉祐補注總叙

舊說本草經神農所作而不經見漢書藝文志亦無錄

為平帝紀云元始五年舉天下通知方術本草者在所

為駕一封軺傳遣詣京師樓護傳稱護少誦醫經本草

方術數十萬言本草之名蓋見於此而英公李世勣等

注引班固叙黃帝內外經云本草石之寒溫原疾病之

图5-3b　《政和本草》(卷一首页) 北京影印晦明轩刊本

131

等等，有诸多说法。但钱谦益[1]早已提到所谓泰和甲子下己酉实为
金章宗的泰和甲子年（泰和四年，1204年）后的第一个己酉年（1249
年）。在金朝灭亡16年后，宋理宗淳祐九年（1249年）仍被写为泰
和甲子一事，则是因为当时蒙古还未设立年号，又正值女后摄政，
国内大乱，金人难忘故国，因而采用了这种表记方式。[2]这一说法
才应是正解。

后世流传的所有《政和本草》均属该版本的系统。而将该版本
的内容与柯氏本《大观本草》对比后，可以发现其中还是存在较多
差异。两书之间变化最大的一点就是《本草衍义》的刻入，除此之
外，据刊记所称，该版本增补了处方，校订了药品出处，在目录的
药名之下增添了药品的俗称，对附图以及文章也进行了改动，可以
说整体上做了大幅度改动，文字上的变动更是数量众多，不胜枚举。

（4）元大德十年平水许宅刊本

该刊本与晦明轩本相同，均为山西平水重刊本。丁日昌在《持
静斋书目》著录"证类本草三十卷，元刊本"，便是指该书。据说该
书为朱彝尊的曝书亭旧藏，并且书上有"孙星衍"的印章，因而该
书可能与《问经堂书目》所记载的为同一书。除此之外还可以推定

---

[1] 钱谦益《有学集·卷四十六·跋本草》。

[2] 译注：原文为"下己酉岁金章宗泰和四年甲子，宋宁宗嘉泰四年也。
至己酉岁，为宋理宗淳祐九年，距甲子四十五年。金源之亡已十六年
矣，犹书泰和甲子者。蒙古虽灭金，未立年号，又当女后摄政，国内
大乱之时，而金人犹不忘故国，故以己酉系泰和甲子之下"（《绛云楼题
跋》）。

不管是蒋凤藻在《秦汉十印斋书目》中记载的"元刊残本"，还是《京师图书馆善本书目》中所写的"归安姚氏书"，均可能是这本书。《旧京书影提要》中关于姚氏本是这样记载的：

> 首政和六年九月一日臣曹孝忠序，次页有两木记，一已如没字碑，一额篆重修本草之记。……金泰和晦明轩刻本四部丛刊有影金本行款均合。旧归安姚氏书，藏北平图书馆。[1]

若此处提到的书确为许宅刊本，则晦明轩本中位于卷首的牌记被移至曹序之后，还可以推定两木记中的另一个中有"大德丙午岁仲冬望日平水许宅印"。但是四部丛刊本的底本之所以与晦明轩本的行款相同，是因为编者将其与晦明轩本混为一谈，实属谬误。两者之间在版式上存在差异，该本在版式上反而与下文中所记载的成化本一致。

（5）明成化四年山东臬司（一次）刊本

卷首有成化四年（1468年）翰林学士商辂序文，还收录了晦明轩本所载牌记及序跋，附刻了刘祁跋最后部分刊记"大德丙午岁仲冬望日平水许宅印"，卷末又有"成化四年岁次戊子冬十一月既望重刊"这一刊记，在此之后写有督工杨升等四位的列衔。

据商辂序文可知，山东按察佥事茂彪在赴任平阳之际，得到了张存惠本，后为郡守胡睿珍藏。副都御史原杰在任山东巡抚之际，

---

[1] 译注：参考《旧京书影·北平图书馆善本书目》（人民文学出版社，2011年，第44—45页）复原文的引文，几处有不同的文字，按照《本草概说》改。另，小字部分意为《四部丛刊》翻印。

偶然看到了张存惠本，将其视为善本，与周围人商量将其刊行。但其底本并非晦明轩本，该书可能仅是翻刻了平水许宅本后附上商辂所写序文而成。"每半叶十二行，每行二十三字"，这一行字也表明了该书字数与许宅本相同，唯一的区别在于版心改为了黑口封装。

此书亦为稀本，但在《天一阁见存书目》中著录了其从第十二卷至末卷为止的残本，陆心源的《皕宋楼藏书志》、丁丙的《善本书室藏书志》、缪荃孙的《艺风藏书记》等书目之中也有所著录。据《访古志》中森约之注释可知，日本也有以跻寿馆为首的酌源堂、葆素堂、怀仙阁、山田业广等一众藏本，森约之藏有两套。日本图书寮现藏有森氏的旧藏本。明代刊行的《政和本草》均是根据该书的系统翻印而成，《访古志》评价该书"皆非佳刻"。

（6）明正德十四年马质夫刊本

卷首收载正德十四年（1519年）刘春的"重庆翻刻本草序"，此外还记载了商辂之后成化本原本中收录的诸多序跋。刘序中称马质夫任渝郡（今重庆市）郡守，因其爱民泽物之心刊行该书。该书收录了商辂所写序文以及刘春序言中所写"本草尝刊自山东矣，板刻精严，谈者尚之"，由此可知，该书为据成化本翻刻，因而所用版式亦同。传本较少，仅能在孙星衍的《孙氏祠堂书目》与《杏雨书屋藏书目录》中得以窥见。据渡边氏所述，日本也有两套。

（7）明嘉靖二年山东臬司（二次）刊本

卷首有商辂序言与嘉靖二年（1523年）山东巡抚陈凤梧所写"重刻证类本草序"。据陈序可知，嘉靖年初，陈凤梧原为山东巡抚，见山东原版文字模糊难以辨认，便将檄文递交臬司，望得以重刊。该书版式与原版的相同，但四周单线白口。孙星衍的《廉石居藏书记》中著录该书，伪满洲医科大学（今中国医科大学基础医学院）也藏过此书。

（8）明嘉靖十六年崇本书院刊本

卷末写有"嘉靖丁酉孟春月吉，楚府崇本书院重刊"这两行牌记，牌记上方画有莲叶，牌记下方则画有莲花（此后的版本，如此牌记诸多，后文皆称其为莲牌）。该书前文著有商辂序文与陈凤梧序文，由此点可知该书据嘉靖二年本翻刻，版式上也基本一致，特征在于该书将《神农本草经》内容不以白字书写而以黑线框出。邓孝先的《寒瘦山房鬻存善本书目》中误以著录"嘉靖陈凤梧刻本"的一书便为此书，《杏雨书目》[1]中也有记载该书。

（9）明嘉靖三十一年山东臬司（三次）刊本

卷首有山东巡抚王积、监察御史项延吉、马三才三人所作序文，据这些内容可知，山东按察使周珫痛心于臬司旧版字迹模糊难以辨识，便与方伯[2]谢存儒、沈应龙共商此事，请求重刊。王积同意由济南李守迁负责该事，耗时两个月完成该书。因其上载有陈凤梧序言，所以显然是据嘉靖二年本翻刻，版式也未改变，但版心下部刻有刻工姓名。《杏雨书目》著录两套嘉靖版《政和本草》，《楂考书目》中也有著录。

---

[1] 译注：即日本大阪《杏雨书屋藏书目录》。

[2] 译注：方伯，出自《礼记·王制》，原指一方诸侯之长，后泛指地方长官。

（10）明隆庆四年浙江巡抚署刊本

该书根据浙江巡抚谷中虚亲自校雠的成化本刊行。渡边氏认为，此书有两个版本，其一是卷末有成化四年刊记以及后续写有列衔的版本，另一版本将这些内容替换为"隆庆三年岁次己巳秋八月吉日重刊"这一刊记。据说这两个版本卷首均有隆庆四年（1570年）谷中虚序言，可以推断为隆庆三年（1569年）八月动工，隆庆四年七月成书。版式与成化本的相同，版心为白口，下部刻着刊刻者姓名。《杏雨书目》中著录有此书，伪满洲医科大学也有藏书，只是该书中去除了谷中虚的序言。

（11）明隆庆六年山东皋司（四次）刊本

山东左布政使施笃臣见旧版字迹模糊不清，提议重刊，得到巡抚傅希挚同意后命医官时孟阳校订，耗时两个月完成。除嘉靖三十一年本中王积、项延吉、马三才所写的三篇序文外，还有傅希挚、施笃臣以及山东监察御史吴从宪所写序文，皆为隆庆六年（1572年）重阳后至十一月之间刻字刊行。据傅希挚序文所写，此版为药性之中含有禁忌的药品或不可多用的药品加上了注释，且将旧本中的白字改为黑字，仅《神农本草经》内容以黑线框出以示区别。版式上虽然与嘉靖三十一年本相同，但由每叶十二行改为每叶十一行，且小字空一个字之后每行改为二十二字。《杏雨书目》中著录了三套隆庆六年版《政和本草》（有一套缺少了第二十一卷至三十卷），伪满洲医科大学也有藏书。

（12）明万历五年陈瑛刊本

《天禄琳琅书目》（第九卷）著录"重修政和经史证类备用本草，

二卷十二册"，前有周俶、王积、项延吉、马三才、商辂所写的五篇序文，周俶所写序文为万历五年（1577年）由蜀府承奉正陈瑛校勘并付印，专门为该书所写，《天禄琳琅书目》还记载有"慎微本蜀人，蜀府为刻其书足称盛事，独惜摹印不精，较之前部相去不啻倍蓰矣"；后记载有原杰、周琉、周俶、马三才等人的略传，陈瑛、王积、项延吉均记为未详，且载有"其承奉正官名史中所载王府官属并无此称，或系当时所暂置者"。从该书记载有王积等人的序文这点可以看出，此书可能是依据嘉靖三十一年本翻刻，前文中所谓"前部"可能也指嘉靖三十一年本。该书传本较少，仅在《天禄琳琅书目》中有著录。

（13）明万历十五年敕版本

伪满洲医科大学中藏有栏高29.5厘米、幅宽22.8厘米的大版大字《政和本草》。卷首有"御制重刻证类本草跋"，后记有王积、项延吉、马三才、商辂、陈凤梧、麻革、曹孝忠等人所写诸多序文以及晦明轩刊记，卷末载有《补注本草》与《本草图经》的奏敕，御制跋因并无年记所以刊发年代不详，仅能求助于各家书目寻找与其相关事项，寻得的内容如下。

首先孙星衍在《平津馆鉴藏书籍记》（卷二）中记载了前有"御制重刻证类本草序"，与曹孝忠序言的《政和本草》并记其版式为"黑口大字板，每叶廿四行，行廿三字"；《同续编》中则记有"天禄琳琅亦有此书，仅缺曹孝忠一序"。《天禄琳琅书目》中著录了带有"广运之宝"这一朱文方印的明代内府藏本，该书卷首有晦明轩木记，卷末有《补注本草》及《本草图经》的奏敕以及《政和本草》的衔名，还有宇文虚中和刘祁的两篇跋文，并无其他序文，《天禄琳琅书目》中记载有"此或为成化嘉靖间所刊，而阙其序文也"。虽其中并未记载御制序跋跟大板大字一事，但孙星衍所言天禄琳琅，应是指《天禄琳琅书目》一书。

其次丁丙的《善本书室藏书志》(卷十六)中记载有"明嘉靖刊本"，文中叙述"前后序文金泰和木记均与前部同，唯有万历十五年五月吉日御制前序和后跋及成化四年商辂序。嘉靖壬子王积等，及嘉靖癸未陈凤梧四序，皆山东抚按等官，盖刻于山左者也。字大悦目，较前刻为功"。

张钧衡在《适园藏书志》(卷六)中也记载有"明刊本"，将其记为"即丁氏藏书志所谓山东刻本"，去除卷末的"大德丙午许宅印"这一刊记后一行，仅留下"山东济南府儒学教授胡大庆训导华为□□□同校督"这一行字。然而，不管是御制序还是大板大字，关于该书究竟是否为丁氏所藏，仍存疑问。

综上所述，这些书籍在序跋上各有脱落，孙本、丁本与伪满大本这三本有御制序跋，且在大板大字这些点上一致，大概就是同一版本。有御制序跋也就说明应是敕撰版本，但孙、丁二人在书中没有提及这点又是为什么，天禄琳琅本与张本究竟是否为同一版本，张本中所写"山东济南府儒学云云"这一刊记所说又是何事……这些问题都只能待日后再去讨论，但该大板大字版本确为据嘉靖三十一年本翻刻的敕撰版本，刊行年份姑且定为万历十五年(1587年)。

伪满大本，正文三十卷，目录一卷，一共二十四册，每半叶十二行，每行二十三个字。

（14）明天启四年胡驯陈新校刊本

该书并未出现在诸家书录之中，渡边氏曾看到过两套，从而记录了下来。据说卷首有嘉靖三十一年本王积等人的三篇序文、成化四年本的商辂序、嘉靖二年本的陈序等，每卷卷末有"天启四年甲子历下世医邑庠生胡驯府庠生陈新重校"这一刊记，本身据嘉靖三十一年本，校订则依嘉靖二年本及成化四年本。

（15）1929年四部丛刊本

1929年上海商务印书馆将该书作为《四部丛刊》之一进行刊行。因该书被视为晦明轩本的影印本，所以在《政和本草》的各类版本中，该版本被视为最佳。然而该书与下文中的北京影印本有显著差异，可以看出该书并非据晦明轩本所写。为找出该书底本，将该书版式与其他诸书进行对比后得到表5-6。

表5-6　《政和本草》主要版本的版式比较

版本	行数	字数		版高/厘米	版幅/厘米	版心	备考
		大字	小字				
晦明轩本	11	19~23	26	17.5	13.3	白口	北京影印本
平水许宅本	12	23	23	25.9	17.3	白口	京师图书馆善本书目
成化四年本	12	23	23	25.5	16.7	黑口	渡边氏
四部丛刊本底本	12	23	23	26.2	17.2	黑口	四部丛刊本封面
四部丛刊本	12	23	23	15.0	10.0	黑口	京大人文科学研究所本

从表5-6中可以看出，四部丛刊本的底本既不是晦明轩本，也不是平水许宅本，而是成化四年本。

那么将成化本误认为晦明轩本的原因又是什么？四部丛刊本的

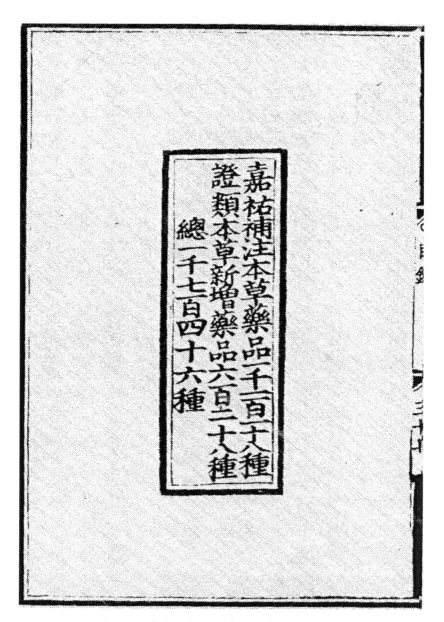

图5-4a　《政和本草》(目录后) 四部丛刊本

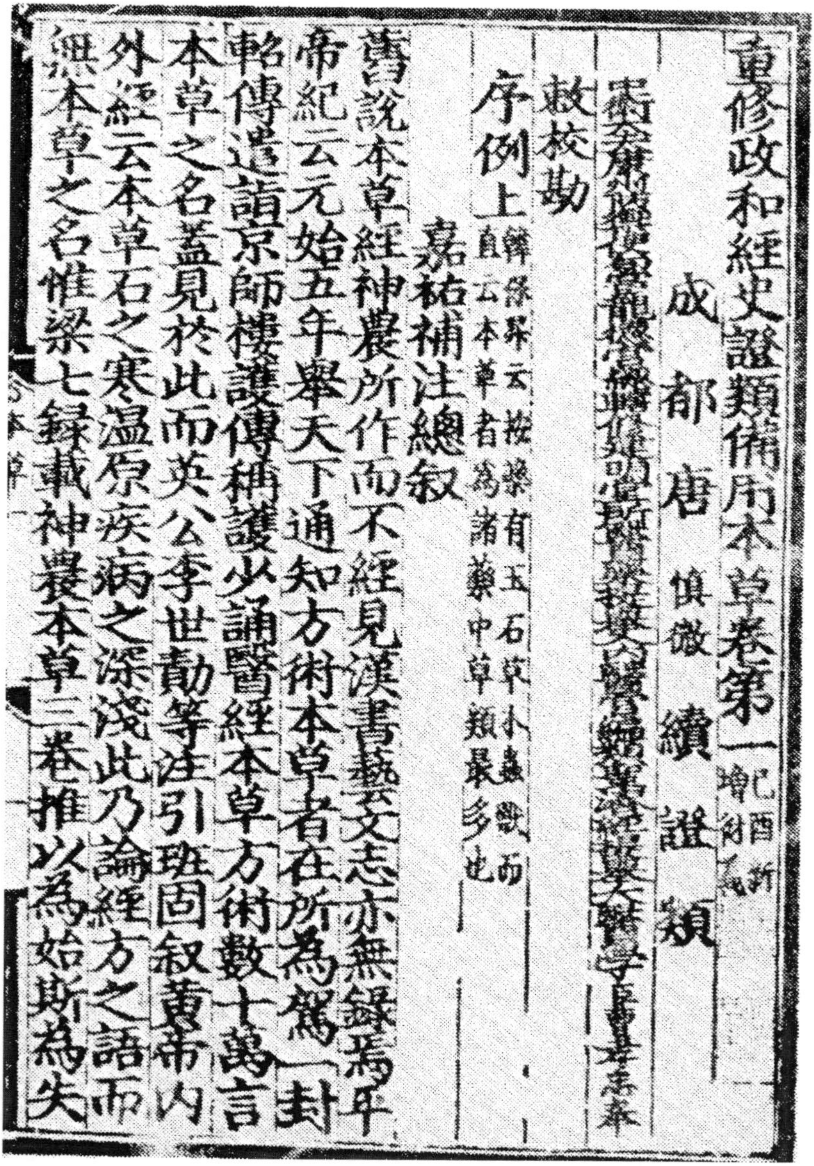
重修政和經史證類備用本草卷第一 己酉新增衍義

中衛大夫康州防禦使句當龍德宮總轄修建明堂所醫藥提舉入內醫官編類聖濟經提舉太醫學臣曹孝忠奉

成都唐慎微續證類

敕校勘

序例上 韓保昇云按藥有玉石草木蟲獸而直云本草者為諸藥中草類最多也

嘉祐補注總叙

舊說本草經神農所作而不經見漢書藝文志亦無錄焉平帝紀云元始五年舉天下通知方術本草者在所為駕一封軺傳遣詣京師樓護傳稱護少誦醫經本草方術數十萬言本草之名蓋見於此而英公李世勣等注引班固敘黃帝內外經云本草石之寒溫原疾病之深淺此乃論經方之語而無本草之名惟梁七錄載神農本草三卷推以為始斯為失

图 5-4b 《政和本草》(卷一首页) 四部丛刊本

底本为季振宜的旧藏，经过丁日昌的持静斋，最终为涵芬楼所有，但《持静斋书目》著录此书"重修证类本草三十卷，金泰和甲子刊本，季振宜、顾嗣立、吴翌凤曾藏"，四部丛刊本中既无商辂序文，也没有末尾处的刘祁跋文，而且同为季振宜旧藏，丁氏可能是依据这些内容将该书误认为晦明轩本。成化四年本卷首本应有商辂序文，卷末有刘祁跋的余白，还应有成化刊记，但可能有人为了用成化本仿制古本，便将这些内容一一去除。

　　四部丛刊本与北京影印本之间存在众多不同。比如卷一补注总叙末尾附记的按出处分类的药品数，在北京本中记为两段，而该书中记为一段，且该书将"本草经卷上"等白字改为黑字，卷二之本经品中的通用药及掌禹锡所引书名等白字也被改为黑字，并将表示其为唐慎微所增内容的墨盖子去除，从而无法得知这些内容的出处，这些变动起到了反作用。但卷三往后的各个论调之中，将唐慎微所引的每一文献进行改行，则给检索带来了一定的便利。不管如何改编，该书最原始的模样已被改变，这难免受到非议。从成化本中将"果人"中的"人"改为"仁"字这一例来看，可以推定成化本中存在诸多改编。

（16）1957年人民卫生出版社影印本

　　该书为上述季振宜旧藏的晦明轩本依原本尺寸影印而成，卷首便记载了"内容简介"，卷末附有校勘表，除此之外均与原本一致，一共装订了十二册。原书不愧是被明代的王世贞称为"古本中之精刻者"的古籍，该影印本也极为精妙完善。此外还将这些内容整合为一册洋装书，制作成为普及本。这是将精装本中的两页缩印为一页制成的普及本，在日常使用中虽较为便利，但因纸质较差，有些页面并不清晰。

（17）朝鲜活字本

《内阁文库图书第二部汉书目录》中著录为"特，政和本草，三十卷，宋曹孝忠，朝鲜活版，二十五册"所述便是该书，每半叶十行，每行十九字，第二十三册首页有"大医院印"的大印记，三木博士推测该书为万历五年（1577年）左右的版本，并为朝鲜宫廷大医院旧藏。第一册中以商辂序为首还记载了成化本中所藏诸多序文，以及艾晟序和大德壬寅宗文书院刊记等《大观本草》中所记载的内容，但这些均专门从《大观本草》中摘抄而得。卷末有成化四年刊记，据此，多纪氏在《聿修堂藏书目录》中将其视为"依成化戊子本活版"，渡边氏推定日本元和六年（1620年）翻刻的《本草序例》与该书相同，为十行十九字且载有政和系与大观系这两系序跋，因而《本草序例》一书仅为朝鲜活字本序例部分重刊而成，《本草序例》中还刊载了嘉靖二年本中的陈凤梧序文，所以朝鲜活字本可能是据嘉靖二年本翻刻的。这一推测很可能是正确的。《经籍访古志》中评价该书为"据明代成化本重雕而成者众多，并非皆为佳刻，不过朝鲜国活字撮印本能存其旧"，在日本除内阁文库外，还能在静嘉堂、岩濑文库、杏雨书屋等目录中看到该书，但在中国只有杨守敬从日本带回国的一本，此见于《观海堂书目》。

3.《政和本草》《大观本草》合并本

明代不时刊行《政和本草》与《大观本草》合并而成的俗本，现在民间经常看得到的版本以俗本居多。渡边氏将这些书籍分为以下两个派别。

（1）重修政和经史证类备用大观本草一派

内容上主要与成化四年本《政和本草》一脉相承，主要的共同特征在于同为缩刻本，版心刻有"大观本草"四个字，以及卷首或卷尾会载有莲牌等，卷数为三十卷。

①明正德十四年刘氏日新堂刊本

卷首有商辂、麻革、曹孝忠诸序文以及晦明轩刊记，除此之外，还刻有"大明正德己卯岁冬至吉，旦书林刘氏日新堂新刊"这两行莲牌，卷末有成化四年刊记和"正德十四年孟冬书，林刘氏日新堂刊"这一莲牌。由此可知，该书为正德十四年（1519年）由日新堂书商据成化四年本重刻而成。该书传本甚少，渡边氏记录下自己曾见过奈须柳村的旧藏本，其书中有曾占春添加的笔记。

②明万历六年杨先春归仁斋刊本

上文所提到的日新堂本的重刻本，卷首及卷末有日新堂莲牌，分别改写为"大明万历戊寅冬，至吉旦归仁斋重刊"以及"龙飞万历己卯，春月杨先春新梓"。渡边氏认为该书于万历六年（1578年）冬至开始动工，并于翌年春天完成。伪满洲医科大学的藏本封面写着"大观本草纲目"这几个大字，旁边刻有"谨依山东原板图经证治，江右鼎新重梓"。关于这点，渡边氏将其视为万历三十一年（1603年）夏良心重刊《本草纲目》后，仿照下文所述富春堂本的封面，书商所附内容，可能是仅刻了封面便将其附于归仁斋本之上。

③明万历九年富春堂刊本

封面之后有一张书额，尺寸为立半张半纸[1]大小，其上有"全补图经证，治大观本草"这两行大字，中间一竖行以小字写着"重校刻正　万历辛巳春金陵唐氏对溪梓"的刊记，上方横写着"谨依山东原板"，晦明轩刊记末尾处写着"富春堂刊"，版心下方刻有"富春堂梓"。虽无归仁堂刊记，却可推测该书为依照归仁堂翻刻。该书流传甚广，笔者也从三木博士处获赠一本。此书谬误及文字脱漏现象极多。

（2）重刊经史证类大全本草一派

渡边氏举出这一派的十一个共同特征，主要在于卷数为三十一卷，载有艾晟序及宗文书院刊记，去除了《政和本草》诸序文，内容上与《政和本草》一致，且附有《本草衍义》的内容，卷末均刻有莲牌，等等，形式上依据《大观本草》，内容上则依据《政和本草》编撰。

①明万历五年尚义堂刊本

伪满洲医科大学藏本版高25厘米，幅宽16~17厘米，是一部豪华的精装书，开头为万历五年（1577年）梅德守所写"重刊本草序"，卷末有王大献于同年所写"重刊本草后序"以及"万历丁丑春月，重刊于尚义堂"的莲牌，并且第一卷的书题下方还刻有"春谷王秋捐资命，男（大献大成）同校录"。王秋为安徽省宣城义士，关于刊刻该书一事，王大献在后序中写道：

成化年初，原杰于山东刻《政和本草》，吾郡亦有《大观本

---

[1] 译注：半纸，是在日本最为普及的毛笔字纸（24.2厘米 × 33.3厘米）。

草》旧刻，然则年岁已久，字迹磨灭，幸得家君（王秋）尚藏完本，依众人所劝，得以重刻。大献与弟弟大成参照别本一同修缮校正后附《本草衍义》，王秋付梓人三百余金，万历三年冬动工，万历五年春完成。

附入《本草衍义》一事仅为夸口。该书的清朝宗族掞叙的谦牧堂旧藏本为《天禄琳琅书目》所著录，此外也能从《平津馆鉴藏书籍记》还有日本静嘉堂和杏雨书屋的目录中看到该书。《近古堂书目》及《绛云楼书目》中所著录的"宣都大观本草"，还有《江苏省立国学图书馆图书总目》[1]中的"万历重刊元大德本"，应均为该书或该书的重刊本。中尾博士[2]便是将该书当作了《大观本草》。

②明万历二十八年籍山书院刊本

《内阁文库图书第二部汉书目录》中所著录十册本便是该书。下文中所描述的万历三十八年刊本第一卷书题之下刻有"知南陵县事楚武昌后学朱朝望重梓""春谷义民王秋原刊""庠生王大献　引礼程文绣　同校"，据这三行，以及卷末有"万历庚子岁秋月，重锲于籍山书院"这一莲牌，渡边氏推断该书于万历二十八年（1600年）由南陵知县朱朝望在南陵县籍山书院重刊，王大献与程文绣校订，并且籍山书院可能为南陵县库。

---

[1] 译注：原文作"江苏省立国书馆图书总目"。《江苏省立国学图书馆图书总目》，柳诒征等编，1933—1936年刊行，著录3万种文献（含丛书子目）。

[2] 中尾万三. 漢書藝文志より本草衍義に至る本草書目の考察［M］. 京都薬学専門学校薬窓会，1928.

③明万历三十八年籍山书院重刊本

除万历二十八年刊本中所刊载的诸多序跋或刊记外，还记载了万历三十八年（1610年）山西道监察御史彭端吾的"重刊本草序"及同年的徽宁等处兵备副使金励的"重刻大观本草序"。据金序所言：

万历三十六年赴任宣郡，但那年夏季大雨，秋季厉疫流行，既不懂方书又不知药草的难民深受其苦，依侍御彭端吾进言，改刻王秋旧本，不足一个月便成书。

但该书载有万历二十八年本的莲牌，可知其所言据王秋本所刻可能并非事实，并且不足一个月便已完成新版可以说是不可能的，可能仅是将万历二十八年本中欠佳部分加以改刻，加上彭、金二人卷头所制成。丁丙的《善本书室藏书志》将其视为"据元本重梓者也"，并写道"天禄琳琅书目后编，即收此刻也"，这两话均是谬误。

④清顺治十四年杨必达补刻本

卷首除万历三十八年本中所记载诸序外，还记载有顺治十四年丁酉（1657年）南陵知事杨必达所写"重刊大观本草序"及邑举人秦凤仪的"重刊大观本草序"这两篇序文，第一卷书题后刻有"知南陵县事杨必达重梓""春谷义民王秋原刊""邑举人秦凤仪^{许允成何天骏}贡士^{刘笃生刘弘基}同校"这三行字，卷末有"顺治丁酉岁夏月，重锲于籍山书院"这一莲牌。据杨序可知，籍山书院旧刻中丢失雕版较多，于是顺治十三年（1656年）借其纂修县志之余，加以补刻，秦序中写有"三阅月而告成"。周中孚的《郑堂读书记》中著录有该书。

［附］《抱经楼藏书志》（卷三十七）中所记沈氏五砚楼旧藏有"明

147

覆元大德本"，但因其中有彭端吾、梅守德、王大献所写诸序，该书应在这一系统之中，然则"每叶二十行，行二十字"这点与诸本存在差异，该书大概是据彭本翻刻的坊刻本。

（3）证类本草版本的系统

就此对于"证类本草"至今为止的各个版本进行了一个概括，自然此处并未网罗所有版本，仍有遗漏之处。但仅看在此罗列出的版本，便可知其间关系相当复杂，据版本种类不同，在内容上也有相当大的差异，而且版本的种类在文本选择上也是一个重要标准。为了让这一点更为明确，制作了下文的"证类本草版本系统图"（图5-5），表中虚线表示并无确切证据而仅为推测的内容。

四、本草旁支

1.《日华子诸家本草》二十卷 日华子（大明）撰

《补注本草》所引书传中记载：

日华子诸家本草。国初开宝中，四明人撰，不著姓氏，但云日华子大明序。集诸家本草近世所用药，各以寒温性味，华实虫兽为类，其言近用功状甚悉。凡二十卷。

其中认为该书为开宝年间四明（今浙江宁波）人士所著。然《鄞县志》则认为该书作者与陈藏器同为唐代开元人士，而李时珍称其姓大名明，《中国人名大辞典》中有一名为大明的人物，唐代鄞人，号日华子。这些说法的典籍根据尚未明了。

由《嘉祐本草》中引530余条，文中写道：

（甘草）安魂定魄，补五劳七伤，一切虚损、惊悸、烦闷、健忘、通九窍，利百脉，益精养气，壮筋骨，解冷热，入药炙用。

（芜蔚子）治产后血胀，苗、叶同功。乃益母草子也。节节生花如鸡冠，子黑色，九月采。

以药效为主；间而记录药物形状及采摘时间。

2.《药议》 沈括撰

该篇收录于沈括的《梦溪笔谈》中，因其并非单行本，所收录药物也相对较少，但其内容还是作为宋代重要的医药资料受到关注。

沈括，字存中，天圣九年（1031年）浙江省钱塘人士，嘉祐八年
（1063年）登第进士，曾任太子中允，提举司天监，太常丞，集贤校
理、河北西路察访使，宣、谭、青、延诸州知州，龙图阁直学士等
职位，元祐三年（1088年）后定居于江苏省京口的梦溪，绍圣二年
（1095年）辞世，时年65岁。

沈括博学多识，尤其关心医学，著有《良方》十卷、《灵苑方》
二十卷。《证类本草》中也引用了其中部分内容。他33岁进士及第，
那年为嘉祐八年，也就是《本草图经》成书后一年。在此之后朝廷
开始进行医书的校勘刊行，此时他正值壮年，可能也从中得到了些
许帮助。然而，沈括在《良方》自序中写有"予所谓良方者，必目
睹其验，始着于篇，闻不预也"，如其所述，他崇尚躬亲实验，以
批判性视角来看待古代典籍，并认为《神农本草》中存在诸多错误，
写有"《神农本草经》最为旧书，其间差误尤多"。

《药议》是由《梦溪笔谈》第二十六卷与《梦溪补笔谈》第三卷
中的一部分整合而成，前者写到鸡舌香、金樱子等28种药材，后者
写莽草、天竹黄等16种药材，所写内容主要是就药材基源进行考证。
除此之外，其中到处可见与医学或动植物相关记载，但沈括不拘泥
于前人旧说，与苏颂相似，都着眼于躬亲实验。熙宁、元祐年间出
将入相的文彦博亦著有《文潞公药准》与《节用本草图》二书，也
说明了当时文人对医药的关注已形成一种风潮。

3.《本草衍义》二十卷　　寇宗奭撰

该书是政和六年（1116年）由承直郎澧州司户曹事寇宗奭编撰而
成。同年提举荆湖北路常平等事刘亚夫递送至尚书省，并由太医学

的博士李康等人审阅研究，汇报其为有用之书，因而寇宗奭特被加封"收买药材所弁验药材"这一官职，宣和元年（1119年）寇宗奭兄长之子宣教郎知解州解县丞寇约校勘该书，并就此刊行。

《郡斋读书·后志》及《文献通考》中将该书称为"本草广义"。柯逢时（影印本跋文）认为"本草广义"才是该书原名，某人于南宋庆元元年（1195年）重刊之时，为避宁宗名讳而改为"衍义"一名；又认为《通志略》和《书录解题》中著录为"本草衍义"一名，或许是经后人追加修改而成的版本。

自序一文中详细介绍了编撰该书的主旨与过程。据文中所述，著成该书的目的在于修正《嘉祐本草》与《本草图经》两书中存在的谬误，并补全其中不完善的内容，该书也可以说是针对这两本书注释汇总而成的单行本。因而鲜少使用的药物与没有争议的药物未被记载，但其中收录的药物在分类与顺序上大致与《嘉祐本草》一致。杨守敬在药物的记载顺序上基本与《新修本草》的一致，所以有观点认为《本草衍义》是依据《新修本草》所写，但这仅是一个谬误，《本草衍义》中药名顺序与《新修本草》相同的原因在于《嘉祐本草》沿用了《新修本草》中药物的顺序。

寇宗奭完全没有提及"证类本草"的内容，不是因为他不了解《大观本草》内容，而可能是因为他在《大观本草》刊行以前便已依据《嘉祐本草》对该书进行编撰，所以没有必要提及《证类本草》的内容。

该书在卷数上与《嘉祐本草》相同，均为二十卷，前三卷为序例，其中的上、中两卷开头部分阐述了与医疗和养生相关的内容，随后对旧本序例进行补充，并以凡例格式记载了关于药疗的一些注意事项，下卷列举了6例治疗的例子。引人瞩目的是，此处所用处方基本都是张仲景的方剂。

此后十七卷，从《嘉祐本草》中所记载的药品中选取467种与附录中的35种，共计502种。其中附上了关于这些药品的见解，但文章长短不一，以下列举其中几例。

（甘草）枝叶悉如槐，高五六尺，但叶端微尖而糙涩，似有白毛。实作角生，如相思角，作一本生，子如小扁豆，齿啮不破。今出河东西界，入药须微炙。不尔，亦微凉。生则味不佳。

（地榆）性沉寒。入下焦，热血痢则可用。若虚寒人及水泻白痢，即未可轻使。

（石蜜）《嘉祐本草》石蜜收虫鱼部中，又见果部。新书取苏恭说，直将石字不用。石蜜既自有本条，煎炼亦自有法，今人谓之乳糖，则虫部石蜜自是差误，不当更言石蜜也。《本经》以谓白如膏者良。由是知石蜜，乃白蜜字无疑。去古既远，亦文本传写之误。

（木瓜）得木之正，故入筋。以铅霜涂之，则失醋味，受金之制，故如是。今人多取西京大木瓜为佳，其味和美。至熟止青白色，入药绝有功。胜宣州者味淡。此物入肝，故益筋与血，病腰肾脚膝无力，此物不可阙也。

记叙了从药物的产地、形状、鉴定到药效以及用药方法，还有对先前学说的批判等等，涉及范围甚广，然而其中颇受瞩目的还是它包括了药物理论一点。关于药物的产地与形状等内容的讨论是从陶弘景那时开始传承下来的传统，但较为古旧的本草书之中并未记载关于药效的理论，即到《嘉祐本草》为止，先前的本草书均只罗列出了药物的药效，却并未提及药物具有这一药效的原因。寇宗奭的药物理论虽然还只是一些片段，没有经历过内容上的整合，但其与金元药物理论一样，均是以《素问》与张仲景所著书籍为理论基础而写。寇宗奭在序例中将过去被称为"气"的寒热温凉"四气"改称为"性"，进而将香臭臊腥称为"气"。关于这点，杨守敬描述道："盖翻性味之说，而立气味之论，东垣、丹溪之徒多尊奉之，本草之学，自此一变。"金元药理学并不仅仅受到了寇宗奭的影响，被视为金元医学真正鼻祖的成无己，其特点也在于据《素问》所说，解释说明张仲景的治疗医方。据推定可知，成无己与寇宗奭基本上为同一时代的人。北宋末年，尊崇《素问》与张仲景方论一事在医学界蔚然成风，这一风潮席卷全国的背景则是当时基础医书均已经过校勘，得到医书的方式也变得简单，从而激发了医家的研究欲求。

如上所述，该书不单是按照当时药物的实际情况进行记录，仅凭这点还不足以胜过其他书籍，更重要的是该书据其中所记载的知识讨论并修正了自古以来关于药物基源的学说，在解释药效方面也开辟了全新的领域，这些都是该书所具备的优点，因而自成书以来广受好评。《大观本草》之中，以南宋刊本为首与该书合刻的刊本数量也很多，《政和本草》中则从晦明轩本开始将该书刻入正文之中。南宋嘉定年间（1208—1224年）著成的《新编类要图注本草》便是由该书与《大观本草》合并后删改而成。该书的单行本中，除了日本宫内厅书陵部所藏南宋庆元年间刊本与静嘉堂文库所藏元刊本之外，还有十万卷楼丛书本、柯氏影印本、医学大成本、日本文政六年刊本等各类刊本。

4.《新编类要图注本草》四十二卷　序例五卷　刘信甫撰

《经籍访古志》中著录了藏于聿修堂中的金泽文库旧藏本，该藏本为建安余彦国励贤堂刊本，其中包括了正文四十二卷，序例五卷以及目录一卷，首页写有"通直郎添差充收买药材所辨验药材官寇宗奭编撰，敕授太医助教差充行在和剂辨验药材官许洪校正"这两行字，目录开头刻有桃溪儒医刘信甫校正并载有题词。

据《经籍访古志》记载，该书由从唐氏所著《证类本草》中节选并附以寇宗奭《本草衍义》而成，因刘信甫与许洪均为宋代嘉定年间人士，此时据张魏卿新增《本草衍义》一书已过去20余年。书中仅有药名分为黑字白字书写，其余内容皆为白底黑字文，专门将"果人"一词中"人"字保留，且以大字书写每条中的畏恶相反情况，其中文字书写比大德本的更为优秀，其他书籍以该书为始祖。

《中国医籍考》中记载道：

存惠之书于政和原文无所节略。信甫之书，则颇加芟汰。二书体裁自异。

《天禄琳琅书目后编》中所著录的谦牧堂藏书印本中有"新编证类图注本草"，大概与该书为同一版本，但被评价为"引据极博，编撰无例，标注不明，盖当时局医所撰，未经秘省儒臣厘定而成书"。简而言之，此书是书商为了营利而删减《大观本草》并加入《本草衍义》的内容编撰而成的俗本，其中没有许洪与刘信甫的序跋，他们是否参与了本书的编撰也仍存疑问，更不用说寇宗奭本就为《本草衍义》的作者，与该书自是没有任何关联 [1]。

《图书寮汉籍善本书目》中著录有该南宋本，日本文政年间（1818—1829年）毛利出云守高翰 [2] 献给幕府的便是该书。徐乾学所著《传是楼宋元书目》中著录了名为"新编证类图注本草四十二卷"这一元代刊本，该刊本与《静嘉堂文库图书分类目录》中所记载的"竹添井井旧藏本"同为元代刊本。且聿修堂曾有旧抄本，《经籍访古志》中关于这一抄本则记载有"卷末写有大明国人王氏月轩谨书字样，月轩于万历年间归化我国，因而该书应为天正年间人士据该抄本所传"。

［附］《类编图经集注衍义本草》四十二卷　序例五卷

《经籍访古志》中关于聿修堂所藏元刊本著录有"四十二卷，序例五卷，目录一卷，元世医普明真济大师赐紫僧慧昌校正""此书即为类要图注本草，妄自改动题目所为"。《中国医籍考》中记载有"其卷数版式，一与信甫之书相同"。《留真谱》（第七卷）中记载有影摹该书目录与正文首页的书籍，但其中目录的第二行则将"刘信甫校正"改写为"山医普□真济大师赐紫僧慧昌校正"，正文开头则与《新编类要图注本草》相同，记有"寇宗奭编撰""许洪校正"的字样。

[1] 岡西為人．證類本草に関する二三の知見［J］．塩野義研究所年報，1951，1：64-70.

[2] 译注：毛利高翰（1795—1852年），丰后（今大分县）佐伯藩藩主。

《观海堂书目》中则著录有"衍义本草，二十六卷，元本"这一残本，大概可以推测出杨守敬由日本带回中国的便是该书。

明代正统本《道藏》中《洞真部·灵图类》收录的"图经衍义本草四十二卷"便是该书，上海涵芬楼影印的《道藏》一书中也有收录。中尾万三博士所说的"有图画的本草衍义"，便是指道藏本，寇宗奭所著《本草衍义》中本并无绘图。

[译者续添] 南宋还有王介《履巉岩本草》(1220年) 三卷 [1]、无名氏《纂类本草》已佚、《宝庆本草折衷》[2]。

---

[1] 译注：郑金生.《履巉岩本草》初考 [J]. 浙江中医杂志，1980 (8)：338-341.

[2] 译注：《宝庆本草折衷》同《履巉岩本草》，被收于郑金生《南宋珍稀本草三种》(人民卫生出版社，2007年)。

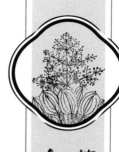

第六章 金元本草

一、概要

　　中国医学在北宋末年至明代初年这大约两个半世纪期间彻底地改变了，本草书的内容出现巨大变动，并随之迎来了一个崭新的时期。其间，最初与南宋对立的金朝被元朝替代了，而后南宋灭亡，元朝一统天下。这三国之间的年代关系较为烦琐，为了便于理解，下文附上梳理本草相关医学典籍关系的简略年表[1]。

表6-1　金元时代本草书以及相关医学典籍关系年表

西历	宋	本草典籍及相关信息	金	本草典籍及相关信息
1108	大观二年	《大观本草》，毗陵郡庠刊		
1116	政和六年	《政和本草》《本草衍义》成书		
1126	靖康元年	（金军大举入寇）	天会四年	带回《政和本草》《圣济总录》的版木
1142	绍兴十二年		皇统二年	《伤寒明理论》，严器之序
1143	绍兴十三年		皇统三年	《政和本草》，解人庞氏刊
1144	绍兴十四年		皇统四年	《注解伤寒论》，严器之序
1157	绍兴二十七年	《大观本草》（王继先校订）国子监刊行		

---

[1] 岡西為人．金元医書の書誌［J］．漢方の臨床，1967，14：9-12．

续表

西历	宋	本草典籍及相关信息	金	本草典籍及相关信息
1159	绍兴二十九年	《绍兴校定经史证类备急本草》成书		
1172	乾道八年		大定十二年	《宣明论》，刘完素自序 《注解伤寒论》，王鼎刊
1180	淳熙七年		大定二十年	李杲诞生
1185	淳熙十二年	《大观本草》，江南西路转运司刊		
1186	淳熙十三年		大定二十六年	《保命集》，刘完素自序
1195	庆元元年	《大观本草》，江南西路转运司刊		
1201	嘉泰元年		泰和元年	李杲、张元素学医（泰和年间）
1208	嘉定元年	《和剂局方指南总论》成书 《新编类要图注本草》刊（约此时成书）		
1215	嘉定八年		贞祐三年	《大观本草》，河南嵩州夏氏刊
1217	嘉定十年		兴定元年	张从正，召补太医（兴定年间中）
1231	绍定四年		正大八年	王好古，写就《医垒元戎》
1234	端平元年		天兴三年	（金亡）
			元	
1246	淳祐六年		定宗元年	《汤液本草》，王好古自序

续表

西历	宋	本草典籍及相关信息	元	本草典籍及相关信息
1249	淳祐九年		定宗四年	《政和本草》，张存惠刊
1251	淳祐十一年		宪宗元年	李杲卒（年七十二）
1267	咸淳三年		至元四年	《许国祯御药院方》，高鸣序
1279	祥兴二年	（宋亡）	至元十六年	
1284			至元二十一年	《至元增修本草》
1295			元贞元年	《本草歌括》，胡仕可自序
1302			大德六年	《大观本草》，宗文书院刊
1306			大德十年	《政和本草》，平水许宅刊《大观本草》，环溪书院刊（大德年间）
1314			延祐元年	《饮膳正要》成书（延祐中）
1315			延祐二年	杜思敬，《济生拔萃》自序
1325			泰定二年	朱震亨，师从罗知悌
1330			天历三年	《饮膳正要》进上，吴瑞《日用本草》成书（天历年间中）
1341			至正元年	滑寿，《十四经发挥》自序
1358			至正十八年	朱震亨卒（年七十八）

续表

西历	明	本草典籍及相关信息	元	本草典籍及相关信息
1361			至正二十一年	滑寿,《难经本义》自序
1368	洪武元年		至正二十八年	(一月明兴,八月元亡)

《证类本草》[1]为金元时代本草学的基干。《大观本草》与《政和本草》分别于金朝刊行了一次,元朝刊行了两次。除此之外,《类编图经集注衍义本草》也得到了刊行。《汤液本草》与《饮膳正要》等本草书籍中多见引用《证类本草》的内容,也表明了《证类本草》的地位。根据《政和本草》仅传至金元两朝,便可推定《至元增修本草》大概也是《政和本草》系统的版本。[2]

就此,《证类本草》虽为本草学的中心,但在这一时期却出现了另成体系的新型本草。这一切大概都归功于金元医学创始者们的不懈积累,一言蔽之,其特点在于以《素问》学说为基础的药物理论,这一理论起始于成无己的《注解伤寒论》与《伤寒明理论》。[3]

---

[1] 译注:元代以后的所谓《证类本草》主要是《大观本草》与《政和本草》两本系统本草书的总称。唐慎微原书早已失传,后人根据这两个系统的《证类本草》增订版了解早期本草书的内容。

[2] 译注:《政和本草》仅传至金元两朝,且金元两朝主要通行的《证类本草》是《政和本草》,所以《至元增修本草》大概也是《政和本草》系统的版本。

[3] 冈西为人.中国本草の伝統と金元の本草[M]//薮内清.宋元時代の科学技術史.京都:京都大学人文科学研究所研究报告,1967:171-210.

　　成无己为聊摄（今属山东省）人，出生于儒医世家，性格明敏，博览群书，除此之外并无关于此人的详细记载。《注解伤寒论》一书首先是由王鼎刊行于金代大定十二年（1172年），此时成无己已过世，但据王鼎后序可知，在17年前王鼎与其会面之时，成无己住在临潢（今内蒙古林西），已是90余岁高龄，据此可以推测其出生于北宋嘉祐至治平年间。[1-2]据说写就《注解伤寒论》需要40多年的时间，严器之在《明理论》序中提到壬戌（皇统二年，1142年），《注解伤寒论》序为甲子年（皇统四年，1144年）写就，且《明理论》由好事者于邢台（河南省）刊行并流传于世，刊行时间比王鼎刊行《注解伤寒论》的时间还早15年，可以推定，这些著作的撰写时间应为北宋末年。

　　成无己据《素问》中的理论，解释了《伤寒论》中药方的含义，这也彰显了他所具有的能力，下文列举一个例子以作说明：

桂枝汤方

桂枝（味辛热），三两，去皮

芍药（味苦酸，微寒），三两

甘草（炙，味甘平），二两

生姜（切，味辛温），三两

大枣（味甘温），十二枚，擘

　　《内经》曰："辛甘发散为阳。桂枝汤，辛甘之剂也，所以发散风邪。"又曰："风淫所胜，平以辛，佐以苦甘，以甘缓之，以酸收之。

[1]　参考《伤寒明理论·张孝忠跋》（开禧元年，1205年）。

[2]　参考《四库全书总目·伤寒论注》（提要）。

是以桂枝为主，芍药甘草为佐也。"《内经》另有："风淫于内，以甘缓之，以辛散之。是以生姜大枣为使也。"

如此这般引用《素问》中的学说以说明方剂中药物的药效，药方中括弧内关于气味的表述为成无己个人添加，这便是他的理论基础。

成无己在《明理论·自序》中记载了关于处方用药的一些看法，大致内容如下：

制方之体者，十剂是也。其用则七方也。是以制方之体，欲成七方之用者，必本于气味。其寒、热、温、凉四气者生乎天；酸、苦、辛、咸、甘、淡六味者成乎地。以一物之内，气味兼有，一药之中，理性具矣，主对治疗。

所谓君臣佐使者，非特谓上中下三品，而主病谓之君，佐君谓之臣，应臣谓之使。择其相须相使，制其相畏相恶，去其相反相杀。君臣有序，而方道备矣。

方宜一君二臣三佐五使，又可一君三臣九佐使也。多君少臣，多臣少佐，则气力不全。君一臣二，制之小也；君一臣三佐五，制之中也；君一臣三佐九，制之大也。君一臣二、君二臣三，奇之制也；君二臣四、君二臣六，偶之制也。近者奇之，远者偶之。所谓远近者，身之远近也，在外者身半以上为近，身半以下为远。心肺位膈上．其脏为近，肾肝位膈下，其脏为远。近则小方，远则大方。下药不以偶，汗药不以奇。

＊ 本草概说 ＊

药物据作用分为十种便为"十剂"[1]，陈藏器提出了这一说法[2]，而据处方将配置的药品数目及其作用的轻重缓急分为七种，则为"七方"[3]，《素问·至真要大论》中早已有所提及，且"气味""君臣佐使""七情"等说法均已在《神农本草经》中出现过，下一章将针对这些内容进行研究。总之，成无己的药学理论与本草相关学说均是基于《素问》，本草学说也是根据《素问》中的理论进行解释而写就，他的论调主要与处方相关，这一思想经由金元各方传承并发展成为一种独特的药理学说。

刘完素首先记录了各种药物的药理，他的学说由张元素、李杲、王好古一门传承并逐渐得到补充扩展，最终总括成了《汤液本草》一书。药学诸家与成无己之间的联系尚不明了，但刘完素在《宣明论》中的自序完成于大定十二年（1172年），也就是《注解伤寒论》刊行的那年，仅14年后，《保命集》成书，而且气味和七方十剂等成方基准均与《注解伤寒论》相同，因而难以想象两者毫无关联。下一章所详述的主要是思辨性理论，基本上是对成无己学说的扩展。

金元本草相较于《证类本草》有以下几点明显变化：

---

[1] 译注："宣、通、补、泻、轻、重、涩、滑、燥、湿，十剂是也。"（《明理论·药方论序》）。

[2]《证类本草·序例》中"臣禹锡等谨按徐之才药对孙思邈千金方陈藏器本草拾遗序例如后"一文可见，寇宗奭将其视为陶弘景所说，李时珍将其视为徐之才所说，二者皆为谬误。

[3] 译注："大、小、缓、急、奇、偶、复，七方是也。"（《伤寒明理论·药方论序》）。

（一）以基于《素问》的药物理论为主体，不涉及古代本草书中所重视的药物基源或鉴别等药学内容。

（二）药效的记录精简，同时彻底改变了表现手法。

（三）药物种类减少，内容仅限于医家常用药材。

这些特征使得金元本草在临床医家的发展下成为治疗理论的一环。中国药疗本就是基于实践经验成形，加之六朝到唐宋时代数量众多的治疗方法也均是由这种验方积累而成，因而关于本草书的记载仅是罗列了由经验而得到的药效，并未描述产生这一药效的缘由。在金元医家据《素问》一书构建治疗理论的过程中可看出这一问题。像《素问》《难经》这种医学理论著作自古以来便被视为神圣的医经，然而想要拿到手却绝非易事，而且这种困难与当时的医疗实践没有关系。北宋医书校刊后，普通医生也能轻易接触《素问》与《伤寒论》，自此出现了这样一种观点，即被视为众方始祖的《伤寒论》是以《素问》中的学说为理论支撑，进而向金元医学发展的。因而金元本草书之中，自然遍布《素问》中的学说，为了达成治方理论化，便需要明确构成处方的各味药材的性质特征，所以也得确定药材的性味。金元本草书本应重视药材的基源以及鉴别等，但实际上却并未涉及这些内容。这虽标志金元医家意在树立药理学理论而非取代以往的本草书，但也可能是他们的药材相关知识不足所致。在自古以来药材行业就十分发达的中国，医生不识药似是一种普遍现象，明代陈嘉谟所引的"卖药者双眼，用药者只眼，服药者无眼"这句俚语便说明了这一现象。金元医家可能也不例外，因而药材基源等问题都依据旧本草典籍，药材及其性味均已当作确定的内容，据此立下药理理论。

简化药效的记载也是基于这一原因。不管是《神农本草经》还是《名医别录》，都列举了众多药效，但这些内容随着时间推移，逐渐增多，《证类本草》中的记载量更是升至惊人的数字，几乎不可能从中判断药物的主要疗效。在考虑药理学时应简化药效记载，关于这点，王好古认为药效方面应依据张元素的记载。

《本草》云：一物主十病，取其偏长为本。又当取洁古《珍珠囊》断例为准则，其中，药之所主，不必多言，只一两句，多则不过三四句。非务简也，亦取其所主之偏长，故不为多也。

王好古这样写道，在刘完素的书中也能看到这种简洁化处理的现象，其中记载的药效比起转载以往本草书中的记录，由气味理论归纳而来的内容较多，因此表现形式也就此改变。

因其中内容仅限于医家常用的药材，所以书中记载药物种类较少，这也表明编撰这些本草书的目的是供实际应用。其中收录的药物多为《伤寒论》和《金匮要略》中配伍药剂所需的药物，还有许多自唐宋时代才开始使用的药物，据此可知当时的治疗药方不限于仲景药方。

上文所述的内容是金元本草的大致情况，与宋代以前的早期本草之间存在显著差异，两者之间的关系并非对立，金元本草是在全面认可先行本草书的基础上，为了将其中的内容与《素问》中所述理论互相结合而写成的。为此无须考虑先行本草书中重视的一些药学问题，只需着眼基于《素问》所产生的思辨性药物理论，这便是金元本草书的主要特点，到明清时代，各个学派更是继承了这一思想，并将其发扬光大。

　　除了上述著作以外，元代还有胡仕可的《本草歌括》、忽思慧的《饮膳正要》、吴瑞的《日用本草》、朱震亨的《本草衍义补遗》等，其中《饮膳正要》因其内容颇具特色而备受瞩目。

二、金元时代主要本草

1.《素问药注》〔金〕刘完素撰

　　明代熊宗立所著《医学源流》仅将《素问药注》书名与刘完素的其他著作如《伤寒直格》《素问玄机原病式》《医方精要》《宣明论》等一同列举，该书本身并未传存。在文献学上，一般金元医书中存有疑问的书籍较多，但金元药理学对明清本草却产生了深远影响，后文中《汤液本草》前诸条便对金元药理学进行了详细描述。

　　刘完素，字守真，大约金大定年间（1161—1189年）的河间（今属河北省）人。《金史·本传》中记载，刘完素曾遇异人陈先生，二人一同饮酒，从酩酊大醉中苏醒后，刘完素便通达医术，著有《运气要旨论》等著作，自号通玄处士。而《天禄琳琅书目》记载其于承安年间（1196—1200年）为金章宗征召，但并未应征，被赐号高尚先生，过去也曾因其出生地而被称为刘河间。

　　刘完素是否著有该书尚且存疑，但在他于大定二十六年（1186

年）所写《素问病机气宜保命集》中的自序中可以看到他的药说。也就是他认为应将该书上卷"本草论"所述"七方""十剂"与"气味厚薄"的部分作为制方的规范，关于"气味"，书中是这样描述的：

寒热温凉四气者生乎天；酸苦辛咸甘淡六味者成乎地。是以有形者为之味，无形者谓之气。阳为气，阳气出上窍；阴为味，阴气出下窍。

气化则精生，味和则形长。故地产养形，形不足者，温之以气；天产养精，精不足者，补之以味。辛甘发散为阳，酸苦涌泄为阴。咸味涌泄而为阴，淡味渗泄而为阳。辛散、酸收、甘缓、苦坚、咸耎[1]，随五藏之病证，制药性之品味。

关于"气味厚薄"则是这么说的：

味厚者为阴，则下泄；

味薄者为阴之阳，则通气；

气厚者为阳，则发热；

气薄者为阳之阴，则汗出。

据气味的厚薄会出现下泄、通气、发热、发汗等作用，但这些说法均根据《素问・阴阳应象大论》所写。

下卷"药略"中关于从羌活到泽泻共65味药材是如此叙述的：

羌活，治支节痛，大阴经风药也。

甘草，中和，能调和诸药。

防风，疗风通用。

―――――――――

[1] 译注：耎，同软。

麻黄，太阳太阴经中发汗。

白芷，正阳阳明中治头痛。

诸如此类记载了药材的药效，与先行本草书相比不仅简洁了许多，在表现手法上也完全不同，在此之后还写道：

真假……形……金、木、水、火、土；

深浅……色……青、赤、黄、白、黑；

急缓……性……寒、热、温、凉、平；

厚薄……味……辛、酸、咸、苦、甘；

润枯……体……虚、实、轻、重、中。

轻、枯、虚、缓、浅、假宜治上，

厚、重、实、润、深、真、急宜治下，

其中平者……宜治中，

余形色性味……皆藏府所宜。

此处方用药之大概，知此者用心，则思过半矣。

由此可知，除了传统记载气味的内容之外，该书还将颜色深浅与药物轻重等视为药效的基准，并且据此将可以产生治疗效果的部位分为上下两部分，这点自然是依据五行之说总结而成的。

下卷中的"妇人胎产论"记载了药物与经脉的关系：

熟地黄。补血，如脐下痛，非熟地黄不能除。

川芎。治风，泻肝木，如血虚头痛非川芎不能除，此通肝经之药也。

芍药。和血，理脾，治腹痛非芍药不能除，此通脾经药也。

当归。和血，如血痰刺痛非当归不能除，此通肾经之药也。

《灵枢·经脉》中有记载经脉相关学说，大概内容为人身上有手上三阴三阳与脚上三阴三阳共计十二对经脉，阴经对应五脏，阳经对应六腑。

手三阴经的走向为由脏到手；

手三阳经的走向为由手到头；

足三阳经的走向为由头到脚；

足三阴经的走向为由脚到腹部。

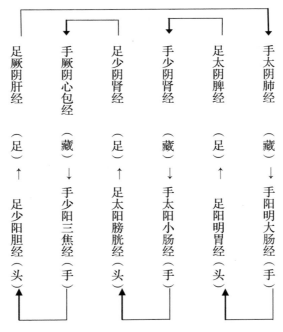

图6-1　十二经脉走向示意图

大致走向如此，按照下述顺序依次连接成为一环，在人体中运转一周，人体养荣血与卫气需沿这一经脉一日运转五十周。

《素问》("宣明五气""至真要大论"等篇）中也能经常看到"五

味入五脏"这一说法，由此可知刘完素不过是将具体的药物代入其中，并将这一学说具体化，后来张元素进一步为十二经脉配置了通经药，李杲又在此基础之上增添了药物数量，制作了向导图，王好古记载了78种药物与经脉之间的关系。然而这些内容之间也存在很多并不一致的地方，经脉有十二经，也有省去手足只留六经的，在名称上有入经药、通经药、本经药、引经药等，这些称呼之间的关系也并不明朗。对于引经药，《汤液本草》中"随证治病药品"一条下有相关记载"如头痛，须用川芎，如不愈，各加引经药""太阳（川芎）、阳明（白芷）"等等，从注记中可以看出引经药可以解释为将其他药物引入某一经脉的药物。陈士良在《食性本草》中记载了"荜拨，能引诸药入荣卫"，可知自唐代便已有这一观点，金元引经说应是从那时开始传承发展而成。

2.《洁古珍珠囊》一卷 〔金〕张元素撰

关于该书，《本草纲目》记载道：

《洁古珍珠囊》。书凡一卷，金易州明医张元素所著。……辨药性之气味，阴阳浓薄，升降浮沉。补泻六气十二经，及随证用药之法，立为主治秘诀、心法要旨，谓之珍珠囊。大扬医理，灵素之下一人而已。

张元素，字洁古，与刘完素同期，易州（今河北易县）人，又被称为张易州。据《金史本传》记载，张元素立志成为进士，但科举考试中因犯庙讳而落第，便改学医。张元素曾在刘完素患伤寒时拜访，并与其讨论治疗方法，让刘完素心服口服，从此在医学界崭露头角。

* 本草概说 *

《洁古珍珠囊》被收录于元代杜思敬所写的《济生拔萃》一书中，但其中记载的内容与明版《医要集览》中所收录的《洁古珍珠囊》完全不同。明代成化年间也刊行了一本题为"东垣珍珠囊"的书，该书为邢让从乡里农家处得到的残缺本，后由黄楚祥补充。李时珍认为该书是后人为了便于记忆而按照韵律改编而成，并非《洁古珍珠囊》。此外，元代的滑寿（《难经本义》）将《药注难经》归为洁古所著之书，并认为这可能是洁古未写完的稿本，但并未能够流传下来。王好古所著《汤液本草》中以"珍云""易老云""洁古云"等为标题所引用的内容，均为张元素的学说，其中"珍云"应是指《洁古珍珠囊》一书。《本草纲目·序例》中的以"元素"或"张元素"为题所写的"气味阴阳""六府五藏用药气味补泻""五藏五味补泻""引经报使"等文应是引自《洁古珍珠囊》一书，但无法断定。关于《珍珠囊》还存在诸多疑问，《济生拔萃》本的内容虽不完整，但基本上可以说保留了该书的全貌，据此可以看看该书的大致内容。

首先关于各种药物的记载大致如下，作为参考在括弧内附记了《汤液本草》中"珍云"所写内容。

防风。甘，纯阳，太阳经本药，身去上风，梢去下风。与干姜、藜芦、白蔹、芫花相反。

（珍云。身，去身半已上风邪，梢，去身半已下风邪。）

细辛。纯阳，主少阴。苦头痛。

（珍云。主少阴，经头痛。）

黄芩。苦，阴中微阳，酒炒上颈主上部积血。

（珍云，除阳有余，凉心去热。通寒格。阴中微阳，酒炒上行，主上部积血，非此不能除。肺苦气上逆，急食苦以泄之。）

　　白芷。辛，纯阳，阳明经本药。去远治太阳，阳明头痛。

（珍云。长肌肉，散阳明之风。）

　　可见《济生拔萃》与《汤液本草》两书均有省略，记载简洁，且内容与先行本草书完全不同，不同之处主要在将寒热温凉四气的药性分为阴阳两种这一点上，正文中也分别记载了将药材与经脉相互关联一事。

　　防风。纯阳，太阳经本药。

　　贯芎。纯阳，少阳经本药。

　　白芷。纯阳，阳明经本药。

　　柴胡。阴中阳，少阴厥阴行经药。

　　葛根。纯阳，阳明经本药。

　　升麻。阳中微阴，手足阳明伤风引用之的药也。

　　知母。阴中微阳，肾经本药。

　　麻黄。阴中阳，入手太阴。

　　藁本。阳中微阴，太阳经本药。

　　大黄。纯阴，浸酒入太阳经，酒洗入阳明经。其余经不用酒。

　　独活。阴中阳，足少阴行经药。

　　肉桂。纯阳，太阳经本药。

　　青皮。阴中阳，少阳经下药。

　　黑附子。纯阳，诸经通行。

　　威灵仙。纯阳，通十二经络。

　　正文后记"苦寒以为君，甘寒以为佐，大辛以解结为臣，通经以为使"，下文记载的诸多药物作为通经药配置于手足十二经脉上。《本草纲目》中的"引经报使"应该也是依据这些内容所写的，内容上出现偏差的部分已在括弧内标记。

足太阳膀胱经。羌活，藁本（羌活）

足太阳胆经。柴胡（柴胡、青皮）

足阳明胃经。升麻、葛根、白芷（白芷、升麻、石膏、葛根）

足太阴脾经。芍药^{白者补赤者破经}（升麻、苍术、葛根、白芍）

足太阴肾经。独活、桂（独活、桂、知母、细辛）

足厥阴肝经。柴胡（青皮、吴茱萸、川芎、柴胡）

手太阳小肠经。羌活、藁本（藁本、黄檗）

手少阳三焦经。柴胡（连翘、柴胡、上地骨皮、中青皮、下附子）

手阳明大肠经。白芷（白芷、升麻、石膏）

手太阴肺经。白芷、升麻^{加葱白亦能走经}（桔梗、升麻、葱白、白芷）

手少阴心经。独活（黄连、细辛）

手厥阴心包络。柴胡（柴胡、牡丹皮）

在此之后还有四季用药，并列举了30种病症，与此相对应的药物如表6-2所记：

表6-2　《洁古珍珠囊》中的病症与对应治疗药物

病症	治疗药物
补胃实胃进饮食	桂皮、人参、甘草
内实内热者	黄连、黄檗、知母
表虚表寒者	黄芪、人参、桂皮内发在外

续表

病症	治疗药物
血虚者	生地黄、当归身
马刀挟瘿	昆布、王瓜根、草龙胆

最后关于药物用法，若病症在身半以上则炒制药物或以酒炮制为佳，煎药时以武火[1]煎制，保持淡味[2]慢慢饮用。相反，若病症在身半以下，则以文火煎制药材后急饮。病症离咽头相近为奇，若离咽头较远则为偶。书中还记载，令人发汗则不为奇，驱汗则不为偶等内容。此处的奇偶所说的是处方中所含的药品数量。

《济生拔萃》本《洁古珍珠囊》的内容大致如上所述，杜思敬的自序中对该书的描写也是"择其尤切要者，节而录之"，仅为拔萃而非全书。因而，内容上仅为片段，缺乏连贯性，文中所写"东垣曰""海曰"等大概是后人补充进去的内容。不过，从该书可以窥见张元素与刘完素一样，两人的药说均是以《素问》中所记载的药物理论为主体。

3.《用药法象》一卷　〔金〕李杲撰

《本草纲目》中记载道：

用药法象。书凡一卷，元真定明医李杲所著。杲，字明之，号东垣。通春秋书易，忠信有守，富而好施，援例为济源盐税官，受业于洁古老人，尽得其学，益加阐发，人称神医。祖《洁古珍

---

[1] 译注：煎药时火力大而急。

[2] 译注：不用长时间熬煮。

珠囊》，增以用药凡例，诸经向导，纲要活法，著为此书。

《元史》(第二百〇三卷)也有记载李杲的相关事迹，但其内容并不详尽，明代的李濂便在《医史》中转载了砚坚所写的《东垣老人传》。据记载，李杲是真定(今河北省正定县)的一位有钱人家，其母染病，捐千金跟随张元素学医，不到数年便深谙其法。为躲避一时的战乱而迁徙至梁(今河南省)，甲辰年(1244年)重归乡里，临终之际整理平生著述，托于其门下的罗天益，辛亥年(1251年)过世，享年72岁。

除《本草纲目》之外并未见到"用药法象"这一名称，王好古在《汤液本草》上卷中将其称为"东垣先生药类法象"。

表6-3　以"东垣先生药类法象"为题记录的内容

用药法象	药性要旨
气味厚薄寒热阴阳升降图	
升降者天地之气交	用药升降浮沉补泻法
五味所用	药类法象
标本阴阳论	五方之正气味

另以"东垣先生用药心法"为题记录了如下内容。

表6-4　以"东垣先生用药心法"为题记录的内容

随证治病药品	用药凡例
东垣报使	诸经向导
制方之法	用药各定分两
用药酒洗曝干	用药根梢身例
用圆散药例	升合分两

续表

随证治病药品	用药凡例
君臣佐使法	治法纲要
药味专精	汤液煎造
古人服药活法	古人服药有法
察病轻重	

李时珍将这些内容统一概括为"用药法象"。《中国医籍考》中认为《东垣试效方·砚坚序》中所说"药象论"应该也是同一本书。熊宗立在《医学源流》中也写道"李杲……著作甚多，唯《用药珍珠囊》《脾胃论》《内外伤辨》《医学发明》《五经活法机要》《兰室秘藏》《疮疡论》《医说辨惑论》等书得以刊行"，因其中并未记载该书书名，因而除《汤液本草》中引用的内容以外，应无其他记载。

《本草纲目·序例》中"气味阴阳""标本阴阳""升降浮沉"等条目中标记为"李杲曰"的内容大体一致，因而从《汤液本草》所引用的内容也可以看出该书的大概内容。

首先"药类法象"是依据《素问》总结的药物理论，其中记载的基本概念大致如下：

规制药物作用的要素有"气"与"味"。

气因天有阴阳，分为风、寒、暑、湿、燥火等，药物因此分为寒、热、温、凉四气。温、热者，天之阳也。凉、寒者，天之阴也。

味因地有阴阳，分为生、长、化、收、藏等，药物因此分为辛、甘、酸、苦、咸、淡六味。辛、甘、淡者，地之阳也。酸、苦、咸者，地之阴也。

气味皆有厚薄，气之浓者，为纯阳，则发热；气之薄者，为阳中之阴，则发泄；味之浓者，为纯阴[1]，则泄；味之薄者，为阴中之阳，则通。

辛能散结润燥，苦能燥湿坚软，咸能软坚，酸能收缓，甘能缓急，淡能利窍。

将这些内容总结起来制成下图。

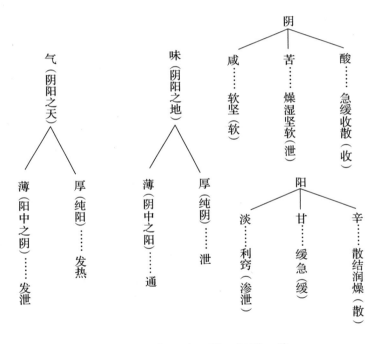

图6-2 气、味、阴、阳说一览

这一说法在《素问·阴阳应向大论》中也能看见，与刘完素所写的基本一致，李杲在此基础上更上一层，将气味与五脏六腑的补泻

---

[1] 译注：原作"纯阳"，谬误。今改为"纯阴"。

结合在了一起。

肝、胆。补辛而泻酸，补温而泻凉。

心、小肠。补咸而泻甘，补热而泻寒。

脾、胃。补甘而泻苦，温凉寒热补泻其从宜。

肺、大肠。补酸而泻辛，补凉而泻温。

肾、膀胱。补苦而泻咸，补寒而泻热。

并进一步将诸多药物据气味薄厚进行了如下分类。

味之薄者，阴中之阳（风、升、生）。

防风（纯阳性温 味甘辛）　升麻（气平 味微苦）　柴胡（气平 味苦辛）　等（20种）。

气之厚者，阳中之阳（热、浮、长）。

黑附子（气热 味大辛）　乌头（气热 味大辛）　干姜（气热 味大辛）　等（20种）。

其本气平，其兼气温凉寒热（湿、化、成）。

黄芪（气温 味甘）　人参（气温 味甘）　甘草（气平 味甘）　等（21种）。

气之薄者，阳中之阴（燥、降、收）。

茯苓（气平 味甘）　泽泻（气平 味甘）　猪苓（气平 味甘）　等（21种）。

味之厚者，阴中之阴（寒、沉、藏）。

大黄（气寒 味苦）　黄檗（气寒 味苦）　黄芩（气寒 味苦）　等（18种）。

这是将气味按五行学说分到四时而成的结果，《本草纲目》中载李杲的学说：

药有升降浮沉，化生长收藏成，以配四时。春升、夏浮、秋收、冬藏，土居中化。是以味薄者升而生，气薄者降而收，气厚者浮而长，味厚者沉而藏，气味平者化而成。

"标本阴阳论"中认为治病必须标本兼治：

以身论之，则外为标、内为本，阳为标、阴为本，故六腑属阳为标，五脏属阴为本，此脏腑之标本也。又，脏腑在内为本，各脏腑之经络在外为标。气血、经络，各有标本也。以病论之，先受病为本，后传流病为标。凡治病者，必先治其本，后治其标。

还提到了脏腑的虚实与其补泻相关的内容，这些也是据《素问》中的标本论所写。

接下来在"用药心法"中"随证治病药品"一条下写道：

如头痛，须用川芎。如不愈，各加引经药：

太阳川芎、阳明白芷、少阳柴胡、太阴苍术、少阴细辛、厥阴吴茱萸。

如此从"头痛"到"胃脘痛"一共举例记述了39种病症并记录了其须用药，"用药凡例"一条下列举了针对"解利伤风"到"疟"一共13种病症的君臣佐使药。《本草纲目》中记载的"李东垣随证用药凡例"为这两条合并而成，其中的记述与此有显著差异。

"东垣报使"与"诸经向导"都描述了经脉与药物之间的关系，尤其后者更是为手足十二经脉配置了众多药物。

"制方之法"以下诸条均是关于用药法的相关叙述，这些内容给明清本草学带来了极大的影响，以下总结一些其中的概要：

君一臣二、君二臣三，奇之制也。君二臣四、君二臣六，偶之制也。去咽嗌近者奇之，远者偶之。汗者不奇，下者不偶。（制方之法）

主病者为君。假令治风，防风为君。治上焦热，黄芩为君。治中焦热，黄连为君。治湿，防己为君。治寒，附子之类为君。兼见

何症，以佐使药分治之，此制方之要也。（君臣佐使法）

为君者最多，为臣者次之，佐者又次之。（用药各定分两）

补上治上制以缓，补下治下制以急，急则气味厚，缓则气味薄。薄者少服，厚者多服。（古人服药治法）

病在心上者，先食而后药；病在心下者，先药而后食。病在四肢者，宜饥食而在旦；病在骨髓者，宜饱食而在夜。（古人服药有法）

凡根生苗者为根；入土以为梢。根气脉之上行也，梢气脉之下行也。病在中焦与上焦者，用根；在下焦者，用梢。凡药根有上中下：人身半以上，天之阳也，用头；在中焦用身；在身半以下，地之阴也，用梢。述类象形者也。（用药根梢身例）

仲景云：锉如麻豆大，与㕮咀同意。夫㕮咀者，古之制也。古者无铁刃，以口咬细，令如麻豆，为粗药煎之，使药水清饮于腹中，则易升易散也，此所谓㕮咀也。今人以刀器锉如麻豆大，此㕮咀之易成也。若一概为细末，不厘清浊矣。（用丸散药例）

细末者，不循经络，止去胃中及藏腑之积。（用丸散药例）

古之分两，与今不同。云一升者，即今之大白盏也。云铢者，六铢为一分，即二钱半也；二十四铢为一两也；云三两者，即今之一两；云二两，即今之六钱半也。[1]（升合分两）

去下部之疾，其丸极大而光且圆；治中焦者，次之；治上焦者，极小。稠面糊，取其迟化，直至下焦。或酒或醋，取其收其散之意也。（用药丸散例）

---

[1] 这一条与《注解伤寒论》的目录中最后记录的文字相同。

大抵汤者"荡"也，去大病用之；散者"散"也，去急病用之；丸者"缓"也，不能速去之。（用药丸散例）

气味厚者白汤调，气味薄者煎之，和渣服。（用药丸散例）

若治至高之病，加酒煎。去湿，以生姜；补元气，以大枣；发散风寒，以葱白；去膈上痰，以蜜。（用药丸散例）

黄芩、黄连、黄柏、知母，病在头面及手梢皮肤者，须用酒炒之。借酒力以上腾也。咽之下、脐之上，须酒洗之。在下生用。大凡生升、熟降。大黄须煨，恐寒则损胃气。至于川乌、附子须炮，以制毒也。黄柏、知母，下部药也，久弱之人，须合用之者，酒浸，曝干，恐寒伤胃气也。熟地黄，酒洗亦然。当归，酒浸，曝，发散之意也。（用药酒洗曝干）

病患服药，必择人煎药。铫器除油垢、腥秽。必用新净甜水为上，量水大小，斟酌以慢火煎熬分数。用纱滤去渣，取清汁服之，无不效也。（汤液煎造）

《汤液本草》总论中李杲的学说大致如上所述，各论之中以"象云"为标题所写的内容也是从该书中引用而来的，比如说：

（防风）《象》云：治风通用，泻肺实，散头目中滞气，除上焦风邪之仙药也。误服，泻人上焦元气。去芦并钗股用。

（细辛）《象》云：治少阴头痛如神，当少用之。独活为使，为主用，去头芦并叶。华州者佳。

（黄芩）《象》云：治肺中湿热，疗上热，目中赤肿，瘀肉壅盛，必用之药。泄肺受火邪上逆于膈上。补膀胱之寒不足，乃滋其化源也。

（白芷）《象》云：治手阳明头痛，中风寒热，解利药也。以四味升麻汤主之。

简单描述了主要的药效，或者又可能只是节选。《本草纲目》中所引用的"杲曰"内容往往更长，也存在很多与这些内容完全不同的部分，可能是从其他书目中引用而来。由此可知李杲的药说相当详尽，主要是在张元素的学说之上进行了扩充，可谓是金元药理学说中的集大成之作。

4.《汤液本草》三卷　〔金〕王好古撰

《本草纲目》中记载：

汤液本草，书凡二卷，元医学教授古赵王好古撰。好古，字进之，号海藏，东垣高弟，医之儒者也。取本草及张仲景、成无己、张洁古、李东垣之书，间附己意，集而为此。

《汤液本草》中记载了王好古所写自序三篇 [1]，一篇写于"丙午"，一篇写于"戊申"，其师东垣过世那年为蒙古宪宗元年（1251年），并且其后师从张元素。从《阴证略例》中收录麻革序等情况可以推断，蒙古定宗元年（1246年）为"丙午"，定宗三年（1248年）为"戊申"。

该书除了被收录于《东垣十书》之外，还有其他单行本，《四库全书》也有收录。书中"药味专精"一条下记载的类似至元庚辰（1280年）的治疗经验一般为后人补充的内容，大致上保持了原文的

---

[1] 译注：《汤液本草》有三篇序文，除本文介绍的两篇之外，还有"后序"一篇。

形态。全书除了《本草纲目》之外还有《东垣十书》所载的两卷，最多存在三卷。

存在三卷本的原因是，上卷为总论，中、下两卷为各个论点。总论的内容与以往的本草书的序例内容完全不同，开头有"五藏苦欲补泻药味"与"脏腑泻火药"两条，其后是"东垣先生药类法象""东垣先生用药心法""海藏老人汤液本草"等标题，记录了药理以及用药方法。其中关于东垣的学说正如前文所述，由此概观其他内容。比如在"海藏老人汤液本草"中记载的五宜、五伤、五受、服药可慎、论药所生、天地生物有厚薄堪用不堪用、气味生成流布、七方、十剂等内容，这些学说均是据《素问》而成。"五藏苦欲补泻药味"据"藏气法时论"篇中的内容来说明五藏对应的药物：

肝苦急，急食甘以缓之，甘草。欲散，急食辛以散之，川芎。以辛补之，细辛。以酸泻之，芍药。虚，以生姜、陈皮之类补之。《经》曰：虚则补其母。水能生木，肾乃肝之母，肾，水也，苦以补肾，熟地黄、黄檗是也。如无他证，钱氏地黄丸主之。实，则白芍药泻之。如无他证，钱氏泻青丸主之。实则泻其子，心乃肝之子，以甘草泻心。

"经脉别论"中可见"五宜"的内容如下：

肝色青，宜食甘，粳米、牛肉、枣、葵皆甘。

心色赤，宜食酸，犬肉、麻、李、韭皆酸。

肺色白，宜食苦，麦、羊肉、杏、薤皆苦。

脾色黄，宜食咸，大豆、豕肉、栗、藿皆咸。

肾色黑，宜食辛，黄黍、鸡肉、桃、葱皆辛。

"五藏生成"中有"五伤"内容如下：

多食咸，则脉凝泣而变色。

多食苦，则皮槁而毛拔。

多食辛，则筋急而爪枯。

多食酸，则肉胝而唇揭。

多食甘，则骨痛而发落。

"宣明五气"中作为"五味所入"记载的"五走"内容如下：

咸走血，血病毋多食咸。

苦走骨，骨病毋多食苦。

辛走气，气病毋多食辛。

酸走筋，筋病毋多食酸。

甘走肉，肉病毋多食甘。

"七方"这一概念也出现在"至真要大论"篇中，"天地生物有厚薄堪用不堪用"一条则是据"运气"七篇所写的运气学说。

陈藏器的《本草拾遗·序例》中记载了"十剂"一文，在此之后记载了：

陶隐居云：药有宣通、补泻、轻重、滑涩、燥湿，此十剂，今详之，惟寒、热二种，何独见遗，今补二种，以尽厥旨。

寒：可以去热，大黄、朴消之属是也。

热：可以去寒，附子、官桂之属是也。

这些内容皆从《本草衍义》中引用而来，寇宗奭误将这些内容视为陶隐居的学说。

其后各论在中卷记载了草部108种药物，下卷记载了木、果、菜、米谷、金石、禽、兽、虫八部134种，合计收录了242种药物，超过半数的药物（约128种）都出现在《伤寒论》及《金匮要略》中。每种药物的记载都收录了诸家学说，在此列举"防风"一条。

纯阳。性温，味甘、辛。无毒。

足阳明胃经。

足太阴脾经。乃二经行经之药。

太阳经本经药。

《象》云：治风通用，泻肺实，散头目中滞气，除上焦风邪之仙药也。误服，泻人上焦元气。去芦并钗股用。

《珍》云：身，去身半已上风邪；梢，去身半已下风邪。

《心》云：又去湿之仙药也，风能胜湿尔。

《本草》云：主大风、头眩痛、恶风、风邪、目盲无所见、风行周身、骨节疼痹、烦满、胁痛胁风、头面游风去来，四肢挛急、字乳、金疮内痓。

东垣云：防风能制黄芪，黄芪得防风，其功愈大。又云：防风乃卒伍卑贱之职，随所引而至，乃风药中润剂也。虽与黄芪相制，乃相畏而相使者也。

《本草》又云：得泽泻、藁本，疗风；得当归、芍药、阳起石、禹余粮，疗妇人子脏风。杀附子毒。恶干姜、藜芦、白蔹、芫花。

防风为本经上品，收于《证类本草·草部》中，《神农本草经》中记载为"甘温"，《名医别录》中记载为"辛，无毒"。

"纯阳"表明防风气厚，在先行本草书中并无这种载录形式。

"足阳明经云云"一条描述了药物与经脉之间的关系，以这一形式记述的药物约只占1/3，也就是有78种药物运用了这种记述方式。

"象云"往后引用了其他书籍的内容，"象"为《药类法象》，"心"为《用药心法》，"洁"为《洁古珍珠囊》[1]，然而实际上并没有"洁"，只有"珍"和"液"。"珍"被视为《珍珠囊》，"液"应该是《汤液本草》。此外还有"洁古""东垣""海藏"这些说法，这些内容之间的关系尚不明了。

"本草"这部分引用了两条，前者引自《神农本草经》及《名医别录》，并省略了其中"久服轻身"以后的内容，后者与陶弘景注释前所写的"畏恶"内容一致。

"本草"（209）中引用的书目固然很多，"珍"（101）、"象"（89）、"心"（89）等金元书籍数量居多，而被视为王好古个人学说的"液"（47）的内容却格外少。除此之外，本草书还能看到本经（10）、别录（1）、陶隐居（3）、食疗（1）、陈藏器（4）、药性论（35）、海药（1）、日华子（30）、雷公（5）、图经（5）、衍义（39）等，还有医方书中的仲景（15）、胡洽（2）、孙真人（5）、圣惠方（3）、圣济经（2）、成无己（3）、朱奉议（3）等引用的内容，但其中的重点还是在于张元素及李杲的学说。

总而言之，王好古选取医家常用药物，集诸家学说制成该书。该书的特点在于采用了诸多金元医家的学说，从成无己与刘完素开始，到张元素、李杲扩充的全新的药理学说，该书皆有收录。在现在金元药书传承极少的情况下，该书的价值极高。但估计因为重视

[1] 参考《四库全书总目·汤液本草提要》。

实用性，大多引文仅为节录，这一点令人惋惜。

5.《至元增修本草》〔元〕许国祯敕撰

明代王圻所写经籍考《续文献通考》中将该书著录为许国祯所写，记录有"世祖至元二十一年翰林承旨撒里蛮，命翰林集贤大学士许国祯，召集各路医学教授进行增修"，该书应是增修《证类本草》而成，除此之外别无记载，甚至不知此书是否得以刊行。

据《元史·本传》（第一百六十八卷）记载，许国祯，字进之，山西省曲沃人。其祖父许济在金代为绛州节度使，父亲许严为荣州节度判官，均从事医学，许国祯博览经史群书，尤其精通医学。为躲避战乱迁徙至河南省嵩州，待战事结束后重归太原，金世祖在潜邸时许国祯因精通医学被征召为近侍，终升为翰林集贤大学士，进而升为光禄大夫，世祖称其为许光禄，内外诸王与众大臣均以此称呼他。许国祯79岁过世，谥号忠宪，后追封蓟国公。另著《御药院方》十一卷，至元丁卯（至元四年，1267年）附翰林直学士高鸣所写序文一篇。

6.《本草歌括》一卷 〔元〕胡仕可撰

《本草纲目》记载：

本草歌括，元瑞州路医学教授胡仕可，取本草药性图形作歌，以便童蒙者。我明刘纯、熊宗立、傅滋辈，皆有歌括及药性赋，以授初学记诵。

元贞元年（1295年）写就自序，由此可见后世相继出现的药性歌的来源。

7.《饮膳正要》三卷　〔元〕忽思慧撰

该书为元代饮膳大医忽思慧编撰的一部食养书。

清代瞿镛所写的《铁琴铜剑楼藏书目录》中著录明代景泰七年（1456年）附有御制序的敕版本，陆心源的《皕宋楼藏书目录》著录有"元刊元印本"，但后者后来归属静嘉堂。民国十七年（1928年）张元济借用静嘉堂本进行抄写并于民国十九年（1930年）刊行，抄写本收录于《国学基本丛书》与《四部丛刊续编》之中，据张氏所写跋文，静嘉堂本并非元代刊本，与瞿镛本为同一版本，其中并无景泰御制序。并且《经籍访古志》中记载了吉田篁墩的手抄本，但卷末刊记为"成化乙未鼎新"，可以知道该书应为景泰本19年后的重刊本。

这些书中有天历三年（1330年）翰林学士虞集的序与同年忽思慧所写的自序，据这些内容可以知道，元世祖（忽必烈）因《周礼》载天官内有食医制度而指派四人任饮膳大医一职，命他们从本草书中选择无毒、不相克、能够长久食用并对身体有益处的药品并加以调和。忽思慧于仁宗延祐年（1314—1320年）以后担任饮膳大医一职，在任职期间习得进贡的珍奇异馔或是汤煎膏等的制作方法，将诸家本草书或名医方术还有日常食用的谷肉果菜中富含补益效果的食物等集中写成三卷内容，并命名为《饮膳正要》，献给集贤大学士赵国公常普兰奚，赵国公命中政院使拜住刻板。拜住于至治三年（1323年）被铁失杀害，因而该书完成的时间应在此之前。虞集的序言中写道，书既已成，大都留守的金界奴传敕令于虞集，命其写序，由此可知不管是虞序还是自序都是在本书刊行之后写就，但不清楚该书究竟是否于元代刊行。

概观本书内容，首先第一卷写的是三皇圣纪、养生避忌、妊娠食忌、乳母食忌、饮酒避忌等，之后以"聚珍异馔"为题记载了以马思答吉汤为首的97种珍馔的主要功效和调制方法。

卷二中记述了诸般汤煎（56种）、诸水（3种）、神仙服饵（25种）等品种条目、主要功效、制作方法等，之后记载了四时所宜、五味偏走，在此之后以"食疗诸病"为题描述了以生地黄鸡为首的61种料理名、制作方法、治病效果等，后面还写了食物利害、服药食忌、食物相反、食物中毒、禽兽变异等内容。

卷三中记录了米谷品（30种，附酒13种）、兽品（22种）、禽品（17种）、鱼品（22种）、果品（39种）、菜品（46种）、料物（29种）等，并添加了药图。

由以上内容可知，本书为一部食养书，从著书者的职业可以知道该书是供帝王使用的，并且著书者为蒙古人，这两点是该书的特点。书中收录了很多《证类本草》中的图文，同时书中也有类似于"五味偏走"这类受到金元本草影响的内容。而其所载的食品和料理手法在中国的文献中并不多见，其中从西方传来的内容较多，有很多食物使用了中文音译的土耳其名或是波斯名，比如马思答吉、必思答、八担仁、八儿不汤，在中国本草中可谓独具一格。篠田博士就本书中食品及其料理方式进行了研究[1]，而北村博士则对其中西方

[1] 篠田統. 飮膳正要について［M］// 藪内清. 宋元時代の科学技術史. 京都：京都大学人文科学研究所研究報告，1967：329-340.

的植物名称进行了考证[1]。

8.《日用本草》八卷 〔元〕吴瑞撰

《本草纲目》中记载：

> 书凡八卷。元海宁医士吴瑞取本草之切于饮食者，分为八门，间增数品而已。瑞，字瑞卿，文宗时人。

《经籍访古志》中记载有聿修堂所藏的嘉靖四年刊本，"元新安医学吴瑞编辑，七世孙镇校补重刊，首有嘉靖四年李汛序"，因李汛序在旧版中有所残缺，因而六世孙景立志翻刻，但并未完成就已过世，其子世显继承其遗志进行刊行，请李汛写序言，将540多种药品分类编排制成八卷。《四部丛录医药编》中引用《海昌艺文志》并记载道：

> 余闻云：家藏本缺前七卷，题曰元海宁吴瑞编辑，明吴郡钱允治校注。后跋云：元天历间海宁医学吴瑞，编集《日用本草》。六世孙景素欲刊未果，其子镇始遂其志，嘉靖初镜山居士李公再刊之。字多讹舛，因为参订，条附诸方。

应是另有明代刊本。

《本草纲目》从本书中引用了豆腐、香蕈、天花蕈、石耳、银杏、山羊这七种药品的条目。

9.《本草衍义补遗》一卷 〔元〕朱震亨撰

该书为朱震亨所著，由书名可知该书是为了补足寇宗奭书中内

---

[1] 北村四郎. 飲膳正要の植物〔J〕. 植物分類地理，1969，24（3）：65-76.

容而写，李时珍描述此书为：

此书盖因寇氏衍义之义，而推衍之，近二百种，多所发明。但兰草之为兰花，胡粉之为锡粉，未免泥于旧说。而以诸药分发五行，失之牵强耳。

朱震亨，字彦修，以丹溪之号为人所知，浙江省金华市义乌人。为求良师走遍中国各地，于泰定二年（1325年），也就是其45岁时，入罗知悌门下，习得刘完素、张从正、李杲等人的学问，知晓三家学问均依据经典文献，心中凝滞的意念终于如雾消散。该书的成书年代不明，朱震亨78岁过世时为至正十八年（1358年），由此可将该书视为元末的书。

据明代方广所写《丹溪心法附余》可知，该书被收录于陕版、蜀版、闽版等版本的《丹溪心法》中，程充本却并无收录，因而方广在其附余本的卷首收录该书。另外还有《医统正脉》收录的《丹溪心法》，但其中仍未见《本草衍义补遗》。所以，应该另有单行本，但尚不清楚。

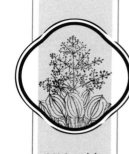

第七章

明清本草

一、概要

明代医学用一句话概括就是宋代医学与金元医学相互融合而成的混合医学。因而本草的两个流派也就此合二为一。明代医学的根基也是《证类本草》，其在明代各个年代都有刊行，也证明了这一观点。《政和本草》以山东桌司刊本为首，也得以多次重刊。与此相反，《大观本草》在此期间只刊行了一次，除此之外，也有《大观本草》与《政和本草》合并而成的两个系统刊本，但这两种系统均是以《政和本草》作为主体内容，可以说明代所用本草书基本上都是《政和本草》。但在清代顺治十三年（1656年）刊行了万历版的合并补刻本及光绪三十年（1904年）出现柯逢时的影印版《大观本草》的这段时间并未刊行《证类本草》。

明代有两部以替代《证类本草》为目的而编撰的本草书。

其一是太医院院判刘文泰奉明孝宗诏令编成，于弘治十八年（1505年）完成的《御制本草品汇精要》四十二卷，此书为明清时代唯一的敕撰本草。

其二是湖北荆州医学世家出身的李时珍历时三十年完成的《本草纲目》五十二卷，于万历二十一年（1593年）在南京刊行。

首先成书的《御制本草品汇精要》稿本被秘藏于宫中，直到民国初年都没什么人知晓该书的存在，与此相对的是之后成书的私撰

《本草纲目》在明末之后还有所刊行，在清代更是代替《证类本草》登上了本草界的王座，更有甚者还将其称为本草书籍中的最高宝典，《本草纲目》扬名海外，其译本也得到刊行。

《御制本草品汇精要》与《本草纲目》都是据《证类本草》，尤其是据《政和本草》编撰而成。《御制本草品汇精要》的文字简明扼要，以药图为主体内容；《本草纲目》则与此相反，旁征博引诸家学说，整体偏向于文字叙述。在药品的分类和次序上，《御制本草品汇精要》更为接近《证类本草》，而在引用文章方面，《本草纲目》所引内容远比《御制本草品汇精要》的要多。

这样一看两者之间的区别十分明显，同时也有与《证类本草》不同的地方。第一，二者分解了《证类本草》并改变了本草书框架，第二，二者吸取了金元时代的药说。

首先，第一点体现于两书均只收录了《证类本草·序例》中的一部分，因而基本看不出其原有形态。并且各论中每一药条下记载有一段文字，从内容上看《御制本草品汇精要》分成了24个项目，《本草纲目》则分成了8个项目。《御制本草品汇精要》中删去了除《神农本草经》和《名医别录》以外的大部分记载，而与此相对，《本草纲目》中的引用内容则十分之多，但其中文章不仅被截断，更有诸多删除或改动的痕迹，并非完全照搬。

其次，第二点中，《御制本草品汇精要》序例等部分并未提及金元学说，仅在各个论点中提到了"性""气""行"等金元药理学说的内容，而《本草纲目》序例中大半部分都是金元学说，各论中"正误"一条下也基本都是金元学说的内容。简而言之，《御制本草品汇精要》以简洁为宗，《本草纲目》以博采为旨，二者均是以代替《证类本草》为目标，却无法替代《证类本草》。

除上述两本书之外，明清均撰写了大量的本草著作，据这些书籍所写内容大致可以分为三类。

第一类是以实用为主旨的本草书，这一时期的大多数本草书都属于这一分类。《证类本草》与《本草纲目》均是基础的本草典籍，但因为这两本书卷帙浩繁又含有多种稀用品，所以医家在日常使用时颇有不便，自然而然也就有人希望可以出现一种仅记载治疗相关药品并简要概括该药品药效的书。在《本草纲目》出现之前便有应这一需求所写的本草书，比如徐用诚的《本草发挥》、王纶的《本草集要》、汪机的《本草会编》、薛己的《本草约言》、陈嘉谟的《本草蒙筌》等，还有《本草纲目》之后的本草书籍，比如李中梓的《本草通元》、李中立的《本草原始》、倪朱谟的《本草汇言》、顾元交的《本草汇笺》、沈穆的《本草洞诠》、汪昂的《本草备要》、陈士铎的《本草新编》、吴仪洛的《本草从新》等。

这些书籍的内容自是各不相同，但共同的特征在于吸取了较多金元药说的内容，这些内容不光占据了总论中的大部分，在论述每一药品时也记载了很多表现药物药性的内容，比如：

人参，君，味甘，气温微寒，气味具轻，阳也，阳中微阴，无毒。(《本草集要》)

人参，味甘，气温微寒，无毒，阳中微阴，可升可降。(《本草约言》)

人参，味甘，气温微寒，气味具轻，升也，阳也，阳中微阴，

无毒。(《本草蒙筌》)

人参，味甘微苦，气温，无毒，入肺脾二经(《本草汇言》)。

相当于《证类本草》中的"人参，味甘微寒，微温无毒"(加点的字在原书中为白字)。也就是说从金元时代开始出现轻重、阴阳、升降、入经等概念，明清时代将这些内容连同气味均视为药物的基本药性。每种药物的正文中，明代本草书中也有像《证类本草》一样罗列药效的内容，但同时也有药理学说的内容，而清代本草书基本以药理学为主体内容。除此之外，还记载有药物的产地、良莠、炮制等内容，但考察药物基源的内容十分稀少。这主要是因为明初本草书是由宋代本草书加上金元药说所组成的，从实用本草角度来说，宋代本草书的痕迹随着时间流逝愈发稀薄，到了清代基本上就只有金元本草的痕迹了。

第二类是以药理学理论为主体的本草书。上述以实用为主的本草书也均含有药理学说，尤其是明末往后的本草书基本以药理学为主体，张三锡所写的《本草选》或是郭佩兰所写的《本草汇》等都是非常典型的例子。《神农本草经》是本草书的原典，随着人们对药理学说愈发重视，自然而然也就引起了人们对该书的重视，从明末开始出现了以注解《神农本草经》的形式论述药理学的内容。其中的先驱者便是明代的缪希雍，撰写了《本草经疏》，此后，清代叶桂所写的《本草经解要》、徐大椿所写的《神农本草百种录》、陆仲德的《本草拔萃》、张璐的《本经逢原》、陈念祖的《神农本草经读》、吴世铠的《本草经疏辑要》、邹澍的《本经疏证》、叶志诜的《神农本草经赞》、姜国伊的《本经经释》等均属于这一类别。

第三类便是致力于复原《神农本草经》的本草书。以明末的卢复为首，清代的孙星衍及其侄子孙冯翼，还有顾观光、姜国伊、黄奭、王闿运等人各自制作了辑本，日本的森立之继《本草经集注》之后还复原了《神农本草经》。

这些书籍都各具特色，在药品的分类上，卢复本、顾观光本、姜国伊本据《本草纲目》的"神农本草经目录"进行分类，孙星衍本、黄奭本、王闿运本依据《证类本草》进行分类，森立之本则是改编了《证类本草》的分类方式进而重新分类。但在区分三品这点上，均与《新修本草》的内容存在很大出入，下文将揭示其中不同的内容（"上品→中品"表示在《新修本草》中本来被视为上品的药物在这些书籍中被视为中品，以此类推）。

（上品→中品）

（卢本）白青、扁青、石胆、茈胡、芎藭、茜根、菅实、薇衔、白兔藿、五加皮、檗木、木兰、牛黄、发髲、丹雄鸡、雁肪、海蛤、文蛤、鲤鱼胆、蠡鱼

（森本）石钟乳、防风、黄连、沙参、丹参、决明、芎藭、蘼芜、续断、黄芪、杜若、薇衔、五味子、檗木、桑螵蛸、海蛤、龟甲

（上品→下品）

（卢本）瓜蒂

（王本）发髲

（森本）巴戟天、飞廉、五加皮

（中品→上品）

（森本）水银、石龙芮、秦椒

（中品→下品）

（证类、孙本）水蛭

（卢本）殷孽、孔公孽、铁落、铁、铁精、松萝、伏翼、猬皮、樗鸡、木宝、蜚蠊、䗪虫、蛴螬、蛞蝓、水蛭、蟹、天鼠屎、大豆黄卷

（森本）紫参、淫羊藿、款冬、牡丹、防己、女菀、泽兰、地榆、天鼠屎

（下品→中品）

（证类、孙本、王本）燕屎

（卢本）麋脂角、豚卵、彼子、杏核仁、桃核仁、水芹

（森本）桔梗

由于药理学理论研究已蔚然成风，这些复原本也得以相继刊行，但与其说是对于药学的重视，更深层的原因是当时将这些内容作为考据学的研究对象，这一点是无法否认的，其中不能忽视的是柯逢时所刊行的《大观本草》及《本草衍义》的影印本。《本草衍义》的底本由杨守敬从日本带回，杨守敬一定参与了这些书籍的刊行。而他在日本受到了森立之等考据派的影响，并得到了多本古籍，从而写就了《日本访书志》，他参与柯氏的影印本刊行一事应该也是出自考据学的立场。

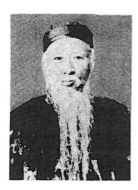

图7-1　杨守敬

注：神田喜一郎《敦煌学五十年》所载

总结上述内容，明清本草最初是由宋本草与金元本草融合而成，

至《本草纲目》达到最高峰，这一时期《证类本草》被舍弃。之后转而流行药理学研究，接连出现对《神农本草经》药理学理论的注释，考据学家对这一内容高度关注，在复原《神农本草经》的过程中，人们重新认识到《证类本草》的真正价值。

明清时代本草书与时俱进逐渐染上了金元时代的色彩，因而从现代医药学角度来看，除《本草纲目》外有许多内容缺乏参考价值。其中颇为杰出的有赵学敏的《本草纲目拾遗》与吴其濬的《植物名实图考》这两本书，前者就现行中药进行了研究，后者对植物药进行了研究，均是不可多得的好书，可谓是清代药学资料双璧。

二、主流本草

1.《御制本草品汇精要》四十二卷　〔明〕刘文泰等敕撰

（1）编撰与传承

明代太医院院判刘文泰等人奉明孝宗诏令编纂该书，弘治十八年（1505年）三月三日制成正文四十二卷、序录及目录一卷，除此之外，还在卷末添加了附录的精装本，并进献皇宫。明孝宗在御制序中写道：

删《证类》之繁，以就简。去诸家之讹，以从正。天产地产，煎成煅成，一按图而形色尽知，载考经而功效立见。永登仁寿，应垂遐远。

　　据此可知，此次编撰的主旨在于写成一部代替《证类本草》、便于医家使用的本草书。《明实录》[1]记载了本次编纂的过程，弘治十六年（1503年），明孝宗通过司礼监太监（宦官）萧敬，命翰林院派两名官员协同太医院删繁补欠，制成宜于观览的本草书。依据这一诏令，大学士刘健便派沈焘与陈霁二人参与编纂，但因太医院一方刘文泰等人已制订了独立计划，二者之间产生了纠纷，最终鉴于本草书的特性，由太医院担任本次编纂，并选取生官及儒士画士共计47人，协助此次编纂。丘濬在景泰年间考中进士并在明孝宗在位期间成为文渊阁大学士，他以重修本草为志，曾经为每种药材设条目13则并各选取一种药物作为实例，故参与了编纂，因而刘文泰等人所写序文后附加的纂修官员职名中有所记载，司设监太监张瑜为总督，其下设提调2人、总裁3人、副总裁3人、纂修10人、催纂3人、誊录14人、验药形质5人，合计41人，此外后文中的Giuliano Bertuccioli博士[2]（汉名为白佐良）还从现存稿本中列举了包括王世昌在内的8名画家。

　　明孝宗被称为明代数一数二的明君，据《明实录》记载，其爱好医药学，在南域制成诸丸剂并赐予臣民，《御制本草品汇精要》一书也可以说是其仁政的一个部分，且该书还是明清时代唯一的敕撰

[1] 参考《明实录》二百一十二册，《孝宗实录》第二百〇二卷。
[2] BERTUCCIOLI G. A note on two Ming Manuscripts of the pen-ts'ao-p'in-hui-ching-yao［J］. Journal of Oriental Studies，1956，31：179-181.

本草。因成书后当年的五月皇帝就已崩殂，该书在明代并未得到刊行，仅藏于宫中秘库之中，并就此由清室继承。[1-2]

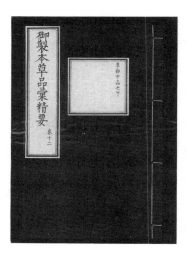

图7-2 《御制本草品汇精要》
香港本

清代康熙三十九年（1700年），武英殿监造赫世亨及张常住奉清圣祖康熙诏令，临摹弘治本中的部分插图，制作弘治本绘录（仅有绘画的部分）。与此同时，太医院吏目王道纯及医士汪兆元受诏，校正弘治本中出现错漏的字句及注释中存在讹误的部分，且因弘治本中对比《本草纲目》缺少药物480余条，王道纯等人便参照《本草纲目》，仿照弘治本的体例编成补遗本共十卷，增《脉诀四言举要》为附录，将该书命名为"本草品汇精要续集"进献皇室。由此清室秘库中收录的除了弘治年间的原卷之外，还有康熙下令临摹制造的绘录以及由王道纯等人校正后的正文加上《续集》编撰而成的一部，合计三部，但这些内容仍未得

[1] 冈西为人.御製本草品彙精要［J］.塩野義研究所年報，1952，2：82-87.

[2] 译注：土屋悠子进一步考证编撰的来龙去脉，认为弘治十八年（1505年）《品汇精要》成书的同时弘治帝崩逝，正德帝继位，在此过程中被遗忘，未得以刊刻。参见：土屋悠子.『御製本草品彙精要』編纂の序幕［J］.日本醫史學雜誌，2014，60（1）：3-20.

到刊行，秘藏于皇宫之中，直到民国十二年（1923年）烧毁中正殿之际，弘治年间的原卷与康熙年间临摹的绘录才得以重见天日，流传到市井之中[1]，故宫中仅存有王道纯等人编写的校订本与《续集》。坊间流传，江苏武进的陶湘将弘治本全卷与康熙年间摹造的十三册绘录收入他的涉园之中，弘治本则是归郭葆昌所有，郭氏去世后移至香港。

弘治年间的原本在格式上仿照《永乐大典》，纸张用朱丝栏，每半叶八行，每行十六字，以楷书书写，朱墨杂书。每页开头载有彩色药图，版式整洁，但其尺寸仅比《永乐大典》的小十分之一，装订成三十六册的小型书册。据说康熙年间的摹造绘录尺寸比弘治本的还要小十分之二[2]，《故宫殿本书库现存目》（下册书影）中"羌活"与"铁粉"附图的两页按照原本使用了彩色影印，这两页左页均画有药图，右页则记载了该药物条目前一条的药（羌活前记载了独活，铁粉前记载了生铁）正文的末段。[3]这部分所写文字使用了细长的明代

---

[1] 关于书册的流传，白佐良先生认为，可能是1923年6月27日中正殿火灾，或者是在1924年冯玉祥将最后的皇帝赶出宫廷之际，众多古书与美术品流落市场，该书也随之去向不明，且R.F. Johnston（庄士敦）在《紫禁城的黄昏》（*Twilight in the Forbidden City*）（1934）中写到这场火灾有可能是宦官为了防止他人察觉他们从宫中带走不少贵重物品和图书所策划的。

[2] 参见：陶湘《故宫殿本书库现存目》中册类纂，第7页（1933）。

[3] 译注：装订前的一张纸上，右边画药图，左边写文字。但装订后，药图变为左页，对应的文本则需要再翻一页，才能在右页看到。

活字字体，大字每半叶十二行，每行十六字，以细字记载双行，栏外注释有"原高八英寸又十六分之十三，横六英寸小八分之一"。

以上记载的均是未经刊行的稿本，自然也未收录入《四库全书》中，知道这些内容存在的也不过是极少数的人，直到民国二十六年（1937年）上海商务印书馆以活字刊行了王道纯等人的校正本及《续集》，该书才初次为世人所知。《御制本草品汇精要》有五册四十二卷，另有《续集》及附录一册，合计装订六册，本就不含药图，且其中并不包含朱墨杂书这一形式，但大致上足以体现弘治本的内容。该书于1955年10月，由商务印书馆重刊了洋纸装的三册本，得到了广泛的运用。

此外，罗马的国立中央图书馆（Biblioteca Nazionale Centrale Vittorio Emanuele Ⅱ）中秘密收藏了一部分抄本，曾任北平（现北京）图书馆馆长的袁同礼先生在访问罗马时发现了该书，并将此事报告[1]给了北平图书馆月刊。1936年，王重民先生也发现了这本书。据说《本草品汇精要》的古代抄本共有两部分，一部分在罗马，一部分在北京由私人收藏[2]。1946年，袁先生再次访问罗马检测该书，1951年，陈存仁先生更是为了寻求中国的古代医书寻访欧洲诸国，并造访罗马，在罗马大学杨凤岐教授的努力下，拍摄了其中的一部分[3]。

[1] 据陈存仁及白佐良所写报文。

[2] 王重民. 罗马访书记［J］. Quarterly Bulletin of Chinese Bibiliography（Chinese edition），1936，3（4）：238.（自白佐良先生所引）

[3] 陈存仁. 中医中药传海外［M］. 香港：港九中医师公会，1951：37-43.

1953年，香港的意大利领事白佐良先生仔细检查了该书，翌年报告了此事，据此这一罗马本就代表了"东洋的奇书"。后附以"OR 179（1~17）"这一串字符，被改版为以羊皮纸包装的十七册书册，第十七册上印有"安乐堂藏书记"的印章。

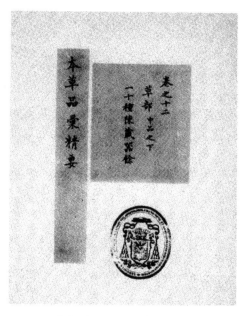

图7-3　《本草品汇精要》罗马本的封装

安乐堂是康熙皇帝的第二十二子允祥的堂号，雍正皇帝时被册封为怡亲王。罗马图书馆收录该书的时间为1877年（光绪三年），在此之前该书为罗伯济（Bishop Lodovico De Besi）所有，这个人是意大利维罗纳贵族出身的传教士，1835年（道光十五年）初到中国，1840年到1847年作为南京地区的管理者进行布教，之后归国，并于1870年在意大利去世，其在管理南京期间如何得到该书一事尚不明了。

白佐良博士更是在1955年8月至9月经香港大学图书馆馆员介绍得到了检查香港本（弘治原本）的机会，并将这一版本与罗马本进行了对比研究。得到的结果表明该书用蓝色绢布做封面，按照中国样式装订为36册，以黄色绢布作为题签，并写有"御制本草品汇精要"，收纳于古旧樟木箱中。合计42卷，2600页，1358张图，各页高33.8厘米，幅宽21.2厘米，没有印章的痕迹。与此相对，罗马本的题签中没有"御制"二字，高31厘米，幅宽19.2厘米，比香港本稍小，可能是在改版时遭到切断所致，且书中的书法以及图画比香港本的稍劣，纸张数为2599页，比香港本少1页，第17册中有1—2张补抄内容，两本均是明代的抄本。这一罗马本也是用楷书书写，由此可知该书并非以活字体所写的康熙重绘本，而应该是临摹抄写了弘治本全卷内容，香港的柳存仁博士在信中认为该书应是清代初年的抄本。[1-2]

（2）概观内容

上海商务印书馆刊行的王道纯本整体由下列6个部分组成：

①首卷（序例及目录）

②正文（42卷）

③附录

[1] 译注：真柳诚.『本草品彙精要』ローマ本・大塚本・ベルリン本の成立関係［J］.漢方の臨床，2002，49（9）：1207-1220.

[2] 译注：肖永芝，何慧玲，张丽君.《本草品汇精要》卷二：区分正本、副本两大传本系统的关键［J］.时珍国医国药，2012，23（12）：3201-3202.

④续集序目

⑤续集正文

⑥续集附录

首卷先是记载了明孝宗所写御制序，之后是弘治十八年（1505年）刘文泰等人所写的进表、纂修官员职名、序例及凡例、神农本经例、采用斤两制度例等内容；最后载有目录。

该书中"序例"与《证类本草·序例》不同，主要阐述了编纂该书的主旨。"神农本经例"则仅从《证类本草·序例》中选取白字文部分，"采用斤两制度例"是从《证类本草·序例》中摘录了"凡采药时月……"往后所写的合药分剂料理法则、徐之才的凡例、《雷公炮炙论》序文等内容组成，这些内容均多多少少删除了烦琐的部分。"目录"基本与《政和本草》的一致，药品的出处来自《开宝本草》中的"今附"、《嘉祐本草》中的"新补""新定"等，皆作为"宋本先附"，并将《证类本草》中新增内容作为"唐慎微附"单列出来，新添加了"今补""今定""今移"等内容，目录最后还将这些总括为"新旧药味共一千八百一十五，内四十六种今补，二十一种今分条，二种今定，三十一种今移，外二种今退"。1815这一数字与《政和本草》所记载的1748种药物中添加67种（今补＋今分条＋今定－今退）后所得数字一致。

新添加的有炉甘石、鹅管石、锡灰、东流水、甘烂水、粉霜、草果、三赖、八角茴香、两头尖、佛耳草、樟脑、沥青、大风子、猪腰子、秋石、狮子屎、塔剌不花、豪猪、天鹅、鸨、鹚（cí）鹩（láo）、水□（zhá）、香丸、马槟榔、平波、八担仁、银杏、株子、必思答、豌豆、青小豆、葫芦、甘露子、蘑菇、香菜、天花、胡萝卜、玉簪花、撒馥兰、一枝箭、隔山消、九仙子、石瓜、苦只刺把都儿、孩儿茶、锦地罗等等，正文中并没有其中所记载的大风子、秋石等10种药物的条目。同样未记载的还有地菘与鸡肠草这两种。

之后的42卷正文与《政和本草》除序例2卷之外的28卷内容相当，玉石、草、木诸部各增3卷，禽、果两部各增添2卷，本经外类与有名未用占1卷，合计14卷，比《政和本草》记述的内容更多，在药品分类与排序上与《政和本草》的基本一致，与《政和本草》一样每卷附有目录。

但在各类药物的记载方式上却与《政和本草》的截然不同。该书中最初以"草之章"为题记载，在下一行记载药名及"有毒无毒"，若药物有附条则以"附某"加注，下方记有"丽生"等内容，后文画有药图，接下来列举了药名（若是本经药物则会标注"出神农本经"），以大字写药效，最后标注出处以及其他注释。商务印书馆本中并无图画，也并未区分文字颜色，但抄本中除了彩图外《神农本草经》中的文章均以朱字书写，并在末尾处以朱字注解"以上朱字神农本经"。

所谓"草之章"是邵康节在《皇极经世书》中所提出的一种独特的分类方法，玉石类分为石、水、火、土、金这5类，草木果壳菜等植物分为草、木、飞、走这4类，禽兽虫鱼等动物则分为羽、毛、鳞、甲、裸这5类，书中不乏石之石、石之土、土之木、金之木、草之草、草之飞、木之木、毛生、羽生等内容，但并非每条都有类似分类，且并非所记载药物均是按照这个标准进行分类。

　　"丽生"是按照药物所在地、形状、生长、制法分类，矿物分为石穴生、土石生、石生、穴生、土生、山穴生、山窟生、岩穴生、卤地生、铜生、水石生、煎炼成、锻炼成、铸镐成、炼成等，植物分为植生、丛生、蔓生、特生、寄生、散生、浮生、水生、泥生、海生、土生、丽生、煎炼成等，动物分成胎生、卵生、化生、湿生、熬成、熬炼成等，但这也并非分类的标准。

　　在注释部分也与《证类本草》的大相径庭，不采用按照年代顺序列举诸家文章这一方式，转而将其分为下列24项分别记载。

　　名：列记别名

　　苗：记载原植物的形态及鉴别方法

　　地：产地

　　时：采集时间

　　收：阴干、曝干、贮藏法

　　用：药用部位（花子等）及良劣辨别

　　质：生药的形状，多记录为"类某"

　　色：青、黄、赤、白、黑等颜色分类

　　味：酸、辛、甘、苦、咸五味

　　性：分为寒、热、温、凉、收、散、缓、坚、软

　　气：分为厚薄、阴阳、升降

　　臭：腥、膻、香、臭、朽等气味

　　主：主要的药效

　　行：记录所入经络名

　　助：列举佐使药的名称

反：列举畏恶药的名称

制：使用方法、调制方法

治：记载诸家关于药效的学说并分为"疗"（治病）与"补"（强壮益寿）

合治：与其他药物配伍后的治疗效果

禁：禁忌（使用时应注意的病症、体质）

代：代用品

忌：配伍禁忌

解：解毒能力

赝：赝品及其鉴别方法

这些注释在抄本上最初以画圆圈的方式圈住项目名并以朱字书写，注文以小字书写，双行记载，引文文首框出出处名称并以朱字书写，但华佗、吴普、徐之才、掌禹锡、沈括、肘后方、斗门方、博济方等均被收录进了"别录云"一条下。从其他书籍中引用的内容则置于"苗""地""治"三条下，其他内容并未标注出处。旧本草中也记载有这些项目，两本书之间的表述还是有些许差异。从前被称为"气"的寒热温凉在该书中与收散缓坚软一同被称为"性"，阴阳厚薄升降被称为"气"，这些内容与表示所入经脉的"行"均来自金元医学，这也是明代本草的一个特征。像这样整理区分大概是为了便于医家使用，但并没有药物具有上述24条中记载的所有内容，基本上只涉及其中的10条到20条。

以上所写的是正条品的格式，"海药余""陈藏器余"等药品在各卷卷末记有类似"三种海药余"的标题，下一行中写有引文。但并非每种药品的文字都会换行，有的仅附以朱色印迹以示区别，甚至并未分为24条。有名未用品也采用了同一种格式，但图经中的本经外类则使用了正条品的格式。

最后一卷附录为"解百毒及金石药毒例""服药食忌例""凡药不宜入汤酒者""药味畏恶反忌""妊娠服禁""地名考正"等，其中至"药味畏恶相反"一条为止，之前诸条均为引用《证类本草·序例》所写。"妊娠服禁"中列举的药名与《证类本草·序例》中"堕胎"一条下的相同，但列举顺序并不一致。"地名考正"将旧本草中出现的地名按照明代的地名名称进行了整理。商务印书馆本总目录中附有"诸药异名"一条，但正文中并未出现。

《御制本草品汇精要续集》（十卷）卷首记载有康熙四十年（1701年）十一月王道纯等人所写进表，正文分别将玉石、草、谷豆、人、兽、禽、虫鱼、菜、米、木十部分各列一卷，正条品319种，附条品179种，合计498种，分别记载了出处。其中大多数药品都取自《本草纲目》，此外均出现在《神农本草经》《名医别录》《本草纲目拾遗》《食疗本草》《蜀本草》《开宝本草》《本草图经》《雷公炮炙论》等旧本草书籍之中，《本草衍义补遗》、《日用本草》、《本草会编》、《救荒本草》、《食物》(汪颖)、《食鉴》、《本草蒙筌》等元明本草或像《千金方》《延年秘录》《生生编》《寿域方》《桂海志》《异物志》《嵇含》《南州记》《交州记》《海槎录》《酉阳杂俎》《崔豹古今注》《齐民要术》《益州方物图》等书籍也有所引用，还有一些新增药品。在各种药物的记载中正条品的格式与《御制本草品汇精要》的格式相同，基本上都是简单记述。

　　续集附录（二卷）上卷以"本草品汇精要脉诀四言举要卷上"为题，引用崔嘉彦的《脉诀》（李言闻删补）中"血脉堕道第一"到"真脏脉第八十一"共81条内容，并加以王道纯的注释而成。下卷以"本草品汇精要脉诀卷下"为题，主要记载了《内经》《难经》《伤寒》《金匮》等书关于望诊、声诊、问诊、辨舌这几条内容的考证，最后附加"脉诀考证"与"脉诀四言举要"。这可能是模仿江西本往后的《本草纲目》添加了这一附录，但"脉诀考证"与"四言举要"之外的内容为王道纯自撰，应是将其平生钻研的成果总结写就的附录。

　　综上所述，《御制本草品汇精要》为明代唯一的敕撰本草书，可以看出该书在编纂过程中考虑极为周到，一言以蔽之，该书以《政和本草》为基石，并在此之上添加了金元药说写成。将注释分条列举应该也是为了方便医家使用，可以快速提取其中的要点，为此删除了《证类本草》中的旧注释，另外还有多处省略，就这点而言终究是无法代替《证类本草》。《御制本草品汇精要》添加了金元药说并增添40多种新药，反映了当时药学的发展，可以说是研究明代本草的有用资料。《明史》（第九十八卷，艺文）中有"孝宗证类本草三十一卷"，然而在其他书籍中并没有相关记载，这一标题所写的或许是指《御制本草品汇精要》，但书名及卷数都不一致，因而此事仅为推测。

2.《本草纲目》 五十二卷

（1）作者与编撰

《明史》[1]中有记载李时珍传记，其中并未记载其生卒年，具体情况不明。但在1953年计划拍摄李时珍传记电影时，张慧剑先生亲自造访李时珍的出生地并进行调查[2]，之后医史学家王吉民先生总结了李时珍传略[3]，再加上陈存仁先生的考证[4]，这些谜团被一一解开。

李时珍，字东璧，晚年号濒湖山人，湖北省东南部蕲州人。其祖父和父亲李言闻（字子郁，号月池）均在市井行医。李时珍正德十三年（1518年）出生于蕲州东门外瓦硝坝，万历二十一年（1593年）以76岁高龄去世，葬于蕲州东门外竹林湖畔。蕲州以蕲艾、蕲蛇、蕲竹等闻名，自古以来此地不仅是著名的产药地，更是湖北、河南、安徽、江西四省交界地，离武汉也很近，通过长江直通药仓四川，可谓占据了交通上的

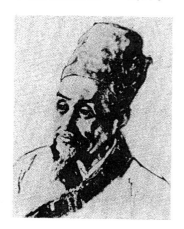

图7-4 李时珍图，据《医仙图赞》兆和重绘本

注：陈存仁《中国医学史》所载

[1] 参考《明史·方技传》（第二百九十九卷）。

[2] 张慧剑. 李时珍［J］. 新视察，91-95报. 其后整理成一册并由上海人民出版社于1954出版。

[3] 取自王吉民《李时珍传略》，李时珍文献展览会特刊（1954）。

[4] 陈存仁. 李时珍先生逝世三百六十年纪念［G］// 存仁医学丛刊：第2年第1册. 香港：求实出版社，1954：1-21.

优势，作为一大药材集散地而繁荣，因而能够出现像李时珍这样的大本草学家也绝非偶然。

李时珍出生后不久，其母张氏便卧病在床，且李时珍自幼身体羸弱，所以喜好医书，长大后子承父业为贫民治病，嘉靖三十一年（1552年）开始纂集《本草纲目》的时候李时珍的行医名声便已远播，名扬千里，据说当时病人最大的愿望就是"到蕲州访问李大夫"。嘉靖三十五年（1556年）左右，为了补充太医院的人才，礼部命令各地推荐当地的医学人才，李时珍受湖广官吏推荐奔赴北京的太医院。又因在太医院所任官职不高，一年后便辞职回乡，但人们都尊称他为太医院院判。又过了一年，奉楚王朱英㷿之命赶赴武昌，任王府奉祠所奉祠一职，并兼任良医所的职务，嘉靖四十年（1561年）左右辞官回乡，并在他所喜爱的雨湖北岸建造新居，名为红花园，不久之后便操办了父亲李言闻的葬礼。

嘉靖四十四年（1565年）以后，李时珍不时去太和山（湖北武当山）、庐山（江西）、摄山（栖霞山）、茅山（江苏）、牛首山（江苏）等地旅行，跋山涉水。主要目的自然在于采集研究药物，与此同时也效仿唐慎微收集单方。据说他常与当地的农夫及渔人们促膝长谈，为他们治疗疾病，不收谢礼，仅记录单方。

关于《本草纲目》的编纂，李时珍在序例中也提到"搜罗百氏，访采四方，始于嘉靖壬子，终于万历戊寅，稿凡三易"。嘉靖壬子年（三十一年，1552年）李时珍35岁，着手资料收集，26年后即万历戊寅年（六年，1578年）李时珍61岁，书稿完稿。但其后的增补订正却延续到其临终时才结束。

　　稿本虽已写就但刊行并不容易，在蕲州始终无法解决这一问题，因而李时珍在万历七年（1579年）左右前往南京寻找出版者。虽然最终并未达成目的，却有机会接触并吸收西欧药物相关知识，并于万历八年（1580年）九月前往太仓与王世贞重叙旧谊。

　　王世贞于万历十八年（1590年）春在上元日写就的序言中记录了李时珍到访太仓弇山园会见王世贞并在此滞留数日，展示了《本草纲目》稿本并请王世贞作序言一事。同年，南京的王承龙开始准备该书的刊行事宜，直到万历二十四年（1596年）完成刊行。李时珍76岁去世那年是万历二十一年（1593年），因为他想将该书进献朝廷，便提前起草了自己的遗表，万历二十四年（1596年）次子李建元将这一内容放入书中制成进疏，并附上刊本进呈明神宗。据进疏的记载，朝廷为了纂集正史向天下征集书目，本次进献书籍是对这一征集的回应。《明史》中也有相同的记载，但张慧剑先生认为这是因为民间刊行较少，李时珍为了借助当时最高统治者朱翊钧（神宗）的力量让《本草纲目》广为流传才进献该书。明神宗在万历二十二年（1594年）三月据陈于陛进言下令纂集国史[1]，李时珍所写遗表自然与此次书籍征集没有什么关系。

---

[1]《明史》第二十卷，神宗纪，第二百一十七卷，陈于陛传。

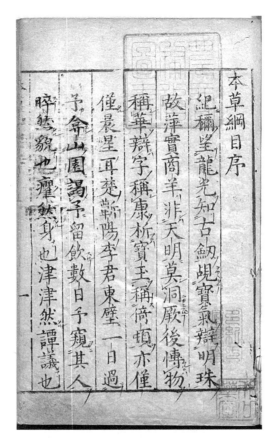

图7-5　金陵本《本草纲目》(王世贞序)

李时珍竭尽毕生精力写就该书，据金陵本卷首所记载的编集书目人员姓氏可以得知他的子孙及门人均参加了该书的校订。李时珍的结衔为"敕封文林郎四川蓬溪县知县"，据建中的官阶判断应是在其死后追封的官衔。金陵本的药图开头写着"阶文林郎蓬溪县知县男李建中辑，府学生男李建元图，州学生孙李树宗校"，并无李时珍的名号，渡边先生认为这可能与李时珍并无联系。

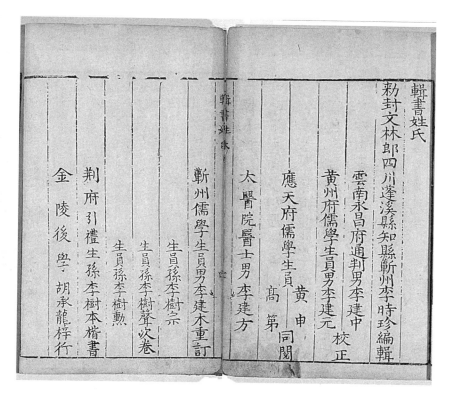

图7-6　金陵本《本草纲目》(辑书人姓氏)

该书初版除了金陵本之外，还有万历三十一年（1603年）刊行的江西本，至今为止在中国和日本接连出版了无数版本，以本草的圣典著称并且应用广泛，除了日文之外还被翻译为法文、德文[1]、英文

[1]　参见陈存仁《中医中药传海外》（1951）第33—36页，其中详细记载了在瑞士费尽苦心获得德译本的过程，这本德译本并非完整翻译的版本，省去金石类的内容，而从山草类开始记载。

等译本[1]，苏联莫斯科国立大学的大讲堂走廊上，李时珍作为世界的大科学家，他的大理石像与南齐的祖冲之的被并列放置。

　　尽管该书现在被视为世界性的名著，但考证学家的评价很是尖锐，孙星衍（《本草经·序》）评价道："明李时珍作本草纲目，其名已愚，仅取大观本割裂旧文，妄加增驳，迷误后学。"

　　多纪元坚（《药治通义》）引用这一说法："盖李书肆意改旧，强立条理。故使学者眩惑奉之若圭臬，援处驳杂不知其从一便为诬妄。孙氏所言，切中其病。"

　　森立之（《神农本草经·序》）也评价道："取证类读之，初知纲目杜撰妄改，所据不足。"

　　中尾万三博士也认为该书为无用之书，上海自然科学研究所中并未收藏该书。这些批判的声音不管哪一种都集中于该书破坏本草

[1] 据陈存仁《存仁医学丛刊》第2年第1册，第15页，法文版本于1735年（雍正十三年）出版二册本中的一部，由两章构成，第一章记载着序例，第二章收录了十几种药品，可以说是简易翻译本。英译本最初由Ralph Mils等人花费十几年制作，有40册手稿本，1920年归国时将这些手稿本转让给北京的B. E. Read，Read与中国人一同得到了金石、兽、禽、鳞、介、虫诸部，从1928年到1941年按次序分册并由北京博物学会出版，草木部并未刊行，并从《本草纲目》中的果、谷、草、木诸部中选取867种，记载了其中的名称、有效成分、诸家评论等内容，附有英文与中文索引，那一稿本藏在中华医学会上海分会的医史博物院。不管是法文本、德文本、英文本均非完整翻译，所以确切来说并没有翻译本。

原有形态、据编者自己的所见所闻对原本就复杂的本草内容进行整理，但对本草原有内容进行改变在所难免，从整体角度来看不能完全否定该书的价值。但是，不能凭信该书的引用部分。

（2）主要内容

《本草纲目》的具体结构根据版本的不同，存在一定的区别，初版的金陵本结构如下：

①（序目）王世贞序、辑书人姓氏、药图、凡例、总目录

②（卷一至卷二）序例　上下

③（卷三至卷四）百病主治药　上下

④（卷五至卷五十二）各论

序例部分与《证类本草》一致，整体结构存在显著区别，上卷由下列各条构成：

"历代诸家本草"简略解读了从《神农本草经》到《本草纲目》共48部主要本草书籍。

"引据古今医家书目"罗列记载了《素问》往后361本书的名称（旧书所引84本书，李时珍所引277本）。

"引据古今经史百家书目"罗列记载了《易经注疏》往后591本书（旧书所引151本，李时珍所引440本）。

"采集诸家本草药品总数"列举了从《神农本草》到《本草纲目》合计29部书，注释记载了来自各部书的药品总数。

"神农本经名例"仅记载了《证类本草·序例》中白字文的内容。

"陶隐居名医别录合药分剂法则"引用《证类本草》序例中的合药分剂料理法则，以大字所写的正文有所省略，注释文章内容明显

增加。

之后记载有"采药分六气岁物""七方""十剂""气味阴阳""五味宜忌""标本阴阳""升降浮沉""四时用药例""五运六淫用药式""五脏六腑用药气味补泻""五脏五味补泻""脏腑虚实标本用药式""引经报使"等诸项，均来自金元医学。

序例下卷由以下内容构成：

"药名同异"囊括了从五物同名到二物同名的同名异物，并列举了"比类隐名"。

"相须相使相畏相恶诸药"及"相反诸药"相当于《证类本草·序例》后所述七情条例。

"服药食忌"相当于《证类本草》中所列举的服药食忌例，但完全改变了其中的内容并且增加了药品条目。

"妊娠禁忌"中列举的药品名称在《证类本草》中"通用药堕胎"一条下也有记载，"妊娠禁忌"在《证类本草》基础上追加了诸多药物。

"饮食禁忌"的内容在《证类本草》中并未出现。

"李东垣随证用药凡例"记载了应对风中六腑及肾热等80种病症的主治药品。

"陈藏器诸虚用药凡例"附加了《证类本草·序例》上卷中以"臣禹锡等谨按徐之才药对孙思邈千金方陈藏器本草凡例如后"为题引用的文章前半部分，又另附"髓竭不足……"往后8条，附加文之外的部分《千金方》（卷一处方第五）与以"药对曰"为题的引文一致，将这一内容视为陈藏器学说的说法应为谬误。

"张子和汗吐下三法"据《儒门事亲》所写。

"病有八要六失六不治"仅记载了"注见神农名例"。《本草纲目·神农本经名例》中"欲疗病先察其源云云"一条下"淳于意曰"为六不治，"宗奭曰"为五失与八要。淳于意的文章也出现在《史记·扁鹊传》中，寇宗奭的文章还出现在《本草衍义·序例》中，其中记载应为"六失"，因李时珍漏记了"失于不知药"一条便变成了"五失"。

"药对岁物药品"对应陶弘景在序录末尾处记载的"立冬之日，菊、卷柏先生"5条，李时珍因该文章与《素问》内容相近便将其视为上古雷公所写《药对》中的文章。

"神农本草经目录"列举了上品药120种、中品药120种、下品药125种药名，但区分三品的方式与《证类本草》所写有许多出入，难以令人信服[1]。

"宋本草旧目录"按照出处或类别将《证类本草》所记载的药品进行归纳，但其中数字错漏百出，无法作为依据[2]。

如上所述，《本草纲目·序例》是由《证类本草·序例》与金元药说合并而成，既有增补的内容，也删去了许多《证类本草》中所记载的内容。

"百病主治"二卷中按照病症分别列举了具有相应治疗效果的药

[1] 岡西為人.神農本草経所載の薬品数について［J］.漢方の臨床，1954，6（9）：9-20；6（10）：20-28.

[2] 岡西為人.中国本草の伝統と金元の本草［M］//藪内清.宋元時代の科学技術史.京都：京都大学人文科学研究所研究報告，1967：189.

物，相当于《证类本草·序例》下卷前半部分，但完全改变了其中的内容。

再将《政和本草》中的各论二十八卷增补扩充变成了正文的各论四十八卷，内容上存在显著差异。首先药物分类上将所有药物按照自然种类分类为金石、草木、鸟兽等各个大类，从陶弘景到《证类本草》，各部本草书均以这种方式进行分类。到《证类本草》时，药物还被分为上、中、下三品，然而该书不再使用三品分类，而是采取将各个大类细分的方法。也就是凡例中记载的"一十六部为纲，六十类为目，各以类从"，总目末尾所写"计一十六部，六十二类，一千八百八十种"数量与这部分一致。而且每卷卷首有目录（内目），张绍棠本总目后有蔡烈先所做的药品总目，萑（14）、七仙草（21）、没离梨（31）、灵床下鞋（38）、诸鱼有毒（44）等在目录中有所记载，却并未出现在正文中，反之像砭石（10）、百两金（13）、苦草（19）、椵木（36）等出现在正文中，却未出现在目录中。可见不管是两个目录之间，还是目录与正文之间都存在不一致的情况，所以整理了其中品类数与药品数。结果如表7–1。

表中所记载的类数是从每部分开头处李时珍的文章中所得，总目中石类、山草类、隰草类、卵生类等分为上下部分各视为两类，另一方面不计入有名未用类的药品，将寓类与怪类合并为一类，最后得出的结果增加了两类。

接下来1903这个总数是将诸水有毒、互考各汤水、诸铁器、诸果有毒、诸鱼有毒、诸鸟有毒、诸肉有毒、解诸肉毒等内容各视为一条计算而得，从中减去正文中缺失的"萑"等6条后，正条品为

1636种，加上附录及有名未用品之后的总数是1897条，比总目录中所说的1880种还要多上17条，难以究其原因。而且序例上卷"采集诸家本草药品总数"中按照药物出处分别记载了药品数量，这一数字与凡例"金元我明诸医所用者增入39种，时珍续补374种"中所写数字一致，可见这些数字只不过是概数罢了。

表7-1　《本草纲目》各部收录的药材统计

单位：种

卷	部	类	类数	药数	附录药数	有名未用药数	合计药数
五	水	天水、地水	2	43			43
六	火		1	11			11
七	土		1	61			61
八～十一	金石	金、玉、石、卤石	4	134	27		161
十二～二十一	草	山草、芳草、隰草、毒草、蔓草水草、石草、苔草、杂草、有名未用	10	440	21	154	615
二十二～二十五	谷	麻麦、稷粟、菽豆、造酿	4	73			73
二十六～二十八	菜	荤菜、柔滑、蓏菜、水菜、芝栭	5	105			105
二十九～三十三	果	五果、山果、夷果、味、蓏、水果	6	105	23		128
三十四～三十七	木	香木、乔木、灌木、寓木、苞木、杂木	6	161	19		180
三十八	服器	服帛、器物	2	79			79
三十九～四十二	虫	卵生、化生、湿生	3	100	7		107

续表

卷	部	类	类数	药数	附录药数	有名未用药数	合计药数
四十三～四十四	鳞	龙、蛇、鱼、无鳞鱼	4	85	9		94
四十五～四十六	介	龟鳖、蚌蛤	2	46			46
四十七～四十九	禽	水禽、原禽、林禽、山禽	4	77			77
五十～五十一	兽	畜、兽、鼠、寓、怪	5	86			86
五十二	人		1	37			37
合计			60	1643	106	154	1903

关于各种药品的记载，直至《证类本草》以前基本都是以《神农本草经》及《名医别录》所写内容为基础，在此之上逐渐添加新的注释，也就是采取注疏这一形式，李时珍则摒弃了这一传统形式，采用了全新的体例。

在最初提到药品名称时便注记该药品的出处，合并条目或是分成几条的时候则在药名下方以"校正"为题标注改动原因，下文中内容便是对以下八个项目的分别记载。

释名——揭示别名并标注其出处，或是注记名称的来源或字的意义。

集解——记载诸家关于药品产地、形状、鉴别方法等相关的学说。

正误——诸家关于药物基源及疗效相关的争论，还有李时珍的见解等。

炮制——生药的调制加工法，多引用自《雷公炮炙论》。

气味——以大字书写寒热温凉四气、酸甘辛苦咸五味、有毒无毒等，若有不同说法则以小字注记。

主治——《神农本草经》往后诸家的药效均以大字书写，并注记出处。

发明——引用药效相关诸说。其中大多是金元诸家学说及李时珍的学说。

附方——引用简单的处方（单方）。凡例注有"旧本附方二千九百三十五，今增八千一百六十一"。

基本没有药品同时具有以上八项内容，若有别条则按照别条所需项目进行记载。比如第二十二卷的"大麻"一条在开篇的"释名"与"集解"之后另列别条，并按照项目各自进行记载。

麻勃——气味、主治、发明、附方

麻蕡——气味、主治、附方

麻仁——修治、气味、主治、发明、附方

油——主治、附方

叶——气味、主治、发明、附方

黄麻——主治、附方

麻根——主治

沤麻汁——主治

还有例如第十二卷的"萎蕤"一条下有"鹿药"及"委蛇"两条，这两条末尾"附录"中所附内容很多，但这一"附录"与金石部及草部（蔓草类）、果部、木部、虫部、鳞部等内容后的"附录"不同，其中的药品并未算进药品数量中，因而若是将这些别条或者是每一条下的"附录"中所写内容算进药品总数的话大概会得到一个十分庞大的数字。

（3）本草纲目的版本

渡边幸三先生虽然对《本草纲目》的版本问题进行了考证[1]，但仍有许多问题尚未得到解答，仍不知道具体有多少种版本的《本草纲目》。无法一一说明坊间流传的诸多俗本，在此仅概括其中的主要内容。

1）明代的版本

①金陵本

该版本为《本草纲目》最初的版本，卷首有王世贞于万历十八年（1590年）所写的序文，又因后文中辑书人姓氏末尾处刻有"金陵后学胡承龙梓行"一行，便被称为金陵本。刊行年份尚未确定，据推测应是万历二十四年（1596年）刊行。版式为每叶12行，每行24字，细字双行，栏高21.1厘米，幅宽15.4厘米，白口本。

这一版在中国鲜有传本[2]，日本的内阁文库、大森文库、狩野文

---

[1] 渡辺幸三. 李時珍の本草綱目とその版本［J］. 東洋史研究，1953，12（4）：1~25.

[2] 前文所写陈存仁的报刊文章中有"此版已成珍本，国内仅同窗友济民君重价购得一部"一句，可知王重民的《善本医籍经眼录》（《四部丛录医药编补遗》所收）中也收录了该书，人民卫生出版社《本草纲目》卷首插图中，也刊载有王世贞序言首页、第一卷首页、辑书人姓氏等内容的照片，注解道"目前该刻原书在国内虽为稀有，但有全帙"。

库及伊藤笃太郎博士等处均有藏本，据说美国的国会图书馆、德国的柏林国家图书馆也有藏本[1]。大森文库藏本卷首附有白井光太郎博士所写序跋，在文中白井博士是这样描写这些传本的：

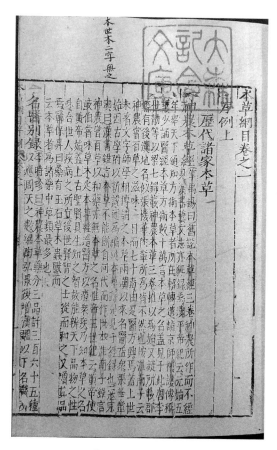

图7-7　金陵本《本草纲目》（日本大森文库藏）

[1] 渡辺幸三. 李時珍の本草綱目とその版本［J］. 東洋史研究，1953，12（4）：1-25.

＊　本草概说　＊

　　该书是明代李时珍所著《本草纲目》原版，可谓珍本，据说欧美的图书馆中仅有柏林国家图书馆藏有一本。是两百年前朗弗安斯（Rumphius）[1]先生在中国购得。幸运的是，我国内阁文库中也藏有一本，由井口直树先生于明治八年七月二十三日进献给内阁文库。该书现今已经绝版，是欧美人到中国想尽千方百计却求而不得的珍品。虽说现存版本在改装时将序文、辑书氏名、总目视为卷首，但在保存完好的内阁版中，则是将序文与辑书氏名放在附图上卷开头，将凡例与总目放在第一卷卷首。书商说该书原本由纪州本草学家小原桃洞先生收藏，这便是该书来到京都植物园大森文库的经过。大正十四年十一月，白井光太郎记。（笔者中译）

　　②江西本

　　万历三十一年（1603年），江西巡抚夏良心等人从江西巡抚署刊行该书，卷首有夏良心（万历三十一年，1603年）、张鼎思（万历三十一年，1603年）、王世贞所写三篇序文，以及万历二十四年（1596年）李建元所写进疏，卷末附刻有李时珍所写《濒湖脉学》《脉诀考证》《奇经八脉考》三书。据张鼎思序文所写，附刻的三本书是李时

---

[1]《本草纲目》德文译本卷首照片说明中有"荷兰人 G. E. Rumpf"。《岩波西洋人名辞典》（1659页）中记载有"Rumph（Rumphius），George Everhard，1628—1702，荷兰（德国出生）殖民地行政官，1652年入职东印度公司，被派遣至安汶岛，与当地女子结婚并在此地过世"，并未记载此人曾造访中国一事，但其确实精通植物学并写有安汶岛植物志，或因机缘巧合获得此书。

珍应同乡的临川令袁君请求录入其中的，此后的各个版本多是模仿这本书的内容所写。每半叶9行，每行20字，细字双行，栏高21.7厘米，幅宽15.0厘米，白口本。

③石渠阁重订江西本

渡边先生据浅井敬太郎的藏本拍下了该书封面的照片，照片上可以看到该书正中央写着"本草纲目全书"这几个大字，右上角有"石渠阁重订江西"几个字，左下角刻有"梅墅烟萝阁藏版"。刊行年代不明，渡边先生推定应是万历中期刊行，且该书酷似江西本，但有两点不同，一是附图分别载于各卷卷首，二是版心并未写有刻者姓氏，若无封面则可能被误认为是江西本。

④湖北官刻本

明代董其昌所写《容台文集》(第一卷)及沈犹龙所写《明文翼运》(第二十八卷)中记载有董其昌所写"本草纲目序"，其中记载了楚地(湖北)的方伯薛公看到江西本，认为该书既为楚人所写，应由楚人得之并着手刊行。其继任者杨公完成了这一刊本，请董其昌为该版本作序。王重民先生[1]认为此处所述薛公应是薛三才，而杨公则是杨道会，据这二人的任职经历可知董其昌在万历三十二年（1604年）担任湖广提学副使，这篇序文便是那时所作，可以推定湖北官刻本应是万历二十六年以前开始制作，万历三十二、三十三年左右成书。渡边先生怀疑该书与石渠阁本为同一本书，但并无具体证据。

---

[1] 王重民.善本医籍经眼录［M］//四部丛录医药编：下册（四十）.上海：商务印书馆，1955.

⑤久寿堂刊本

稻生若水校订的《新校正本草纲目》序言中写道："纲目一书，明代刊本，脱误固多，本衙藏及官版，亦不足以为正，久寿堂本最精，刻画古雅可观。"并将该版本视为最佳。渡边先生看过仙寿院旧藏残本（第九卷至第十六卷），以小字横书"久寿堂"三个字，下面以篆书书写"本草纲目"并以大字书写题签，渡边先生推测该书应是万历崇祯年间金陵本的影印版。

⑥程嘉祥重印金陵本

崇祯十三年（1640年），新安的程嘉祥所在摄元堂获得了金陵本的版木，并进行了重印，改变题衔所作，王重民先生[1]曾见过该书，但目前不知其去向。

⑦钱蔚起六有堂刊本（武林钱衙本）

崇祯十三年，武林（杭州）的钱蔚起重新修订刊行了江西本，除江西本诸序文之外，还附有钱蔚起所写"重刻本草纲目小引"，该版本的特点在于其修改了药图并整理成三卷。后世刊本大多参照该版本。

2）清代以后的刊本

①吴毓昌太和堂刊本

顺治十二年（1655年）重刊武林钱衙本而得，除江西本的序文之外还记载了吴毓昌、吴本泰、吴太冲三人所写的序文。

---

[1] 王重民.善本医籍经眼录［M］//四部丛录医药编：下册（四十）.上海：商务印书馆，1955.

②张朝璘刊本

顺治十五年（1658年），张朝璘哀叹江西本版木为战火所波及被烧成灰烬，张朝璘刻该版本时除了自制序文外还加上了黎元宽、李明睿、熊文举、李元鼎等人所写的序文，并参照武林钱衙本进行校订。

③韩怡柳刊本

韩怡柳（欧契）于康熙五十六年（1717年）重订刊行了武林钱衙本，其中刊载了江西本各序文与钱蔚起所写小引。

④四库全书本

《四库全书》为乾隆中期清高宗敕令纂辑而成的一大丛书，自无刊本。这一版本的《本草纲目》底本来自大学士于敏中家藏本，因提要中写道"至国朝顺治间钱塘吴毓昌重订付梓，于是业医者无不家有一编，盖集本草之大成者，无过于此矣"，由此推测该书应是据吴毓昌本所写。奉天的文溯阁本药图曾在日本展出，笔者于日本昭和十八年（1943年）仔细检查过，其中药图并非缜密描绘的写生图，大多仅在吴毓昌本的药图基础上加以修饰。

⑤张云中书丛堂刊本

乾隆四十九年（1784年），苏郡的张云中重刊吴毓昌本，这一版本的特点在于随书附刻了蔡烈先所写《本草纲目》附方索引书《万方针线》。渡边先生列举了在这本书的药图上色后改名为"精绘五色图注本草纲目"的俗本。

⑥张绍棠味古斋刊本

光绪十一年（1885年），安徽省合肥的张绍棠感叹世上流行的通行本中谬误诸多，并据古书订正了李时珍引用文章中的错误之处。此版本据吴其濬所著《植物名实图考》修改其中大部分植物图，由此该版本得以刊行。除张绍棠的自序之外，还列举了王世贞的序文、李建元的进疏，还有江西本、武林钱衙本、吴毓昌本、张朝璘本等诸多序文，张绍棠在自序中写到他于光绪九年（1883年）八月开始修订该版本，并于光绪十一年（1885年）五月完成。总目最后记载有"原书五十二卷，附药品总目一卷，图三卷，奇经八脉考，濒湖脉学各一卷，蔡氏万方针线八卷，又新附赵氏本草纲目拾遗十卷，并前部七十六卷"。这些内容为该书附刻的内容，其中新加入的《本草纲目拾遗》中有孙衣序及赵学敏的《利济十二种·总序》、《本草纲目拾遗·小序》等。其中并未记载该书所依据的底本，但从序文中可以看出该书是据吴毓昌本及张朝璘本所写。

⑦人民卫生出版社影印张绍棠本

1957年人民卫生出版社将张绍棠本的影印文件缩小并以西洋装订方法将其制成两册，卷首有"内容简介"与李时珍像，还有四页金陵本的照片（分别为王世贞序开头部分，第一卷首页，辑书人姓氏），序文及正文中将张绍棠本中的两张（四页）合为一页，序文仅以张绍棠、王世贞二人所写序言作为进疏，并未收录江西本往后的诸多序文。正文据金陵本进行校勘，卷末附有校勘表，"校勘说明"中记载了此次校勘除金陵本外还参考了江西本、武林钱衙本、吴毓昌本、张朝璘本、四库全书本、春阳堂国译本等版本，然而校勘表中仅记载了金陵本。卷末附有药名索引表与释名索引表，其中却未见《奇经八脉考》《濒湖脉学》《万方针线》《本草纲目拾遗》等书。

这一版本在后世多有重版，1965年第5次重印的版本中更是缩小了药图，将先前印刷版本的4页压缩为1页，另将卷末的《万方针线》改名为"附方索引表"，并将药名索引表与释名索引表合二为一。

据内容简介，该版本主张书籍的实用性，在对比研究了各个版本之后，认为张绍棠本最为实用，便选择张绍棠本进行影印。此版本据金陵本进行校勘，虽补充收录了目录中缺少的"苦草"等四条，但正文中仍然缺少"茌"等6条内容，仅在"七仙草"一条目录中记载有"缺"字，在"灵床下鞋"一条的正文部分写有"原缺"并将这些内容分别标记了出来，可以看出此次校勘也并不全面。此版本虽为影印本却少有错字，缩印部分也附有索引，这些细节为日常使用带来了诸多便利。

⑧香港商务印书馆活字本

1965年4月改编自旧版而出版的版本，装订为两册精装本与六册平装本。1930年"万有文库"刊行了一部分旧版，1954年重版。该书也是据张绍棠本所写，因而其中与张本同样记载有引自金陵本和张绍棠本等的诸多序文，附录中也记载有《奇经八脉考》《脉诀考证》《濒湖脉学》等书的内容，没有《万方针线》及《本草纲目拾遗》二书。新版中以卷末所附四角号码索引替代《本草纲目拾遗》。该书后来在日本广为使用。

（附）其他刊本

除上述刊本外，清代以来刊行了数量庞大的刊本，据推测，其版本种类达到数十种以上，却未见对这一内容进行详细调查的书籍。以下列举内容为以渡边先生的记载为中心，加以笔者个人见解所得。

①康熙二十三年（1684年）刊本

②十竹斋刊本

③芥子园重订刊本

④雍正十三年（1735年）重刊本

⑤道光六年（1826年）务本堂刊本

⑥咸丰同治期间巾箱刊本

⑦书蒙堂坊刻本

⑧光绪二十年（1894年）上海图书集成印书局排印本

⑨民国元年（1912年）上海鸿宝斋书局石印本

⑩光绪五年（1879年）上海锦章图书局石印精校本

⑪民国五年（1916年）上海鸿宝斋书局石印精校本

⑫民国十五年（1926年）上海商务印书馆石印本（第八版）

⑬民国二十五年（1936年）大东书局排印本

3）日本的版本

《本草纲目》一书于日本庆长十二年（1607年）初渡日本，后经多次翻刻，成为日本本草学振兴的原动力。在日本，《本草纲目》的版本主要分为三个体系[1]，牧野博士认为从各个版本的题签便能看出相应版本所属体系[2]，渡边先生在此基础上加以增补成果如下：

[1] 白井光太郎.本草綱目の翻刻本に就きて［M］// 本草学論攷：第一册.1933：391.

[2] 牧野富太郎.本草綱目の和刻本［J］.植物研究雑誌，1918，1（12）：307；日本で翻刻した李時珍の『本草綱目』［J］.植物研究雑誌，1926，3（8）：175–178.

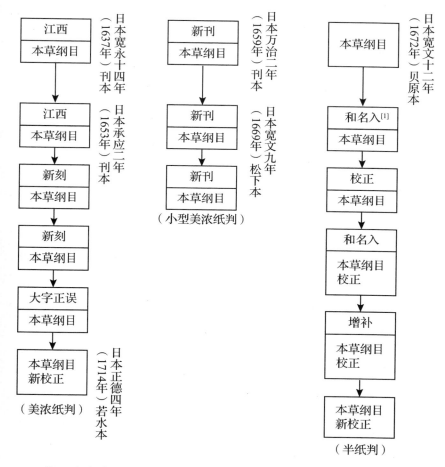

①日本宽永十四年刊本

日本宽永十四年（1637年），京都书肆野田弥次右卫门所翻刻的《本草纲目》为日本第一本刊本，卷末刊记有"宽永十四丁丑年初春吉日，鱼屋町通信浓町，野田弥次右卫门开板"三行字。题签有"江

[1] 译注："和名入"意为在版面上补写日本名称。

西本草纲目"，但因药图分别刊载于各卷之中，渡边先生认为该书底本并非江西本，而是石渠阁本。该体系的书均使用美浓纸判。

②日本承应二年刊本

该书据武林钱衙本对上述宽永本中的药图进行了校正，正文仍使用宽永本版木。卷末记载有野田弥次右卫门于日本承应二年（1653年）所写跋文。题签中记载了"新刻本草纲目""大字正误本草纲目"等，订正旧版后重印而得，并非新版刻印刊本。

③日本正德四年刊本（若水本）

稻生若水据校订本订正旧版，并由江户的唐本屋清兵卫、京都万屋作右卫门、唐本屋八郎兵卫等人印发刊行，附有广濑元白、伊藤长胤、松冈恕庵所写的序文，广濑元白的序文于日本正德二年（1712年）开始起稿，耗时三年写就。题签中有"新校正"三个字，又被称为新校正本。该书据《证类本草》补充了正文缺少的"苴"和"没离梨"这两种药物，但并未补充"七仙草"和"灵床下鞋"这两种药物的相关内容。卷末附刻有若水所写《本草图翼》四卷与《结髦居别集》四卷，东条耕所写《诸藩版书目笔记》将若水本视为贺藩明伦堂所刊，"谨按稻生若水加校正本草纲目，结髦居别集将这些均分至后书肆，诸藩多见此例"，细节并不详尽。

④日本万治二年刊本

该书卷首有武林钱衙本封面，且卷末引载野村观斋所写跋文，其中记载有"或生将付剞劂氏，请加倭训"，末行载有"梓工茂斋"字样，因而渡边先生认为"或生"应为茂斋，野村观斋依书肆茂斋的请求在书中附以训读符号，并于日本万治二年（1659年）刊行刻印该书，又因该书中有篆书书写的题签，下文所述松下本应是据该版本所写。

⑤日本宽文九年刊本（松下本）

白井博士记载有"至宽文九年松下见林出版了附有训读符号的崇祯庚辰武林钱衙版本草纲目。该版本中题签以篆书书写，按惯例将其称为篆字本本草纲目"，这一版本依武林钱衙本所写，但渡边先生认为该书同时还使用万治本版木加以校订，有记载称后世刊印该书时有美浓纸判和半纸判这两种版本。

⑥日本宽文十二年刊本（贝原本）

这一版本也在武林钱衙本上添加了训读符号，于日本宽文十二年（1672年）翻刻而成，每卷卷末附有《和汉名对译表》，后文中附刻有贝原益轩所写《傍训本草纲目品目》及《本草名物附录》，因而被称为通例贝原本。渡边先生认为该书中训读符号标记谬误颇多，并未经贝原益轩之手，推测"射利之徒伪造该书为益轩之书，在书后附以益轩之书"。此后该书也有重印并出现了许多仅改题签的版本。

⑦补注本草纲目

这三册本洋装书由东京半田屋从日本大正四年（1915年）开始着手制作，花费七年时间终于得以刊行，记载有"旧幕府侍医多纪永寿院安元遗稿，同后裔警视厅多纪鹤郎，警视厅技师永岛忠共纂"，另附汉药本别名共通索引。

⑧眉批国译本草纲目

在白井光太郎博士监修下，五十二卷《本草纲目》及十卷《本草纲目拾遗》由铃木真海用通俗的语言翻译，在此基础上添加眉批著成该书，牧野富太郎、胁水铁五郎、冈田信利、矢野宗干、木村康一等人加以考证。第一册由东京春阳堂于日本昭和四年（1929年）六月出版，昭和九年（1934年）十一月完成全部十五册。这一版本的正文以江西本和刻本（宽永十四年本）为底本，药图则选用了据武林钱衙本所写承应版，校订参照了金陵本、贝原本、若水本等。第一册中除了序例译文之外还附加了原文的全文，将第三十七卷木部（寓木、苞木、杂木）及第三十八卷服器部的内容移至第十五册前半部分，其后记载有铃木真海先生所写"关于度量衡"一文，后半部分从卷末开始横排药品名、病名、术语、药方名、地理这五个方面的索引。

三、其他明代本草

1.《本草发挥》四卷　徐用诚撰

徐用诚，字彦纯，浙江会稽人，朱丹溪出生于义乌，两人的出生地距离很近。该书为明代的第一本本草书，李时珍在描述该书时写道，"洪武时，丹溪弟子山阴徐彦纯用诚所集。取张洁古、李东垣、王海藏、朱丹溪、成无己数家之说，合成一书尔，别无增益"。除该书外还有《医学折衷》，《玉机微义》一书则是由其门人刘纯增补而成，洪武二十九年（1396年）据刘纯所写序文中的"今没十有二年"可知，徐用诚大概是在洪武十七年（1384年）过世，也就是朱丹溪逝世后26年。刘纯所作序言中还有"《医学折衷》，取刘完素、李杲、朱彦修诸氏论集，本于经旨，而折衷其要"。师从朱丹溪的徐用诚可以说是金元医学的传承者。该书已刻入薛己所写的《薛氏医案全书》之中。

2.《救荒本草》二卷　朱橚撰

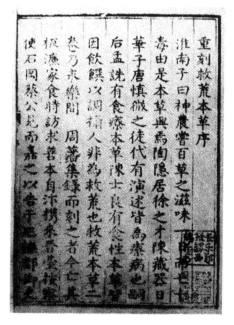

图7-8 《救荒本草·序》

周定王[1]朱橚为明太祖的第五个儿子，同时也是明成祖（永乐帝）

---

[1] 李时珍与徐光启均称该书作者为宪王，但据陆东在第三版序言中所说宪王应是朱橚长子朱有燉的谥号。

的胞弟，洪武三年（1370年）被封为吴王，洪武十一年（1378年）被
改封为周王，以开封为藩，洪熙元年（1425年）卒。另著有《普济方》
一百六十八卷。《救荒本草》记载了能够作为救荒食物使用的四百多
种药物，并说明了它们的形状或料理方法，附带植物图像。据说其中
所有植物均以园圃躬亲种植，记述确切合适，图画精致写实。该书初
版于永乐四年（1406年）由开封周王府刊行，其后第二版（太原）于嘉
靖四年（1525年）刊行，第三版（开封）于嘉靖三十四年（1555年）刊
行，第四版于万历十四年（1586年）刊行，此外还收录了万历二十一
年（1593年）刊行的胡文焕所写的《格致丛书》节选本，崇祯十二年
（1639年）刊行的徐光启所写的《农政全书》中的荒政部分也被录入
该书之中。本册徐本附加了徐光启所写附语，与旧版相去甚远，但

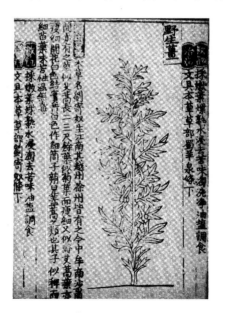

图7-9 《救荒本草·野生姜》

在日本却得到广泛运用。旧版传承较少，1959年上海中华书局影印刊行了郑振铎收藏的第二版山西本，从中可以看到旧版的影子。[1]

3.《本草集要》八卷　王纶撰

王纶，字汝言，浙江慈溪人，据《明史·方技传》(第二百九十九卷）记载，王纶为明代士大夫，其医名与王肯堂并列，文中写道："举进士。正德中，以右副都御史巡抚湖广，精于医，所在治疾，无不立效。有《本草集要》《明医杂著》行于世。"王纶在《本草集要》的自序中写到弘治五年(1492年)开始撰稿，经历三次改写、四个寒暑轮回最终成书，据其在《明医杂著》(弘治十五年，1502年)序言中所说"予修《本草集要》既板行矣"，可知该书应是在弘治九年(1496年)成书后便加以刊行。

此书由三部构成，上部（一卷）总论，以《证类本草》卷一中序例为中心，加之《素问》及东垣、丹溪论著内容构成；中部（五卷）各论之中，废除三品分类法，将药品按照草、木、菜、果、谷、石、兽、禽、虫鱼、人分为10部，总计列举了545种；下部（二卷）仿照《证类本草》中第二卷内容将病症分为13类，并附加了主治这一病症的药品名称。从"本草集要"这一名称可以看出，该书取本草中的要点，为了便于初学者或儒者中欲通达此道的人而写，但其主体部分仍是金元流派的药理学说，李时珍也评价其为"别无增益，斤斤泥古者也"。

---

[1] 天野元之助.明代に於ける救荒作物著述考［J］.東方学報，1963，47：32-59.

4.《本草会编》二十卷　汪机撰

汪机，字省之，号石山，安徽祁门人，自幼以举子业为志，后因母病转学医学，行医40多年，正德及嘉靖年间医名远扬。除此书外，汪机还有《读素问抄》《订补脉诀勘误》《针灸问对》《伤寒选录》《医学原理》《外科理例》《运气易览》《痘治理辨》等为数众多的著作，其门人陈桷记录其治疗经验写就《石山医案》，与《本草会编》一同在后世广为流传。《本草会编》的成书年代尚未明晰，然而在汪机写于嘉靖十五年（1536年）的《伤寒选录》的序言中，他曾提到"奈何年已七十，两目昏蒙，莫能执笔"[1]，众多书籍自序应也是在此之前写就，因而可以推断该书或为嘉靖初年完成。陈嘉谟评价此书"喜其详略相因，工极精密矣，惜又杂采诸家，而讫无的取之论"[2]，李时珍则评价其"惩王氏本草集要，不收草木形状，乃削去本草上中下三品，以类相从，菜谷通为草部，果品通为木部，并诸家序例……殊无实见。仅有数条自得可取尔"[3]。该书似是当时常用医书，而传本罕见，《中国医籍考》中也并无该书原文。戴原礼师从徐丹溪，后对徐丹溪所作《金匮钩玄》进行补充，制成稿本，汪机转抄这一稿本并命名为《推求师意》，由此可知汪机也曾受到徐丹溪的影响。王纶甚

[1] 译注：中医古籍孤本大全：伤寒选录［M］.敬贤堂刊本.北京：中医古籍出版社，1996：10.

[2] 译注：《中国医籍考·本草（五）》〔陈氏（嘉谟）本草蒙筌〕医藏目录十二卷，存。

[3] 译注：《汪氏（机）本草会编》二十卷，未见。

是敬佩徐丹溪，写就了《明医杂著》一书，但《本草会编》一书的内容与该书有冲突之处，且汪机所写《伤寒选录》中除金元学说之外，也引用了韩祗和、庞安常、钱闻礼、许叔微、朱肱等宋人的学说，并非全部偏向于金元学说。

5.《本草约言》四卷　薛己撰

薛己，字新甫，号立斋，江苏吴郡人。其父薛铠（字良武）在弘治年间任太医院医士，后追封院使。薛己正德年间任御医，后成为南京院判，嘉靖年间晋升院使。据说其原主治溃疡，后转至内科，并由此出名，著有《外科枢要》《外科心法》《疠疡机要》《内科摘要》《口齿类要》《保婴粹要》《家居医录》等，著书涉及各科，种类繁多，此外他还为钱乙的《小儿药证直诀》、陈自明的《妇人良方》及《外科精要》、陈文中的《小儿痘疹方论》等宋代医书加以校注，并为明代初年倪维德所写《原机启微》、王纶所写《明医杂著》、其父亲薛铠所写《保婴撮要》等追加注释并补充遗漏部分后加以刊行。薛己汇集节选部分书目作为《薛氏医案全书》进行刊发，其中广受利用的分别有十六卷本、二十四卷本、十卷本这三种类别。

《本草约言》的著作年代尚未明晰，约莫是在嘉靖年间所写。从书名可知，该书是为了便于临床医家的使用，从本草书籍中选取重要的部分加以编纂而成，第一、二卷记载了日常使用中不可欠缺的药物285种，第三、四卷分门别类记载了391种用于食疗的药物，但有很多像山药和山楂这样出现在两类之中的药物。在该书主要记载了药物的药效和药理。

6.《本草蒙筌》十二卷　陈嘉谟撰

　　陈嘉谟，字廷采，号月朋子，与汪机同为安徽祁门的医士。据其在嘉靖四十四年（1565年）所写序言，《大观本草》内容过于详尽，难以找到要领，《本草集要》过于简洁，难以作为过渡，汪机所写《本草会编》繁简适中，但又采取了诸家学说，没有切中要领，不管哪本都不算完美。为去除这些弊端、取诸书之长，陈嘉谟从嘉靖三十八年（1559年）开始更改了5次书稿，花费7年时间完成该书。书中先是记载了气味升降与毒性有无，其次列举了产地的优劣及采集药物的时期，又记载了药物对各个经脉的走向及七情，甚至记载了炮制方法及贮藏方法、主要功效、诸家方书中的应验方等内容。陈嘉谟在书中自述已是八十老翁，表明该书为其晚年著作。全书开篇记载了熊宗立的《历代名医图》及总论，十二卷中前三卷为草部，自第四卷往后是木、谷、菜、果、石、兽、禽、虫鱼、人九部各为一卷，一共记载了742种药物。李时珍赞赏该书为"根据王氏集要部次集成。每品具气味、产采、治疗、方法，创成对语。以便记诵。间附己意于后，颇有发明。便于初学，名曰蒙筌，诚称其实"。除嘉靖年间的原刊外，还有崇祯元年（1628年）金陵万卷楼刊行的重刊本，不管在中国还是在日本都极为实用，甚至在《本草纲目》出现后仍广受运用。

7.《本草选》(一名《本草发明切要》) 六卷　张三锡撰

　　张三锡，字叔承，号嗣泉，出生于南京名医世家。30多年间考究古今医书，认为医学大致分为诊法、经络、病机、药性、治法、运气六点，著有《四诊法》《经络考》《病机部》《本草选》《治法汇》《运气略》六书共十九卷，并命名为"医学六要"。《四库提要》中记载《本草选》的编书年代应是万历十三年（1585年），在《本草选》自序中写有"粤自图经以下，本草不啻百种，惟纲目最备"，由此可知《本草选》至少应是在《本草纲目》之后写就。张维藩在序言中表示原版的大半部分都在火灾中惨遭焚毁，只能依朱敬桥藏本补全残缺部分、修订其中讹误，因而日本龙谷大学藏本中明显有两个版本合并的痕迹，但不管哪个版本都引用了李时珍的学说。扉页有"李时珍·张嗣泉两先生纂辑，王宇泰先生鉴定"，书中在描述从草部至人部共660种药物时，引用了王好古、朱震亨、李时珍等人的诸多学说，记叙了金元流派的药理学理论。《四库提要》评价该书为"然杂录旧文，无所折衷，王肯堂叙，以神圣称之，过矣"，自说之中关于生药的记载众多。

8.《本草通元》二卷　李中梓撰

李中梓，字士材，号念莪，江苏华亭（今上海市松江区）人。原为诸生，志学儒术，却因自身病弱而自学方书，后改学医学，声名远扬。据传王肯堂80岁时得了脾虚泄泻症，请来的医生投用补药导致病症加剧，而李中梓称该病应以迅利药物涤之，便为其开了巴豆霜，王肯堂的病很快痊愈，并称"当世之医，唯你我两人，你开方子，我服药，有何疑哉！"[1]

《本草通元》的著作年代不详，李中梓于顺治十二年（1655年）

---

[1] 陈居霖.中国历代名医录［M］.香港：现代中医药学院，1955：118.

过世，其门人尤乘于康熙六年（1667年）刻入《士材三书》中的为初刊，后来很快传入日本，竹中通庵于日本元禄六年（1693年）为该书添加训读点并加以翻刻。通行本《雷公炮制药性解》也被视为李中梓的著作，但据《四库提要》，该书为书商中的平庸狂妄之徒假借李中梓名号所作。作为李中梓的著作流传下来的有《内经知要》《医宗必读》《删补颐生微论》及收录于《士材三书》之中的《诊家正眼》《病机沙篆》等。

9.《本草原始》十二卷　李中立撰

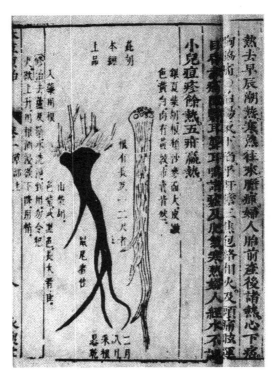

图7-10　《本草原始》

　　李中立，字士强，号正守，是李中梓的弟弟，万历二十三年（1595年）进士登第，官至大理寺右评事[1]。该书有马应龙所写序文"李君核其名实，考其性味，辨其形容，运新意于法度之中，标奇趣于寻常之外，皆手自书，而手自图之"。明末以后该书得到广泛运用，除了万历年间的初刊之外，还有乾隆十九年（1754年）的袖珍判，道光二十八年（1848年）的友于堂本，光绪年间的善成堂本，等等。在日本该书也在日本明历三年（1657年）与日本元禄十一年（1698年）得到重刊。初刊本的传本稀少，据说其中还有万历四十年（1612年）罗文英所写序文，但乾隆往后的清版中并没有这篇序文，且将该书与《雷公炮炙论》合二为一，并将题目改成了《本草原始合雷公炮炙》《雷公炮制本草原始新编》等等，就此该书失去了原本的面貌。

10.《神农本草经》一卷　卢复辑

　　卢复，字不远，浙江钱塘人。据其于万历四十四年（1616年）所写序文（刻本经正文缘起），陶弘景合并《名医别录》之后，《神农本草》的正文便不甚明了。卢复从万历三十年（1602年）着手进行《神农本草》一书的复原，天启四年（1624年）将该书与《芷园臆草》一同作为《医种子》的一部分进行刊行。卢复的《神农本草经》是第一本作为《神农本草》的复原本而得以刊行的书，但其中仅按照《本草纲目·序例》中的"神农本草经目录"列举了《证类本草》中的白字内容，多纪元坚（《神农本草经·序》）描述该书"不远原无学识，仅

[1] 王重民.善本医籍经眼录［M］// 四部丛录医药编：下册.上海：商务印书馆，1955：41.

将其视为李氏纲目，纰缪百出"，森立之评价该书时称"纲目序例之中，载本草经上药一百二十品，中药一百二十品，下药一百二十五品目录，明卢复医种子依之，妄意条析，充本经三卷，即为儹（zǎn）妄，所据不足"。在该书出现之后，中国对本草书籍的修复越来越多，该书也被记载在日本的《元禄书籍目录》之中，此外还在日本宽保三年（1743年）、宽政十一年（1799年）等年代均有刊本，铃木素行所写《神农本经解故》也是据该书所作。

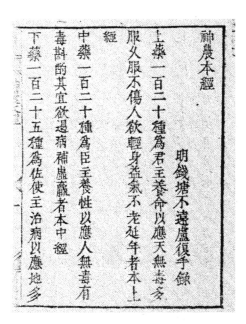

图7-11　《神农本经》（卢复辑本）日本宽保三年
（1743年）泉屋卯兵重刊本

11.《本草乘雅半偈》十卷　卢之颐撰

卢之颐，卢复之子，字繇生，号晋公或芦中人。据杭世骏（《道

248

古堂集》)所写《之颐传》，其父卢复在写《纲目博识》的过程中染病，便由卢之颐续写该书，经18年分为"覆""参""衍""断"这4则完成该书。然而该书稿本在明末的骚动中散失，仅寻回"覆""参"两部分，因而该稿本命名为"半偈"。该书传本稀少，在《中国医籍考》中标记为"未见"传本，《四库全书》则有所收录。依《提要》内容，该书记录了《神农本草经》中的222种药品，并从《名医别录》到《本草纲目》中选取143种药物，一共记载了365种药物，在此点上未免有些牵强附会，《四库全书》中更是评价其"考据赅洽，辩论亦颇明晰"。

12.《本草汇言》二十卷　倪朱谟撰

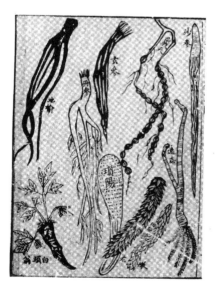

图7-12 《本草汇言》

倪朱谟，字纯宇，浙江钱塘人。该书凡例中记载了从《神农本经》到《本草会编》及《本草蒙筌》等40多种本草书，其中最为渊博的当属《本草纲目》。然则《本草纲目》所写过于繁重，倪朱谟便删繁就简，亲自遍访各地耆宿，打听经效之方，进而将这些详细内容一一收录并写就该书。书中所记载药物仅为治病所需，方士所用内容多荒诞之说，故不予收录，可知该书应是以医家实用为目的而写。《浙江通志》中记载其子洙龙所刻应是天启四年（1624年）刊本。顺治二年（1645年）亦有重刊。日本元禄十二年（1699年）该书传至日本后得到了广泛运用，《庶物类纂》也引用了其中的诸多内容。

该书由凡例、总目录与药图汇总而成，共一册。正文分为草（卷一至卷七）、木（卷八至卷十）、服器（卷十一）、金石（卷十二至卷十三）、谷（卷十四）、果（卷十五）、菜（卷十六）、虫（卷十七）、禽／兽／鳞（卷十八）、介／人（卷十九）这几个部分，总论为卷二十。各论内容基本按照《本草纲目》所写，并由此继承了山草类、芳草类等分类方式，但收录的药物仅限常用药物，总计609种。每种药物的记载首先列举了该药物的气味、有毒无毒、升降浮沉、所入经脉等，其次详细描写了药物产地、采摘时令、鉴别方法等，最后引用诸家学说对该药疗效的记载。

该书最具特色的大概是其中的45页药图，每页都排列了10余张药图，虽说其中生药图与生体图混杂在一起，但这些均为写生图，可以作为当时药物的参考。药图末页记载有"万历庚申年蒲月，萧山庠士汤国华太素甫绘图，钱塘处士翁立贤恒玉甫勒像"，庚申年为万历四十八年（1620年），可知此时药图已经完成。

13.《本草经疏》三十卷　缪希雍撰

缪希雍，字仲淳，号慕台，江苏常熟人，后移居浙江长兴，于金坛过世。性格豪爽，万历天启年间开始行医并声名远扬，尤其深谙本草，据《中国医籍考》方论（卷三十九）载，缪希雍认为"古三坟之书，未经秦火者，独此耳"，便以《神农本草经》为经，以《名医别录》为纬，编织经纬制成该书。从书名上便可看出来，该书采取了《神农本草经》中注疏的形式，后世也相继出现了同类书籍，该书可谓是此类书籍中的先驱者，时至清代也有很多人将其与《本草纲目》并举，同时也有许多人反对这一说法，清代初年的喻昌就十分排斥这一说法（《本草从新》吴仪洛序）。

《明史》记载该书为"二十卷"，《医藏书目》中则记载为"十二卷"，而现藏本则是天启五年（1625年）顾澄先校对刻录的三十卷本，据顾澄先所写题词，卷数出现如此变动皆是因该书原是由缪希雍门人李季虬参与收录并由虞氏在金陵刊行，但并未完成，后由朱氏刊行，未完成一半便已停止，最终由顾澄先奉缪希雍之命整理存稿制成定本。《明史》"李时珍传"后附"缪希雍略传"，《本草单方》中记载有这一内容，而该书中却没有。《四库提要》中讨论两者是否为同一书时记载并不详尽，但这两者明显不是同一本书。崇祯六年（1633年）与缪希雍同乡的钱谦益在《本草单方·序》中写道"出其余力，集录单方"，并称"此书成而《经疏》之能事始毕，仲淳可以无憾于地下矣！"缪希雍另著有《先醒斋医学广笔记》(四卷)，该书提要中写道"希雍与张介宾同时，介宾守法度而希雍颇能变化，介宾尚温补而希雍颇用寒凉"，以此与张洁古及河间之间的关系作对比。

四、清代本草

1.《本草汇笺》十卷　顾元交撰

　　顾元交，字焉文，江苏常州人。壮年时期遇见了同乡的僧医慎柔（胡住想），自此开始从医，并将其视为自己终身从事的职业。顾元交在顺治十七年（1660年）所写自序之中提到，《本草纲目》卷帙浩繁，《本草经疏》之中又多为附会之说，世间医者多依靠《本草蒙筌》与《本草歌诀》二书，便取众书之长写就该书。第一卷记载了总目录、药图、天元芥说（运气论）、总略（药学总论）等内容，自第二卷往后各论中按照《本草纲目》将草、木、果、谷、菜、人、禽、兽、虫鱼、鳞、介、玉石、水、火、土等诸部细分，所记载的药物主要局限于医家常用药品，共计397种，关于各种药物的记载以药性为主，同时记载了普通效验方。

2.《本草洞诠》二十卷　沈穆撰

　　沈穆，字石匏，浙江吴兴人。顺治十八年（1661年）沈穆在自序中写道，取《本草纲目》的精要部分，取历代名医著作与经史稗官所写的相关纪事编成该书。下津元知在日本延宝八年（1680年）写就的《图解本草》中引用了该书内容，但该书流传下来的刊本还是很少，《聿修堂书目》中收录了顺治十八年的原刻本，后归属伪满洲医科大学。

3.《本草述》三十二卷　刘若金撰

刘若金，字云密，号蠢园逸叟，湖北潜江人。明天启五年（1625年）进士登第，刚一踏上官场便以性情刚直著称，辞官后花费30年编就该书。据吴骥所写序言，他在康熙三年（1664年）受刘若金邀请写序言时已经80高龄，第二年便已过世，可以将该书视为其晚年的作品。该书作为儒家著作却以药理学理论为主体，全文过于冗杂，导致读者难以从中找到要点，道光十三年（1833年）莘县知县杨时泰对该书进行删改，从而编成三十二卷的《本草述钩玄》。

4.《本草崇原》三卷　张志聪注，高世栻纂

张志聪，字隐庵，浙江钱塘人。自称张仲景后人，自幼立志学医，之后在侣山堂讲医，在顺治年间至康熙初年这四十年时间内，此地可谓医学人才的聚集地。张志聪还著有《素问集注》《灵枢集注》《伤寒论集注》《侣山堂类辩》等诸多著作。

高世栻，字士宗，与张志聪同为钱塘人。在张志聪门下学习，著有《素问直解》《灵枢直解》《金匮药注》《医学真传》等著作。

乾隆三十二年（1767年）王琦初次将该书刻入《医林指月》，王琦在跋文中提到，该书由张志聪起稿，志聪过世后，高世栻致力于稿本的整理与刊行，但还未完成便已离世，之后稿本便归属于胡念庵父子，其正本去向不明，王琦从胡念庵门人高端士处获得副本，修正其中的谬误之后交付刊行。由《伤寒论集注》中高世栻所写序文（康熙二十二年，1683年）可知此时张志聪已经过世，所以该书应是写于康熙初年。张志聪是清初著名的医家之一，但其学说却是依《素问》《灵书》所写的五行理论，汪昂评价其为"尽屏旧文，多创

臆解，恐亦以私意测度圣人者也"。

5.《本草汇》十八卷　郭佩兰撰

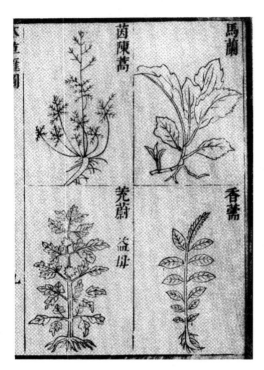

图 7-13 《本草汇》

郭佩兰，字章宜，江苏吴县（苏州）人。因生来病弱，所以熟悉各类药物，亲身试药，几度陷入将死之境。郭佩兰在李中梓门下学习数年，通读《素问》《灵书》往后诸家著作，取古今精妙之处编成该书，就像百川归海，自序中提到该书的名称来源于《尚书·禹贡》中"东汇泽为彭蠡，东迆北会为汇"一句。自序写于康熙五年（1666年），顺治十二年（1655年）记载了李中梓的序文，此时正文应该也已完成。《本草汇》主要记载了《本草纲目》与《本草经疏》中488种药物的气味、入经、药效、药理、炮制、鉴别、畏恶等内容，尤其是将重点放在了药理方面，卷首刊载有生药及动植物的208张图画，虽说仅是略图，但还是抓住了这些生物的具体特征，值得参考。该书也很快流传到了日本，并于日本元禄六年（1693年）得到翻刻。

6.《本草备要》[1]　汪昂撰

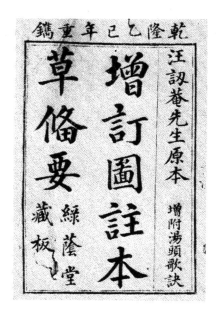

图7-14　《增订图注本草备要》

汪昂，字讱庵，安徽休宁人。曾中秀才，立志举子业，30多岁

---

[1] 译注：《本草备要》不分卷，仅为草木、果、谷菜、金石水土、禽兽、鳞介、鱼虫、人共八部（《历代中药文献精华》，第328页）。故有三卷、八卷等说法在各种目录上，卷数不一。

时放弃这一志向转而学医，除《本草备要》外还著有《素问灵枢类纂约注》《医方集解》等书，曾写"余非岐黄家"，由此可知汪昂可能并非临床医家，但他的著书简洁明了又颇具实用性，受到众多好评。《本草备要》写就的年代不明，但汪昂在康熙三十三年（1694年），也就是80岁时添加了大约60种药物编成《重订本草备要》，并在自序中提到此时原刻本的字迹已经模糊，所以该书应是他晚年完成的，《医方集解》成书的康熙二十一年（1682年）前后完成《本草备要》的重订。他在自序中写道：

古今著本草者，无虑数百家，其中精且详者，莫如李氏《纲目》，考究渊博，指示周明……第卷帙浩繁，卒难究殚……备则备矣，而未能要也。他如《主治指掌》《药性歌赋》，聊以便初学之诵习，要则要矣，而未能备也。近如《蒙筌》《经疏》，世称善本。《蒙筌》附类……辞太繁缛，而阙略尚多；《经疏》发明主治之理，制方参互之义……然未暇详地道、明制治、辨真伪……常品时多芟黜。

从中可以看到其编撰此书的原因。该书在日本元禄八年（1695年）远渡日本，在日本享保三年（1718年）及享保十四年（1729年）得到翻刻，现在在中国也得到了广泛运用。

7.《握灵本草》二十卷　王翃撰

王翃，字翰臣，号东皋，江苏嘉定人。康熙十九年（1680年）江南流行疫病之际，王翃为偏僻地区的贫穷百姓准备了800多个备急药方，制成《万全备急方》，康熙二十二年（1683年）更是收集了400多个药方制成《万全备急续方》。《握灵本草》的成书年代也是同年，从康熙十五年（1676年）开始花费了6年时间，经过4次更改写成该书。自序中提到"本草中最为明晰齐全的是《证类》与《纲目》，但这些书为好奇者所珍藏，俗医无法购买阅读，实际情况是多利用《蒙筌》或《摘要》，便取诸家精要编就此书"。成书时，偶遇医名较高的喻昌造访此地，喻昌看见此书称"君其手握灵珠，以烛照千古乎？"王翃便将该书命名为"握灵"。

8.《本草新编》五卷　陈士铎撰

陈士铎，字敬之，号远公或朱华子，浙江山阴（今绍兴）人。除《本草新编》外，还著有《石室秘录》《洞天奥旨》《辨证录》等，从这些书名可以看出，陈士铎是道家人士。据这些书籍中的自序所述，陈士铎于康熙丁卯（康熙二十六年，1687年）遇到岐伯，花费五个月时间学习秘法，《石室秘录》中也记载了岐伯及张仲景的序文。《四库提要》中评价《石室秘录》为"方术家固多依托，然未有怪妄至此者，亦拙于作伪矣"，但《古今图书集成》医部引用了《石室秘录》中所写许多内容。据金以谋序言所写，《本草新编》应作于《石室秘录》之后。

9.《本经逢原》四卷　张璐撰

张璐，字路玉，号石顽，江苏吴江人。出生于万历四十五年（1617年），年轻时便常读医书，著有《伤寒缵论》《伤寒绪论》《医通》《千金方衍义》等书，皆流传于世。《四库提要》中关于《医通》一书有记载道：

门类先后，悉依王肯堂证治准绳。方药主治多本薛己医案、张介宾景岳全书，而以己意参定之……康熙乙酉，圣祖仁皇帝南巡，璐子柔以璐所着本经逢原，诊宗三昧，伤寒缵绪论及此书汇辑恭进，得旨留览。

康熙五十四年（1715年）张璐之书与其两个儿子张登（诞先）及张倬（飞畴）所著之书合刻成为《张氏医书》，日本享和二年（1802年）前田安宅翻刻了该书，翻刻的版木后又传回清朝，得到重印。《本经逢原》主要讨论了831种药物的药理，据康熙三十四年（1695年）张璐所写小引，其不满足于《本草纲目》及《本草经疏》二书，便写下该书。

10.《本草经解要》四卷　叶桂撰

叶桂，字天士，号香岩，江苏吴江人。自幼学习经书，后转学医并由此闻名。著有《临证指南医案》，实为其门人所编。《本草经解要》诠释了147种药物的药理，雍正二年（1724年）有杨辑祖序言。

11.《神农本草百种录》一卷　徐大椿撰

徐大椿，字灵胎，号洄溪老人，江苏吴江人。徐大椿出生于康熙三十二年（1693年），20岁时跟随周意庭学习儒学，但因亲人接连患病，便通读家藏医书，就此开始学医。乾隆二十五年（1760年）大学士蒋薄生病之际，徐大椿经大司寇秦蕙田推荐谒见清高宗，被劝说滞留北京，却并未答应，就此回乡。乾隆三十六年（1771年）又再次受诏到北京，到京三天过世，被赐予白金一百两并追加儒林郎的称号，终年79岁，一生著有《难经经释》《伤寒类方》《医学源流论》《兰台轨范》《慎疾刍言》等书。

徐大椿是清代最为优秀的医生之一，哀叹当时医风主张众说纷纭，不知整合归一，称"唐宋以来，无儒者为之振兴，视为下业，逡巡失传，至理已失，良法併亡"，便基于《素问》《灵枢》提出了自己的见解。

　　乾隆元年（1736年），徐大椿44岁，写下《神农本草百种录》，该书将《金匮要略》及《伤寒论》中的诸方视为三代以前的遗方，其用药理论与《神农本草经》吻合，特意从中选取一百种药物，"是以但择耳目所习见不疑，而理有可测者"。对于这一说法，也有相反的意见，《四库提要》就该书写道："如所称久服轻身延年之类，率方士之说，不足尽信。大椿尊崇太过。亦一一究其所以然，殊为附会。"《四库提要》评价徐大椿另外一部著作《兰台轨范》称："独其天性好奇，颇信服食之说，故所注本草于久服延年之论，皆无所驳正。而此书所列通治方中，于千金方钟乳粉，和剂局方玉霜丸之类金石燥烈之药，往往取之，是其过中之一弊。"该书于日本享和三年（1803年）在日本跻寿馆等处得到活版刊行。

12.《本草从新》六卷　吴仪洛撰

　　吴仪洛，字遵程，浙江海盐人。据其于乾隆二十二年（1757年）所写自序，吴仪洛原先立志于科举举业，却在家中看到不少国内稀见的医书，在诵读医书的过程中逐渐对医学产生了兴趣。吴仪洛也认为《本草纲目》与《本草经疏》内容过于烦冗，便取汪昂所写《本草备要》中的一半内容，加以增改编就该书。该书与《本草备要》均位列现今仍得到广泛运用的本草书籍之列。吴仪洛除该书外还著有《成方切用》[1]十四卷、《伤寒分经》十卷等。

---

[1] 译注：原书作《成方切要》，今修正。

13.《本草纲目拾遗》十卷　赵学敏撰

赵学敏，字恕轩，浙江钱塘人。据说其父并无子嗣，在京口（今江苏镇江）遇见一位异人，在救济对方的过程中得到了这个孩子。其父在江苏省下砂担任盐务官时，建造防波堤，并分发医药，拯救了众多为疫病所苦的人，后转任福建省永春县司马，晚年得学敏与昆季二子，并希望其中一人成为儒者，一人成为医者，便让他们自幼学习经书，除此之外，还让他们读《素问》《灵书》《难经》《伤寒论》等，时而令他们默写《铜人图》，并在自家宅邸的养素园内设置栽药圃，让两个孩子住在里面。

赵学敏生来喜爱博览群书，学习星历、医卜、方技等学说，抄录其中有所收获的语段，装入匣子内，经过长时间的积累已经达到几千卷，晚年便烧毁其中无用的内容。原于己丑年（乾隆三十四年，1769年）将《祝由》与《串雅》二稿扔到火中，但却被小辈拾去就此保存了下来[1]。

赵学敏著有《医林集腋》十六卷、《养素园传信方》六卷、《祝由录验》四卷、《囊露集》四卷、《本草话》三十二卷、《串雅》八卷、《花药小名录》八卷、《升降秘要》二卷、《摄生阅览》四卷、《药性元解》四卷、《奇药备考》六卷、《本草纲目拾遗》十卷，合计逾百卷，这些合称为《利济十二种》，乾隆三十五年（1770年）添加总序。其中最先成书的是乾隆十九年（1754年）的《医林集腋》，乾隆三十年（1765年）写就《本草纲目拾遗》自序，但书中甚至写到了嘉庆八年

---

[1] 参考赵学敏《利济十二种总序》（乾隆三十五年）。

（1803年）的事情，据此可推测大概花费了40年才完成该书[1]。

同治十年（1871年）刊行的《本草纲目拾遗》中有张应昌所写跋文，其中写道："《利济十二种》但有传钞本，皆未刻。至嘉庆末年，传钞本则只有《是编》与《串雅》二种，其十种已不传；且《是编》每药品下论列各条，颠倒错乱，眉目不晰。余因访知杭医连翁楚珍藏其稿本，假阅，乃先生手辑未缮清本者。"由此可见同治本应为初刊。因而传本稀少，不仅《四库全书》中未曾收录，《中国医籍考》中也标记为"未见"。然而，光绪张绍棠本往后的《本草纲目》中大多附刻了该书内容，同时该书也刊行了单行本，现在很容易寻得该书。

《本草纲目拾遗》一书，卷首在凡例及总目之后还加上了"正误"一项，其中列举了《本草纲目》中的34条谬误，并阐述了赵学敏的个人见解。往后各论十卷的药物分类大致与《本草纲目》的相同，除人部之外，还将金石部分为了金部与石部两个部分，并添加藤部、花部，总计18部，并未区别各部。卷一记载水部，卷二有火、土、金、石这4部，卷三至卷五均为草部，卷六为木部，卷七收录藤、花这二部及果部上半部分，卷八含有果部下半部分及谷、菜这二部，卷九记载器用、禽、兽这三部，卷十写有鳞、介、虫三部。

药物中有正条品共计716种，附条品共计255种，正条品中包括

---

[1] 王重民.善本医籍经眼录［M］//四部丛录医药编：下册.上海：商务印书馆，1955.王氏曾参照群书撰《赵学敏传》一篇。

了凤眼草、于术、藏红花、金果榄、紫草茸、冬虫夏草、老君须、千年健、万年青、建神曲、枫果、鸡血藤胶、叵金藤、藤黄、化州橘红、胖大海、吕宋果、鸦胆子、番打马、乌金纸、龙涎香等众多现在中国也在使用的常用药品。

关于各类药物的记载繁简皆有，除个人学说之外还引用了诸多其他书籍的内容，其中有药效、治疗实验、处方等许多药物使用方面的知识，但其中最为引人注目的还是该书中记载了众多关于药物产地、形状、基源、鉴识等方面的实际内容，凡例中是如此记载的：

草药为类最广，诸家所传亦不一其说，余终未敢深信，《百草镜》中收之最详，兹集间登一二者，以曾种园圃中试验，故载之。否则宁从其略，不敢欺世也。

可知其是经过深思熟虑才如此记载。《百草镜》一书共八卷，为其弟昆季（赵学楷）所撰，该书也常为人所引，可见昆季的草药知识不劣于其兄。

14.《要药分剂》十卷　沈金鳌撰

沈金鳌，字芊绿，江苏无锡人。自幼修习五经，中举人，晚年潜心医学，号尊生老人。著有《脉象统类》《诸脉主病诗》《杂病源流犀烛》《伤寒论纲目》《妇科玉尺》《幼科释谜》《要药分剂》这七本书，总计七十二卷，合称为《沈氏尊生书》。

《要药分剂》因将药物分为宣、通、补、泄、轻、重、滑、涩、燥、湿十剂而得名，其特点在于并无多余分类。但其自序中认为陶弘景在十剂基础上添加寒、热两剂一事仅为谬误，主张添加这两剂的人也不是陶弘景而是寇宗奭。该书著作年代不明，据《沈氏尊生书》所附自序可知该书应是在乾隆三十八年（1773年）成书，应是当时的著作。

15.《本草述钩玄》三十二卷　杨时泰撰

杨时泰，字穆如，江苏武进人。嘉庆二十四年（1819年）中举人，道光六年（1826年）及第，大挑一等，任山东省莘县知县，后过世。杨时泰主修儒学，兼修医学，据说其精通明末江南名医周慎斋的学说。该书删去刘若金所写《本草述》中的繁杂部分并添加了杨时泰的个人见解，其自序写于道光十三年（1833年）。据道光二十二年（1842年）邹澍所写的序文可知，该书在杨时泰生前并未刊行，而是经过了10年左右的时间，由其门人伍仲常首次刊行。该书与下文中提到邹澍所写的书均是在清代末年写就的本草书，内容上以药理学说为主体，其中也较为详细记载了药物产地及品质相关的内容，少数药物记载中还收录了药物附方，且因其中内容不仅对本草研究颇有帮助，在临床应用方面也具有一定的参考价值，所以上海科学技术出版社于1958年将该书作为洋装书重新刊行。

16.《神农本草经》三卷　孙星衍、孙冯翼同辑

乾隆及嘉庆年间，名儒孙星衍与其侄孙冯翼一同编成该书，张炯的序言写成于嘉庆四年（1799年），最初被收录进了《问经堂丛书》，之后又被周学海收录进《周氏医学丛书》并加以刊行。该书将三品分为三卷，每条药物的记载先以黑底白字文打头，之后空一格引用《吴氏本草》的遗文以及《名医别录》《毛诗》《尔雅》《说文》《方言》《广雅》《范子计然》等其他诸家学说，卷三末尾处引用了《证类本草·序例》之中的黑底白字文以及散落在《博物志》《抱朴子》《文选

注》《艺文类聚》《太平御览》等古籍之中的本草文章，并转载了《齐民要术》《艺文类聚》《太平御览》等书中所引用的《吴氏本草》12条、陶弘景"序录"中的"诸药制使"、"立冬之日云云"等这5条佚文。在药品种类及分类方面，则是参照《证类本草》内容，加以修订，总计360种。即便该书在还原古籍形态上仍有不足，仍是一本不逊色于森立之本且具有高度参考价值的佳作。

17.《本经疏证》十二卷、《本经续疏》六卷、《本经序疏要》八卷　邹澍撰

邹澍，字润安，号闰庵。据说其于乾隆五十五年（1790年）在江苏武进出生，原为诸生，善于作诗，精通古文，极尽孝道，后归隐医学，耽于著述，道光二十四年（1844年）55岁卒。

邹澍除该书外还著有许多作品。[1]《本经疏证》自序写于道光十七年（1837年），《本经序疏要》自序写于道光二十年（1840年）。据自序及洪上庠序、例言等内容，邹澍先是修习《伤寒论》《金匮要略》二书，感觉在用药方面仍存疑问，经杨时泰推荐，又读了刘若金所写《本草述》一书。但刘若金所写多引用金元诸家学说而少有张仲景、孙思邈所写药方，邹澍便以《神农本草经》与《名医别录》为经，以《伤寒论》《金匮要略》《千金方》《外台秘要》为纬，此外还引用六经、五雅、诸史、说文、佛书、道藏、群芳谱等诸多书籍，写就该书。《本经疏证》记载了173味药品，《本经续疏》记载了142味药品，合计315味药品。关于每种药品的记载都先引用了《神农本

---

[1] 参考周仪颢《邹润安先生传》（《本草经疏》所载）。

草经》及《名医别录》中的文段，然后引用诸家药方，据经方解释《神农本草经》之中药物的主治症结，并依《神农本草经》分析了古代药方的应用，但未将药品进行详细分类。《本经序疏要》中按照病症将药品分门别类，记载了药品宜忌等内容。从整体上看，该书叙述冗长，李慈铭（《越缦堂读书记·科学技术·本经疏证》）评价该书时写道"其自序讥刘氏之冗蔓萎茶，而所作冗茶亦不能免"。该书在邹澍生前未得以刊行，道光二十九年（1849年）其友人汤子卿与同志共谋，附洪上庠序言刊行该书，1959年上海科学技术出版社将该书作为活字本重新刊行。

18.《植物名实图考》三十八卷、《植物名实图考长编》二十二卷　吴其濬撰

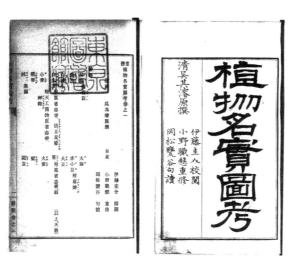

图7-15 《植物名实图考》(日本版)

吴其濬，字瀹斋，号雩娄农，河南固始人。出身官宦世家，其

父吴焴，其兄吴其彦，均为进士出身，他自己也在嘉庆二十二年（1817年）以一甲一名进士登第，并任翰林院修撰，后出任湖北或江西学政、兵部或户部侍郎等职，并于道光二十年（1840年）任湖广总督，后历任湖南、浙江、云南、贵州、福建等诸省巡抚或总督，最后在道光二十五年（1845年）八月任山西巡抚并兼任盐政官一职，同年十二月因病请辞，不久之后便因病去世，被追赠太子太保这一官衔[1]。其出生年份为乾隆五十四年（1789年），道光二十七年（1847年）58岁时过世[2]，但清史书稿中并未记载其生卒年份，那琦博士推测其出生年份最早是乾隆四十四年（1779年），最晚也应在此后几年内出生，享年应为60多岁[3]。

　　《植物名实图考》一书为吴其濬亲眼所见的1714种植物的图说，《植物名实图考长编》则集录了除本草外古今诸家关于838种植物的学说并添加了其个人见解，所述对象不限于药物，而是所有植物。虽说该书内容脱离了当时本草所属范围，但因该书主要记载了吴其濬在各地任职时亲身接触的实物写生图，所以也是中国植物学研究上最为可信的研究资料之一，据说俄国人 E. Bretschneider（中文名薄乃德，也就是后文中的布列斯奈杜）也给予该书较高评价，并在

---

[1] 参考《国朝耆献征初编·疆臣》（五六）、《清史稿·列传》（一六八）、《清史列》（三八）。

[2] 参考1957年商务印书馆刊《植物名实图考》出版说明。

[3] 那琦.『植物名実図考長編』及『植物名実図考』之考察［J］. 医薬学苑，1968，13：1-2.

1870年出版的报文[1]中引用该书中的蜀黍、粱、薯蓣等8张插图，附于文末。如前文所说，光绪十一年（1885年）刊行的张绍棠本《本草纲目》中的药图也据该书药图进行了一定修改，该书在中国医药学研究上可谓是不可或缺的重要材料。

该书在吴其濬去世后于道光二十八年（1848年）得到初次刊行，此次刊行由陆应谷在山西省太原进行；光绪六年（1880年）陕西巡抚葆芝岑令山西浚文书局进行补刻重印；民国八年（1919年）七月，山西督军阎锡山命山西官书局补刻重印，同年十月商务印书馆将该书作为排印本进行刊行。之后商务印书馆分别于1957年和1959年先后再次刊发了《植物名实图考》及《植物名实图考长编》二书，《植物名实图考》一书中附加了植物名、人名、地名、书名这四种索引，世界书局也在1960年和1964年分别刊行了这两本书。

除上述刊行记录之外，该书于日本明治初年东渡日本时也得到了重刊。这一版本也是未见，但据说台湾大学医学院的药理学科珍藏了一册。据书中所写，应是一本书名为《重修植物名实图考》的四十六册小型铅印本，题记中写有"伊藤圭介校阅，小野职悫重修，冈松甕谷句读"，该书于日本明治二十年（1887年）由奎文堂发行，由《植物名实图考》与《植物名实图考长编》合并而成，每卷的目录中还附有药物和名。"伊藤先生因布列斯奈杜谈论彼邦植物的小册子从而第一次知道了该书的存在，便于燕京购得此书，此后，因竹

[1] BRETSCHNEIDER E V. The study and value of Chinese botanical works [J]. The Chinese Recorder and Missionary Journal, 1870, 3：319-326.

添公使在天津得到了燕京某氏所藏两书，故谋奎文堂主人请其刊行其中一本"，且写有"至于修彼邦本草一说，仍未超越该书内容"，令人感动。且民国四年（1915年）刊行的云南图书馆重印本中记载了由云龙所写重刻植物名实图考序言及伊藤奎介所写重修植物名实图考序，可以推定此次重印应是依日本版所制。

19.《神农本草经》四卷　顾观光辑

该书于道光二十四年（1844年）所辑，并刊载于光绪九年（1883年）发行的《武陵山人遗书》中，从其自序中所写"孙氏不考本经目录"可知，该书是据《本草纲目》的"神农本草经目录"所编辑而成。

20.《神农本经》一卷　姜国伊辑

该书被刻入成都茹古书局印刷刊行的《姜氏医学丛书》中，姜国伊在光绪十八年（1892年）的自序中写道，其从咸丰十年（1860年）开始的12年间一直致力于为《神农本经》添加注释。正文首先记载了名例（序录的朱字文）、名例补正四则、神农本经目录、本草旧目补正、本经考证等内容，后文各论中在药品分类及配列方面完全沿袭"神农本草经目录"内容，在卷末的"本草旧目补正"部分将升麻、鹰屎白、赭魁（均为别录品）视为本经品，将由跋（别录品）并入虎掌之中，在"本经药品补正"一条中更是将粟米、黍米（均为别录品）分到大豆黄卷的附条之中，这些药品在《唐本草》中本来是被废弃的，在刊行的《本经经释》中也添加了相关注释进行校订，但这六种在《唐本草》中不被提及的药品在《证类本草》中则被明确标记为有名未用品。据这些内容可以推断姜国伊可能并未看过《证类本草》一书。

21.《神农本草经》三卷 黄奭辑

该书被收录进光绪十九年（1893年）刊行的《汉学堂丛书》之中，杨守敬（《日本访书志》）记载道，该书与孙星衍本内容几乎完全一致，仅在卷末补充了22条内容，若非耗尽毕生心血无法写出这些内容，但黄奭远没有这个水平，因而被视为从孙星衍本之外的书籍中截取而来，批判其"不应是窃人之书"。

22.《重校神农本草》三卷 王闿运辑

该书有光绪三十二年（1906年）善成堂刊本。自序为阏逢涒滩（甲申）所作，推测应作于光绪十年（1884年）。据说王闿运是写出《六译馆丛书》的廖平的师傅，还著有《公羊笺》《墨子注》《湘军志》《桂阳县志》等书。王闿运在该书的自序中写道："余读《尔雅·释草》，名类十不识八，因以为其草亦皆药品，欲求本草正之。今世所传，唯嘉祐官本，尚有圈别，如陶朱墨之异，而蜀湘均无其书。"

依此所述，该书是为了解读《尔雅》一书中所写草名，是在利用本草书籍的过程中编成的。此处所说"嘉祐官本"应是《证类本草》，因"尚有圈别"，大概是据嘉靖十六年（1537年）或隆庆六年（1572年）刊行的《政和本草》所写的本草书。该书依三品分为三卷，药物根据《证类本草》进行分类，但进行了若干改动，药物总数为360种，自序追记中写有"唐本退六种外，不知还少几种"，书中错字缺字颇多，可以说校正并不彻底。

23.《神农本草经》四卷 ［日］森立之辑

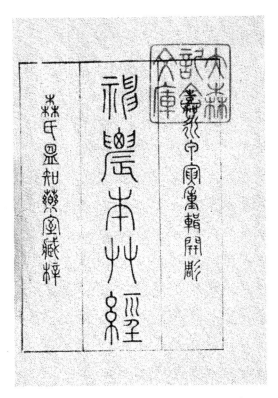

图7-16 《神农本草经》(森立之本)

　　该书于日本嘉永七年（1854年）附多纪元坚序及森立之自序后刊行。在此之前日本嘉永初年已有小岛宝素所复原的《新修本草》，日本嘉永二、三年（1849—1850年）左右森立之与数名志同道合者一同修复了陶弘景的《本草集注》七卷，虽说这些书均未刊行，但该书确是基于这些书籍编辑而成。该书主要有序录一卷，除三卷正文外还附有考异一卷，是森立之与诸多同事一同据珍本进行考证修订而成，自是比不上明清时代的众多书籍，多纪元坚评价卢本"纰缪百出"，批判孙本"不免杜撰"，而关于该书则描述为"本草经旧本面目，是此始显于世"，清代颇具名望的叶德辉(《郎园读书志》)称"非独孙辑无此谨严，即顾辑亦无此精确"，杨守敬(《日本访书志》)赞赏该书"引证广博，抉择准确，远出于孙顾二本之上"。该书收录的药物共357种，分类方式与《证类本草》基本不同，没有具体证据，但可以推测该书在药物分类上应是参考了《医心方》等书。

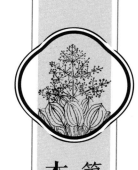

第八章

本草内容及其变迁

初期本草书籍记载了药物的大致气味和药效，内容十分简洁。据《神农本草经·序录》的记载可以看出，除这些内容之外，自古以来也很重视药物的产地、采摘时间、炮制方法、真伪、配剂、剂形、服用方法、服用禁忌等与药物使用相关的问题。后世的本草书籍中，既有医书和道书，也有经史百家的学说、杂记、传说等，因其中内容愈发丰富多彩，被誉为博物知识的渊薮，但自金元往后理论的治方蓬勃发展，与药理学相关的讨论也随之兴盛，本草学说的样貌就此改变。

本章将列举本草之中的主要内容，概览这些内容的变迁，大致分为药性药效相关内容、药物学相关内容、配剂及服用方法相关内容这三大类。

一、药性与药效

1. 药品的分类

《神农本草经》将所有药物分为三级：不老延年药为上药，防病补虚的药物为中药，治病的药为下药。这一分类方法是中国最为古老的药品分类方式，因陶弘景将其视为上品、中品、下品，自此往后这一分类方法便被称为三品分类。为了佐证修习神仙方术之徒的行径，人们将不老延年的仙药列为上药，但中药及下药的相关记载中也有"久服轻身，不老延年"的字样，反之上药的记叙中却不一定存在这一记载。这一分类仅是为了使用上的方便，并无具体标准。

各个品类之中药品的次序也处于一种"草石不分，虫兽无辨"的状态，不便检索，因而陶弘景最先采用了自然分类法，将药物分为玉石、草木、虫兽、果、菜、米食这六部分以及有名未用类。其后，苏敬将草木分为草部和木部，虫兽分为兽禽与虫鱼两个部分，唐慎微进而将兽禽部分为人、兽、禽三个部分。在这一过程中，分部的数量虽然逐渐增加，但三品分类仍存在于各个分部之中。

三品分类就此留存到了《证类本草》时代，新增药物因无法分为三品便被划分至类似药品之下，《嘉祐本草·序言》中有：

凡药旧分上中下三品。今之新补，难于详辨，但以类附见。如绿矾次于矾石，山姜花次于豆蔻，次于水杨之类是也。

该序言所说的便是这一现象，不管是《新修本草》还是《开宝本草》均是这样，至于《名医别录》中是否还按照三品分类，这点仍存疑问。三品分类与医家的实际使用并无关系，因而金元医家就此忽略了这一分类方式，李时珍将《证类本草》记载的分类扩充为十六部，并废除各部之中的三品分类，改为独自分类，在药名下方标注"本经上品"等内容，此外"序例"末尾处还以"神农本草经目录"为题，按三品分类列举了365种药名。多纪元坚（《药治通义》）批判李时珍所创的全新分类方法破坏了本草的旧传统，言："李濒湖至著纲目，惩创太过，物以类从，毅然破三品例每部徒增子目。于是破坏本草之学，古制应近从祧。"

然而这一独到的分类方式被视为应时势所需开发出来的内容[1]，自《本草纲目》往后的本草书籍也多采用李时珍的分类方法，反而只能在古本注疏或复原本中看到三品分类的影子。

2. 气味

《神农本草经·序录》中写有"药有酸咸甘苦辛五味，又有寒热温凉四气[2]，及有毒无毒"，且《神农本草经》及《名医别录》一般都会在药名后率先标注该药品的气味，由此可知，气味作为药性的基准，自古以来便颇受重视。

《素问》中也随处可见关于气味方面的记载，天授四气，地授五味，治病时将人体视为小天地，就此出现这一思想。《神农本草经》中写"疗寒以热药，疗热以寒药"，《素问·至真要大论》中有"治寒以热，治热以寒"等，这些内容是其中最为基本的构思。

理论虽已完备，但实际上将药物与这些内容一一匹配也并非易事。以味觉判断药物五味时，即便使用的是生药也难免为主观意识所左右，至于四气的分类就更为模糊。苏颂在《本草图经·玉石下品》（卷三）中载录"辛大热"的礜石时描述其"置水中令水不冰"，可以将四气理解为药物本身所具备的性质，但并非所有药物都能适用于

[1] 宫下三郎. 本草綱目の薬品分類［M］//藪内清，吉田光邦. 明清時代の科学技術史. 京都：京都大学人文科学研究所，1970：243-256.

[2] 寇宗奭认为"气"应是表示药物香臭的气，而寒热温凉不应该是"气"而应该是药物的性，序例中所写"气"字应是后世误写。李时珍认为寇氏的说法与《礼记》的一致，但自《素问》以来"气味"一说便未改变，贸然改动异常困难。

这套原理。《神农本草经》与《名医别录》之间所记载的气味多有出入，《吴氏本草》中诸家学说自是各有不同，连《神农本草经》或《名医别录》中的记载都未必明晰，关于味方面的记载更是以"苦辛""甘苦""酸咸"等二味合记的内容居多，至于气方面则是"大热""大温""温""微温""微寒""寒""大寒""平""寒平""生温熟热"等，并无"凉"这一说法，还有少数药物未收录气味。

如此模糊的药性并不能作为开处方的依据，因而唐宋以前在治疗过程中多是依据经验来开药方。金元以后，以《素问》为理论基础的治疗药方颇受重视，气味也就此成为药方的基础，所以将药物的气味视为定量，并在五味的基础上添加了淡味变成六味，之后更是分为阴阳薄厚，展开说明了复杂的理论知识。明清诸家继承了这一学说，详述这一内容，使其更为丰富多彩。

杨崇魁将药物按四气分类，列举了温性药品86种，热性药品11种，平性药品59种，凉性药品27种，寒性药品78种。

3. 药效

中国的本草学说自集录药效开始。以"独活"为例，《证类本草》中写道：

独活。味苦甘，平微温，无毒。主风寒所击，金疮止痛，贲豚痫痓，女子疝瘕，疗诸贼风，百节痛风无久新者。久服轻身耐老。一名羌活，一名羌青，一名护羌使者，一名胡王使者，一名独摇草。此草得风不摇，无风自动。生雍州川谷，或陇西南安。二月、八月采根，曝干。（加点的字在原书为白字）

这些内容由陶弘景的《神农本草经》（白字）与《名医别录》（黑

字）一并构成，也就是所谓朱墨杂书。由此可知，长久以来，无数前人积累下来的知识汇聚成此处所列举的诸多药效，陶弘景在《本草经集注》中称"如藕皮散血，起自庖人。牵牛逐水，近出野老"，这句话说的是药效仅是药物特色的部分体现。这些记载可谓鱼龙混杂，其中有很多诸如甘草的解毒效果、大黄的泻下效果、桔梗的祛痰效果、海药的治瘿效果、雷丸的驱虫效果等均已经通过实践验证的疗效，古代本草的价值也因此得到提升。然而从众多药效中总结出药物的主要疗效也颇为不易。陶弘景在《本草经集注·序例下》中列举了从"疗风通用"到"女人腹坚胀"共92种病症，孙思邈《千金翼方》（卷一）列举了从"治风"到"脚弱疼冷"共65种病症，为了罗列应对这些病症的主治药物，增加了药效索引[1]。此后，以《药性论》《食疗本草》《本草拾遗》《日华子》等书籍为首也出现了很多记载全新药效的书，汇集了这些书籍内容的《证类本草》中记载的所有药物都包含了数不胜数的药效。

　　一种药物一般都拥有多种药效，而从中思考药物的药理却十分困难，因而金元时代仅取药物的主要疗效，简化药效，同时改变了药效的表现方式。以"独活"为例，《汤液本草》有：

　　独活。气味与羌活同。无毒。气厚味薄，升也，苦辛。足少阴肾经行经之药。

---

[1]《太平圣惠方》（卷二）中也有同名索引，且掌禹锡增补了陶弘景所写索引，唐慎微再次加以增补，可将其视为据《太平圣惠方》所写。《本草纲目》的第三、四卷所记载的"百病主治药"也是类似索引。

《本草》云：主风寒所击，金疮止痛，贲豚痫痉，女子疝瘕，疗诸贼风，百节痛风无久新者。

《液》云：独活细而低，治足少阴伏风，而不治太阳。故两足寒湿，浑不能动止，非此不能治。

《象》云：若与细辛同用，治少阴经头痛。一名独摇草，得风不摇，无风自摇。去皮净用。

《心》云：治风须用，又能燥湿。经云：风能胜湿。

《珍》云：头眩目晕，非此不能除。

其中"《本草》云"所写为《神农本草经》与《名医别录》中节选内容，此外均是据药理学说所写，最有特色的当属列举气味厚薄与经脉之间的关系来规定药效这一做法。

明清时代也传承了金元本草的表现形式，《本草品汇精要》《本草纲目》以及旧经注疏或复原本等书中均收录了旧经的药效，其他本草书籍中没有直接引用旧经文本，《本草集要》及《本草蒙筌》等《本草纲目》以前的书籍则是对《神农本草经》所写内容进行删改再与个人的学说融合，而在《本草纲目》往后的书籍中甚至无法看到此类文本，在描述药效时也大多会采取比如理气、和血、破瘀、清风、润燥、解表、健脾、利膈等药理学方面的用语，这一理论愈发精妙。汪昂在《本草备要》中写道：

药品主治，诸家析言者少，统言者多。如治痰之药，有治燥痰者，有治湿痰者，诸事第以除痰概之；头痛之药，有治内伤头痛者，有治外感头痛者，诸书唯言治头痛而已。

此皆相反之证，未可混施。举此二端，其余可以类推矣！

　　此处所描述的便是上述变化的一部分，后来中国也开始将中药按药效进行分类[1]，比如解表药、涌吐药、泻下药、渗湿逐水药、祛风湿药、祛寒药、祛暑药、清热药、止咳化痰药、理气药、理血药、补养药、芳香开窍药、安神镇惊药、固涩药、涩肠止泻药、消化药、驱虫药、外科药，这便是继承了上述推移，并使用洋方表现手法所得到的结果。

4. 有毒·无毒

　　《神农本草经》中治病药物被视为下药，反映了医药中有毒物较多这一现象，在处理这些有毒物的时候应格外慎重。该书序录中写道：

　　若有毒宜制，可用相畏、相杀者；不尔，勿合用也。

　　……

　　若用毒药疗病，先起如黍粟，病去即止。不去，倍之；不去，十之。取去为度。

　　《素问·五常政大论》有：

　　大毒治病，十去其六；常毒治病，十去其七；小毒治病，十去其八；无毒治病，十去其九。

　　这些均是依这一主旨所写，陶弘景在注释中写道：

　　一物一毒，服一丸如细麻；

　　二物一毒，服二丸如大麻；

---

[1] 参考：南京中医学院.中药学概论［M］.北京：人民卫生出版社，1958.

三物一毒，服三丸如胡豆；

四物一毒，服四丸如小豆；

五物一毒，服五丸如大豆；

六物一毒，服六丸如梧子；

从此至十，皆如梧子，以数为丸。[1]

上文讲解，按照丸剂中有多少毒来决定加减服用量。如此谨慎使用毒药，所以自然重视药物毒性的有无，比如《神农本草经》中在"干漆"及"衣鱼"中记载了"无毒"二字，《名医别录》中则多是在气味后记载了"有毒""无毒""有大毒""有小毒"等内容，依整体内容来看，上药多为"无毒"，下药多为"有毒"，然则上药及中药中亦有"有毒"之物，反之下药中也有不少"无毒"的药品。"有大毒"的药品有附子、乌头、天雄、侧子、虎掌、钩吻、羊踯躅、狼毒、巴豆、鸩鸟毛等，《御制本草品汇精要·序例》中的"解百药及金石等毒例"记载了虫蛇毒、饮食中毒，还有射罔、野葛、斑猫、芫菁、桔梗、杏仁、诸菌、防葵、野芋等药品的解毒之法，这些药品主要是以毒物之名为人所知。《博物志》引《神农经》，列举了钩吻、鸥、阴命、内童、鸩羽这五种因具有大毒而无法入口的药物，这些药物的基源仍然存疑。陶弘景也认为毒物中存在轻重，并叙述道"狼毒、钩吻岂同附子芫花辈邪"，可以认为这般具有猛毒者与医疗几乎无关。

---

[1]《证类本草》中将小豆视为胡豆，大豆视为小豆，兔矢（译注：屎）视为大豆，但据掌禹锡所写注释可知，这是苏敬因药品大小等差别不一而修改的。

5. 十剂

将药物的作用分为十种便成十剂，这一说法由陈藏器提出[1]。《证类本草·序例》中"臣禹锡等谨按徐之才药对孙思邈千金方陈藏器本草拾遗序例如后"一文写道：

诸药有宣、通、补、泄、轻、重、涩、滑、燥、湿，此十种者，是药之大体，而《本经》都不言之，后人亦所未述，遂令调合汤丸，有昧于此者。

至如宣可去壅，即姜、橘之属是也。

通可去滞，即通草、防己之属是也。

补可去弱，即人参、羊肉之属是也。

泄可去闭，即葶苈、大黄之属是也。

轻可去实，即麻黄、葛根之属是也。

重可去怯，即磁石、铁粉之属是也。

涩可去脱，即牡蛎、龙骨之属是也。

滑可去着，即冬葵、榆皮之属是也。

燥可去湿，即桑白皮、赤小豆之属是也。

湿可去枯，即紫石英、白石英之属是也。

只如此体，皆有所属。凡用药者，审而详之，则靡所遗失矣。

如上所述便是十剂，据药物的能效分为十种。《圣济经》中也引用了这一说法，但"十剂"最初是由成无己提出，此后金元诸家将

---

[1] 寇宗奭将十剂之说视为陶弘景的学说；李时珍将其视为徐之才的学说；多纪元坚在《药治通义》中指出，这些皆为谬误。且十剂应该加上寇宗奭所说寒、热二剂以及缪希雍所述升、降二剂。

这一概念与"七方"并列为药方的基准，刘完素称"方不七，不足以尽方之变。剂不十，不足以尽剂之用。方不对病则非方"，至此往后，刘完素、张从正、王好古等人对每一剂加以详解，李时珍将这些说法与其自创学说一同收录至《本草纲目》中。其他明清本草中少有不刊载这些内容的书籍，沈金鳌就将《要药分剂》中的药物按十剂进行分类。

二、采集与调制

1. 基源 [1]

使用汉方药的基础便是阐明药物基源，尤其是据古方进行治疗的时候，若是使用了与当时药物基源不同的药物，即便处方一致也毫无效果。对花叶形色的讨论早在《桐君采药录》中便出现了，可以看出，药物基源的问题古已有之。陶弘景更是将此点视为主要问题，敕撰《新修本草》的动机也是出于此。《新修本草》《天宝单方药图》《本草图经》等书中的药图均是基于这一主旨，陈藏器、韩保升、马志、苏颂、沈括、寇宗奭等唐宋诸家也均专注于解决这一问题，隋唐期间出现的《本草音义》也与此相关。同时这一问题收获

[1] 译注：基源，日语术语作"基原"，"源"字是从"原"字衍生出的字，字义本无区别。

的极高关注度也反映了药物基源愈发混乱这一状况，依《本草图经》的药图也可知名称相同的药物会因产地相异而产生极大差别。

即使这一问题如此重要，金元本草之中也未曾提及。明清时代出现了《救荒本草》这般通过设置圃场、栽培植物从而进行观察才写就的书籍，也有《本草品汇精要》《本草纲目》《本草纲目拾遗》等引载诸家学说、叙述个人学说的书籍，但这些书籍实则特例。除描写植物的《植物名实图考》外，可以说明清的本草书籍中基本上没有详尽描述本草基源相关的内容。

金元以后，本草书籍中鲜少提及基源问题，这是因为此后的著者多为临床医家，也是因为这一时期主要关注点在药理学考究上，所以药物相关知识也十分贫乏。中药原本是由用药之人亲自采摘，但中国古代药业十分发达，少见亲自采药的医家，缺乏药物知识也合乎常理。陶弘景称：

众医都不识药，惟听市人，市人又不辨究，皆委采送之家，传习治拙，真伪好恶莫测。

徐之才（《千金要方》卷一处方第五引《药对》）称：

古之善为医者，皆自采药，审其体性所主，取其时节早晚，早则药势未成，晚则盛势已歇。今之为医，不自采药，且不委节气早晚，只供采取，用以为药。又不知冷热消息，分两多少，徒有疗病之心，永无必愈之效。

孙思邈（《千金要方》卷一用药第六）称：

古之医者，自解采取，阴干曝干皆如法，用药必依土地，所以治病十愈八九。今之医者，不知采取时节，至于出产土地，新、陈、虚、实，一皆不悉，所以治病十不得五也。

苏颂(《本草图经·序》)称：

况今医师所用，皆出于市贾，市贾所得，盖自山野之人，随时采获，无复究其所从来，以此为疗，欲其中病，不亦远乎？

诸如此类，均证明了这点。

古代本草书籍中的记载大多十分简略，并不一定确切，据此考察古代药物基源实属不易，但并非不能实现。笔者曾据文献研究得知，唐代的冶葛其实就是现在广东俗称的胡满藤，也就是马钱科的 *Gelsemium elegans* Benth. 的根 [1]，而且木岛正夫对正仓院御药的冶葛的组织片进行的鉴定也佐证了这一推断[2]。这是一个极为罕见的例子，也证明了古代文献的重要性。

2. 产地·形状·真伪

《神农本草经·序例》有：

药有酸咸甘苦辛五味，又有寒热温凉四气，及有毒无毒。阴干暴干，采造时月，生熟土地，所出真伪陈新，并各有法。

据此可知，自古以来对于药物的气味、采摘时间及产地都颇为重视。各论之中提到《神农本草经》并未记载药物产地 [3]，而《名医

[1] 岡西為人. 胡満薑の研究［J］. 満洲医学雑誌，1931—1933，15，16，18.

[2] 木島正夫. 冶葛［M］// 朝比奈泰彦. 正倉院藥物. 植物文献刊行會，1955：306-314.

[3]《神农本草经》"伏翼"一条下的"生太山川谷"及"柳华"一条下的"生琅琊川泽"，这些应是黑字的错误之处。

别录》之中每条都记载了药物的产地，陶弘景认为其中所记载的是后汉的行政区划，应是张仲景或华佗等人所写，不仅囊括中国全域更是记载了西域、越南、朝鲜等边境地区。

然而随着时代变迁，地名也发生了显著变化，出现了许多不知为何处的古代地名。于是便出现了修改、统一各朝各代地名的书籍，比如《千金翼方》(卷一)的"药出州土"或《本草品汇精要》附录中的"地名考证"等，又因多数药物不仅地名发生了变化，其产地也出现了转移，陶弘景往后的唐宋本草学家都会标注产地，苏颂在每种药物开头都会列举旧本草的产地，而后记载当时的产地。

拥有固定产地的药品常被视为上品，自古以来这些药品也多被冠以地名。陶弘景及寇宗奭的序例中也有上党人参、川蜀当归、齐州半夏、华州细辛这类药品，可知这是自古流传的惯例，在后世也得到了传承。郭佩兰除齐州半夏、华州细辛外，还列举了银夏柴胡，甘肃枸杞，茅山玄胡索、苍术，怀庆山药、地黄，歙白术、绵黄芪，上党参，交趾桂等药品。

药物的形状是判断药物品质高低及真假的重要条件，宋代以前的本草书籍自会提及，明清时代的本草书籍也时不时会提到这点，多将其与药物产地互相关联。苏敬指出，药物若离开原本的土壤，即使本质不变其效力也会发生改变。若产地发生改变，药物的基源确实不同，自然无法期待达到所需要的效果。不论是何等上品，产自远处的药物更为贵重，因其并非唾手可得。受限于条件，人们在使用时多运用产地较近的药物。同名药物也因此存在不同，这点值得注意。《本草汇》记载：

摄生之士，宁几求真，多惮远路艰难，惟采近产充代。殊不知一种之药，远近虽生，亦有可代用者，亦有不可代用者。可代者，以功力缓紧略殊，倘倍加犹足去病。不可代者，因气味纯驳大异，若妄饵反致损人。

除了代替使用的药品之外，古代市场上也存在贩卖赝品的商人。据陶弘景所述，当时的赝品如此伪装成上品药物："钟乳令白醋煎，细辛使直水渍，当归酒洒取润，枸杞蜜伴为甜，螵蛸胶于桑枝，蜈蚣朱其足赤。"此外，有人用牛膝或姜蕤充当地黄，也有人将其他药物混入麝香并裹上皮膜进行伪装，苏颂也称紫色的巴戟天为上品，因而蜀人将巴戟天与黑豆同煮将其化为紫色，这样的假药与时俱增。据《本草蒙筌》记载，还有以古矿灰伪装为龙骨，将苜蓿根伪装成土黄芪，将荔核捣碎混入麝香之中，将茄叶混入藿香，煮半夏伪装成玄胡索，盐渍松梢充当肉苁蓉，将草仁当成草豆蔻，用西呆代替南木香，熬广胶加入荞麦代替阿胶，鸡子煮鱼鲅（shěn）代替琥珀，枇杷蕊代替款冬，驴脚代替虎骨，松脂中掺入麒麟竭，番硝掺入龙脑香，等等。《本草汇》中也有记载在防己中加入木通，石膏研磨后与轻粉混合，以苦薏充当菊花，以姜黄充当郁金等，可知商人使用各种狡诈计策。因伪造品过多，如何鉴别药品的真伪与好坏也成了自古以来研究的内容。举两三个例子，陶弘景在鉴别狼毒与防葵时是这样说的：

置水沉者为野狼毒，浮者即防葵也。

《日华子》"地黄"一条下写道：

以水浸验之，浮者名天黄，半浮半沉者为人黄，沉者名地黄，效力上地黄最佳、人黄次之、天黄最劣。

关于巴戟天，苏颂称：

断面为紫色鲜洁为伪物，紫色中略带白色粉末状稍显暗淡则为真。

关于熊胆，则记述为：

粟粒大入水，若有一道丝线不散则为真。

3. 采药时月

自古以来，诸多书籍都提到了采药时期的重要性，孙思邈在《千金翼方》中也称"不依时采取，与朽木不殊，虚费人功，卒无裨益"。《神农本草经》各论中并未记载采摘时间，但《名医别录》中记载了诸如"黄精"一条下"二月采根阴干"一类，将采摘时间与干燥方法接在记载的内容后。据《神农本草经》记载，陶弘景认为这一内容应是前汉太初历往后所写，并记述道："凡采药时月，皆是建寅岁首，则从汉太初后所记也。"草部中记载的采摘时月最多，其他诸部有些也将这一内容省略，尤其是金石药物或动物药物之中"采无时"的内容较多。采摘时间大多以"月"表示，也有些药物存在两个月份，根药中多为"二月八月"。以下列举只记载了一个月份或日期的诸多药物[1]：

一月……络石、通草

二月……云母、白石英、黄精、石韦、天雄、甘遂

二月庚子辛丑日……石胆

---

[1] 详细引叙了《千金翼方·采药时节》卷一的部分内容。

三月……徐长卿、紫草、紫参、水萍、王瓜、藜芦、羊踯躅、芫蕣、黄环、莞花、白颈蚯蚓

三月三日……防葵、黄芩、白薇、艾叶、泽兰、射干、茵芋、桑上寄生、乌芋、桃核人、苦菜

四月……远志、蒲黄、白头翁、溲（sōu）疏、白僵蚕

四月四日……景天

五月……茺蔚子、天名精、丹参、旋花、葛根、蛇床子、蠡实、酸浆、大小蓟根、天麻、茛草、鸢尾、茛菪、松萝、莽草、栾华、鼹鼠、雀卵、蚱蝉、石龙子、木虻、蜚虻

五月五日……车前子、肉苁蓉、覆盆子、梅实、杏核人、葫、蒜、繁缕、鳝鱼

六月……茅根、莞花、松脂、桑根白皮

七月……薇衔、腐婢、水苏、鹿角、樗鸡、葛上亭长

七月七日……景天、海藻、槐实、瓜蒂、蜘蛛、露蜂房、萤火

八月……薏苡人、漏芦、五味子、败酱、蛇含、常山、藿菌、牙子、女青、连翘、酸枣、卫矛、巴豆、蜀椒、雷丸、大枣、藕实茎、鸡头实、白瓜子。

九月……太一余粮、菟丝子、生姜、辛夷、栀子、栗、麻黄

九月九日……吴茱萸

十月……戎盐、庵闾子、云实、贝母、橘柚、麋角

十月十日……决明子

十一月……款冬花、芡实、熊脂

十二月……大戟、木兰、冬葵子

立春……女萎

立夏后……葶苈

夏至后……干漆

立秋……麻黄、瞿麦、菌桂

立冬……女贞实

冬至后百二十日……棘刺花

虽说这些均是大概的时间，但举出药物的特定日期是源于月令或习俗。苏颂引《风土记》及《续齐谐记》，记述了九月九日头插吴茱萸登高除灾这一习俗，便是其中一个例子。菊花有"正月采根，三月采叶，五月采茎，九月采实，皆阴干"，白英有"春采叶，夏采茎，秋采花，冬采干"等，像这样列举了药物各个部分的采摘时节的还有青葙、乌头、枸杞、五加皮、石南等，也有菜耳这般只标记"熟时采"的药物，也存在木香、白蒿、蓝实、香蒲、百部根等未记载采摘时间的药物。

如上所述，《名医别录》中记载了众多药物的采摘时令，但植物的成长会为气候风土等环境因素所影响，药物的采摘时节自是会随环境改变，陶弘景也指出这点，认为不应该完全按照书中所说进行采摘：

其根物多以二月、八月采者，谓春初津润始萌，未冲枝叶，势力淳浓故也。至秋则枝叶就枯，又归流于下。今即事验之，春宁宜早，秋宁宜晚，其华、实、茎、叶乃各随其成熟耳。岁月亦有早晏，不必都依本文矣。

沈括也有云：

古方采草药，多用二八月，此殊未当。二月草已芽，八月苗未枯。采掇者易辨识耳，在药则未为良时。大率用根者，若有宿根，须取无茎叶时采，则津泽皆归其根。欲验之，但取芦菔地黄辈观，无苗时采，则实而沉；有苗时采，则虚而浮。其无宿根者，即候苗成而未有花时采，则根生定，而又未衰。如今紫草，未花时采，则根色鲜泽；花过而采，则根色黯恶，此其效也。用叶者，取叶初长足时取；（用芽者亦从本说）用花者，取花初敷时采；用实者，取实成时采，皆不可限以时月。

外加季节、土壤、品种、管理方式等各不相同，无法将所有药物都限定于指定的月份。

4. 阴干·曝干

《神农本草经》中并未记载采集药物的干燥方法，《名医别录》中将干燥方法与采摘时节一同载录，但金石类药物中并无相关记载，虫兽、果菜、米谷等一类自是如此，草部或木部中也有许多并未记载这一内容的药物。大多数都仅记载了"阴干"或"曝干"，特例有：

（人参）二月、四月、八月上旬采根，竹刀刮，曝干，无令见风。

（牛黄）于牛得之，即阴干，百日，使时躁，无令见日月光。

（麻黄）立秋采茎，阴干令青。

诸如此类，"栝楼根"一条中记载道：

二月八月采根，曝干，三十日成。

旋覆花、酸枣、楮实、白马茎、牡狗阴茎等药物之中会记载干燥所需日数。

＊ 本草概说 ＊

陶弘景关于阴干、曝干一事如此叙述道：

《经》说阴干者，谓就六甲阴中干之。依遁甲法，甲子旬阴中在癸酉，以药着酉地也。余谓不必然，正是不露日暴，于阴影处干之耳。所以亦有云暴干故也。若幸可两用，益当为善。

有人主张以六甲阴中晒干，但实际上干燥方法被称为日干、暴干、曝干等，用日影晒干便为阴干。

常用"阴干"方法处理的药物有：

菖蒲、菊花、地黄、牛膝、麦门冬、车前子、泽泻、远志、龙胆、细辛、石斛、卷柏、黄芪、肉苁蓉、续断、决明子、五味子、当归、麻黄、蛇床子、茵陈蒿、黄芩、石韦、桂皮、枸杞、茯苓、酸枣、五加皮、吴茱萸、枳实、厚朴、巴豆、皂荚、桃核人、瓜蒂、牛黄、鹿茸、斑猫等。

使用"曝干"法处理的药物有：

人参、甘草、天门冬、白术、菟丝子、茈胡、独活、芎䓖、防风、丹参、沙参、苦参、芍药、玄参、秦芄、贝母、白芷、狗脊、藁本、萆薢、知母、升麻、栝楼根、旋覆花、辛夷、桑根白皮、栀子、雷丸、大枣、水蛭、芜菁等。

地上生长的药物在干燥时多用阴干法，而生长在地下的药物多用曝干法。

除阴干、曝干之外，还有药物仅标注了"令干""干之""干用之"等，还有"火炙使紫色"（紫参）、"火干"（大黄）、"令干燔之"（鼹鼠）、"蒸之"（桑螵蛸）、"蒸藏之"（蜣螂）、"蒸干"（蚱蝉）等通过火烧来进行干燥的药物，可知动物入药时也会使用蒸干法。

《名医别录》中记载了多种这样的干燥方法，却不一定每种都会在实际中运用，《开宝本草》注释中写到九月以前用日干法、十月以后阴干更佳：

本草采药阴干者，皆多恶。至如鹿茸，经称阴干，皆悉烂令坏。今火干易得且良。草木根苗，阴之皆恶。九月以前采者，悉宜日干；十月以后采者，阴干乃好。

对于不会亲自采药的医家来说，药物的干燥与采摘时节这些自然都不是十分切实的问题，因而后世本草书籍之中也很少提及这些内容。

5. 生熟·陈新

生熟之别在于药物是否经过炮制，据此药性和药效都会产生差异。《神农本草经》中并未区分生熟，而《名医别录》中一般将生熟两种状态的药物气性并列记载，如礜石"生温熟热"、半夏"生微温熟温"、秦椒"生温熟寒"、巴豆"生温熟寒"等，陶弘景在"附子"一条下写有"凡用附子、乌头、天雄皆热灰微炮令拆，勿过焦。惟姜附汤生用之"，这些内容均表明药物的使用须区分生熟。《神农本草经》中对干地黄与干姜仅标注了"生者尤良"，并未区分药效；而《名医别录》中则分别记载了药效。但《神农本草经》中分别记录了干漆与生漆的不同效用，因而两者在实际使用的时候应有所区别。《名医别录》在记载地黄的部分中写有"二月八月采根阴干"一句，《药性论》《四声本草》《日华子》等书籍中也仅区分生干，并未提及药效区别。陶弘景在《本草经集注》中描述蒸法时称：

作干者有法，捣汁和蒸，殊用工意；而此直云阴干，色味乃不相似，更恐以蒸作为失乎？

陈藏器在《本草拾遗》中也道：

干地黄，《本经》不言生干及蒸干，方家所用二物别。蒸干即温补，生干即平宣。当依此以用之。

是谓生干与蒸干药效有别，苏颂在《本草图经》中初次提出熟地黄这一概念：

采根，蒸三、二日，令烂，曝干，谓之熟地黄。阴干者是生地黄。种之甚易，根入土即生。

寇宗奭在《本草衍义》中点出除生干之外，还存在熟这一概念：

《经》只言干、生二种，不言熟者。如血虚劳热，产后虚热，老人中虚燥热，须地黄者，生与生干常虑太寒，如此之类，故后世改用熟者。蒸曝之法：以细碎者洗出，研取汁，将粗地黄蒸出曝干，投汁中，浸三二时，又曝，再蒸，如此再过为胜，亦不必多。此等与干、生二种，功治殊别。

据这些内容可以得知自古以来干地黄分为生干和蒸干，自宋代往后主要使用蒸干，由此便将蒸干地黄称为熟地黄，《汤液本草》中并列记载了熟地黄与生地黄，这一记载经过明清时代传承到了现在。

新鲜的鼠李子因含有蒽酚成分而具有催吐效果，因而只能在放置一年多以后使用。即使是同一种药物，新鲜的与陈旧的在成分上也会出现差异，药效各不相同。中国自古以来便存在这种说法，也就是《本草经集注》中陶弘景所说："凡狼毒、枳实、橘皮、半夏、麻黄、吴茱萸皆须陈久者良，其余须精新也。"

《开宝本草·狼毒注》中将这些药物称为"六陈"，《本草纲目》

中在"杲白"一条下引用陶弘景的说法后记录道："然大黄、木贼、荆芥、芫花、槐花之类，亦宜陈久，不独六陈也。"

关于这是否为李杲所说尚且存疑[1]，但这揭示了至少从金元时代开始便认为除了"六陈"之外还有以陈久为宜的药物。尤其是普遍使用的橘皮，《汤液本草》将陈皮与青皮分列两条，"青皮"一条下写道：

或云与陈皮一种。青皮小而未成熟，成熟而大者橘也，色红故名红皮，日久者佳，故名陈皮。如枳实、枳壳一种，"实"小而青，未穰；"壳"大而黄紫色，已穰。故壳高而治胸膈；实低而治心下。与陈皮治高、青皮治低同意。又云：陈皮、青皮二种，枳实、枳壳亦有二种。

虽说此处关于两者基源的看法还很模糊，但在区分陈皮与青皮、枳实与枳壳这一点上则传承至今。

6. 炮制·贮藏

中药中存在生姜或鲜石斛这种生用或仅需要干燥便可使用的药物，也存在许多在使用前需要进行复杂处理的药物，这种操作被称为修治或炮制，陶弘景在《本草经集注·序例》的"料理法则"中详细叙述了这一方法，以下列举其中大概内容：

凡用麦门冬，去心。杏仁、桃仁去皮。巴豆剥皮、刮去心，

---

[1] 本篇之后记载了至元庚辰（1340年）的治疗实验，《汤液本草》中也有所记载，但李杲与王好古早在至元庚辰之前便已过世，因而这篇治验应是后人所添加的内容，多纪元坚认为这应是罗天益所记载的内容。

不尔令人闷。石韦刮去毛，辛夷刮去毛与心。鬼箭削取羽及皮。藜芦剔取根。枳实去其瓤，皂荚去皮子炙之。椒去实微熬，令汗出。犀角、羚羊角皆刮截作屑。诸齿骨并炙捣碎之。

凡用桂心、厚朴、杜仲、秦皮、木兰辈，皆削去外皮秤之。茯苓、猪苓，削除黑皮；牡丹、巴戟天、远志、野葛等皆捶破去心；鬼臼、黄连皆除根毛；蜀椒去闭口者及目熬之。

凡汤中用麻黄，皆先别煮两三沸，掠去其沫，更益水如本数，乃内余药。麻黄皆折去节，小草、瞿麦五分斩之；细辛、白前三分斩之；丸散膏中则细锉也。

凡汤中用完物，皆擘破，干枣、栀子、栝蒌子之类是也。用细核物亦打碎，山茱萸、五味、蕤核、决明之类是也。细华子物，正尔完用之，旋复花、菊花、地肤子、葵子之类是也。米、麦、豆辈，亦完用之。诸虫先微炙，亦完煮之。

凡用附子、乌头、天雄等，皆灰火炮炙令微拆。削去黑皮乃秤之。惟姜附汤及膏酒中生用，亦削去皮乃秤。

凡丸散用巴豆、杏仁、桃仁、葶苈、胡麻诸有膏脂药，皆先熬黄黑，别捣令如膏。指视泯泯尔，乃以向成散；稍稍下臼中，合研捣，令消散。

凡汤酒膏中用诸石，皆细捣之如粟米，并以新绵别裹内中。其雄黄、朱砂作细末用。

可以推测出这种炮制方法是在总结过往的经验中所得，而后历经传承与积累。炮制加工药物在汉代已成为用药常识，处方中也会指定这一方法，比如《汤液本草》中麻黄汤的处方记载道：

麻黄（三两，去节）　桂枝（二两，去皮）　甘草（一两，炙）
杏仁（七十个，去皮尖）

上四味，以水九升，先煮麻黄减二升，去上沫，内诸药煮取
二升半，去滓，温服八合。

所有处方中都存在同样的标记，因为这些内容大致上与前文所
说一致，从此可见，它是陶弘景参考了这类书籍整理出来的。不仅
是陶弘景，《千金方》中也同样有所引用，唐宋时代更是为人所遵奉，
被传为南朝宋人的雷敩所写的《雷公炮炙论》为专精于炮制药物之
书，其中的内容均被收录进了《证类本草》之中，以至于后世一提
到炮制都会将其与"雷公"联系起来。

陶弘景及雷敩仅是总结自古以来的学说而已，但金元诸家则将
炮制与药理结合起来进行了讨论。张元素（《本草纲目》所引）称：

治病在头面手梢及皮肤者，须酒炒之……咽之下，脐之上者，
须酒洗之；在下者，生用……寒药也……酒浸曝干，恐寒伤胃气
也……当归酒浸，助发散之用也。

李杲（《汤液本草》所引）则叙述道：

若治至高之病，加酒煎。去湿，以生姜；补元气，以大枣；
发散风寒，以葱白；去膈上痰，以蜜。细末者，不循经络，止去
胃中及脏腑之积。

医家之间产生了需求，那么制药相关的从业者便会热衷于提出
新的炮制方法，最后导致炮制的方法随时代改变也变得愈发复杂和
多样。陈嘉谟将其总结为：

火制（四种）：煅、炮、炙、炒

水制（三种）：渍、泡、洗

水火共制（二种）：蒸、煮

此外更是描述了酒制、姜制、入盐、用醋、童便制、米泔制、乳制、蜜制、陈壁土制、麦麸制等制药方式的效用，这一学说被以李时珍为首的明清诸家遵奉至今。

在交通不便的古代，贮藏药物以备不时之需是士人的修养。但贮藏生药时除了药物变质与污损之外还可能遭遇虫鼠灾害，这些也是急需解决的重要问题。《千金要方》中特别列出了"药藏"一项，说明除虫豸外，诸药应按照时节进行采集及贮藏，其中关于贮藏方法的记载如下：

凡药皆不欲数数晒暴，多见风日，气力即薄歇，宜熟知之。诸药未即用者，候天大晴时，于烈日中暴之，令大干，以新瓦器贮之，泥头密封，须用开取，即急封之，勿令中风湿之气，虽经年亦如新也。其丸散以瓷器贮，密蜡封之，勿令泄气，则三十年不坏。诸杏仁及子等药，瓦器贮之，则鼠不能得之也。凡贮药法，皆须去地三四尺，则土湿之气不中也。

特殊的药物则需要对应的方法。《新修本草》称龙脑"和糯米炭相思子同藏，亦不耗蚀"，唐代便已采取此类方法，后代更是提出了各种类似方法，《本草汇》中记载：

人参须和细辛，冰片必同灯草。麝香宜蛇皮裹，硼砂共绿豆收。

生姜择老砂藏，山药候干灰窖。

这些内容自是据常年经验所得，随时代更迭也会被新的知识所替换，现在熏蒸法及化学药品的贮藏法也日趋实用。

三、配剂与服药

1. 君臣佐使

《神农本草经》中有两条关于君臣佐使的内容，其一是"序录"开头部分：

上药一百二十种为君，中药一百二十种为臣，下药一百二十五种为佐使。①

其二为继前文所写：

药有君臣佐使，以相宣摄合和者，宜用一君、二臣、五佐，又可一君、三臣、九佐也。②

这两条内容向来被视为意义相同，《神农本草经》中的君臣佐使也被认为指代了上中下三品。但下药中有毒药物众多，实际上在一味处方中很难配上很多下药，因而关于①与②含义是否相同尚且存疑。

《素问·至真要大论》中将主药视为君："主病之谓君，佐君之谓臣，应臣之谓使。非上下三品之谓也。"并未出现三品的称谓，王冰在注释中也写道：

上药为君，中药为臣，下药为佐使，所以异善恶之名位，服饵之道，当从此为法，治病之道，不必皆然，以主病者为君，佐君者为臣，应臣之用者为使，皆所以赞成方用也。

将君臣佐使视为三品应是服食家的说法，治病之时还是应该参照《素问》中的学说。如此一来，以往的本草学说与《素问》中的学说便处于对立面，然而《素问》又有："君一臣二，制之小也。君二臣三佐五，制之中也。君一臣三佐九，制之大也。"

因这一说法与②一致，不应将②与①视为同一意义。王冰认为包含《素问·至真要大论》的运气七篇有所欠缺，便按照《素问·阴阳大论》加以补充，《阴阳大论》的写作年代尚且不明，但应在《神农本草经》写就时就已存在这两种说法，所以《神农本草经》中才收录了这两种学说。若将两者混为一谈则会导致这一争论无法成立，陶弘景在②处注解道：

今按用药，犹如立人之制，若多君少臣，多臣少佐，则气力不周也。而检仙经、世俗者方，亦不必皆尔。大抵养命之药则多君，养性之药则多臣，疗病之药则多佐。犹依本性所主，而兼复斟酌，详用此者益当为善。

这一说法也因此而变得模糊不清。《药对》[1]或《药性论》[2]中按三品君臣说记载了药物的品阶，单独记载药物的文献中尚能看到君臣佐使，但直到唐宋时代，处方中也并不讲究这一规则。但在注重理论性治疗处方的金元时代，诸家颇为重视《素问》中的君臣佐使学说，如前文所述，成无己在桂枝汤方中以桂枝为主（君）、芍药及

[1]《证类本草·序例》中通用药的部分，凡是掌禹锡引"药对"中所说进行增补的药物均记载了君臣佐使，均与三品君臣说一致，不清楚这是徐之才所记还是以前便已存在。

[2] 上品的巴戟天与中品的山茱萸均为使，也存在并未记载君臣佐使的药物，大致内容与三品君臣说一致。

甘草为佐、生姜及大枣为使，李杲（《汤液本草·用药心法》）更是针对不同疾病定下了不同的君药：

> 主病者为君。假令治风，防风为君。治上焦热，黄芩为君。治中焦热，黄连为君。治湿，防己为君。治寒，附子之类为君。兼见何症，以佐使药分治之，此制方之要也。

明清诸家也均遵循这一金元学说。

2. 七情

七情为阐述药物之间忌宜关系的名词，《神农本草经·序录》中提到单行、相须、相使、相畏、相恶、相反、相杀这七条，并记载有：

> 凡此七情，合和视之，当用相须、相使者良，勿用相恶、相反者。若有毒宜制，可用相畏、相杀者；不尔，勿合用也。

七情也可统称为"畏恶"，在陶弘景之前的古代本草中也有所提及，比如"人参"一条下记载了"茯苓为之使恶溲疏"，各个药物条目下均有注解，陶弘景据《药对》对这些内容进行补充，为了便于检阅，将这些内容总结为一句话，并记载在序录的最后部分。《千金要方》中也对其加以引用，《证类本草》刊载了掌禹锡增补内容，然而这些内容之间存在相当大的差异[1]。《本草纲目》中收载的内容乃

---

[1] 敦煌本序录最后部分写道"右一百四十一种有相制则除皆无"，实数231种。《千金要方》有"右一百九十七种有相制使其余皆无故不备录"，实数与其一致。《证类本草》有"右二百三十一种有相制使其余皆无三十四种续添"，与实数一致。韩保升称"凡三百六十五种"，因单行者71种、相须者12种、相使者90种、相畏者78种、相恶者60种、相反者18种、相杀者36种。

其他书籍据《证类本草》增补改编而成。

陶弘景就七情之意如此叙述道：

此二者不必同类，如和羹调食，鱼肉、葱豉各有宜，合共相宜发足尔。

并叙述了相恶与相反之间的区别：

相反为害，深于相恶。相恶者，谓彼虽恶我，我无忿心，犹如牛黄恶龙骨，而龙骨得牛黄更良，此有以制伏故也。相反者，则彼我交仇，必不宜合。今画家用雌黄、胡粉相近，便自黯妒，粉得黄即黑，黄得粉亦变，此盖相反之证也。

但陶弘景并未叙述相畏与相杀相关的内容，因而后世出现了众多说法，其中，以陈嘉谟与李时珍的说法最具代表性，表8-1对比他们二者观点的区别。

表8-1　陈嘉谟与李时珍对七情的定义对比

	相杀	相反	相畏	相恶	相使	相须	单行
陈嘉谟	中彼药毒，用此即能杀除也	两相仇隙，必不可使和合也	我有能而彼畏之也	彼有毒而我恶之也	能为使卒，引达诸经也	二药相宜，可兼用之也	不与诸药共剂，而独能攻补也
李时珍	彼之毒也	两相不合也	受彼之治也	夺我之能也	我之佐使也	同类不可离也	单方不用辅也

两种观点之间存在些微差异，此外也有很多种解释，但在实际使用时遵循这一七情至何种程度是个问题，陶弘景亦云："今检旧方用药，亦有相恶、相反者，服之乃不为害。"并称："世人为方，皆多漏略。若旧方已有，此病亦应改除。"指出古方中也存在与七情学说

相反的内容，沈括(《良方自序》)也认为当时的人们并不了解七情：

药之单用为易知，药之复用为难知。世之处方者，以一药为不足，又以众药益之。殊不知药之有相使者，相反者，有相合而性易者。

李时珍也叙述道：

古方多有用相恶相反者。盖相须相使同用者，帝道也。相畏相杀同用者，王道也。相恶相反同用者，霸道也。有经有权，在用者识悟耳。

由此可知，实际上开处方时并不会过于顾虑七情。金元诸家也基本不会论及这一内容，但明清时代在临床医学上将其视为重要内容，并提出了十八反、十九畏这一学说。

十八反有：

乌头反……半夏、栝楼、贝母、白蔹、白及。

甘草反……海藻、大戟、甘遂、芫花。

藜芦反……人参、沙参、苦参、丹参、细辛、芍药。

……

十九畏有：

硫黄畏朴消，水银畏砒霜，狼毒畏密陀僧，巴豆畏牵牛，丁香畏郁金，牙硝畏三棱，人参畏五灵脂，川乌、草乌畏犀，官桂畏石脂……

这些药物均不能配伍在同一药方之中。

十八反中所记载的药物均出现在《神农本草经》中的畏恶部分，而十九畏则均为《神农本草经》中并未记载的内容，密陀僧与郁金为唐附品，砒霜、丁香、三棱等为《开宝本草》中的今附品，因而该部分或为后人所订。

3. 七方

在处方中，据配剂的药品数量及作用缓急分为七种，便为七方，"七方"这一名词最初出现在成无己的《伤寒明理论》之中，而其来源则是《素问·至真要大论》。总结《素问》中的内容如下：

大方。君一臣三佐九，制之大也。远而奇偶，制大其服也。大则数少，少则二之。

小方。君一臣二，制之小也，君一臣三佐五，制之中也……近而奇偶，制小其服也。小则数多，多则九之。

缓方。补上治上，制以缓，缓则气味薄。

急方。补下治下，制以急，急则气味厚。

奇方。君一臣二，君二臣三，奇之制也。近者奇之，汗者不以奇。

偶方。君二臣四，君三[1]臣六，偶之制也。远者偶之，下者不以偶。

重方。奇之不去则偶之，是谓重方。偶之不去，则反佐以取之。

关于这些原文存在种种解释，大致来说，据配方中药品数目多少区分大方与小方。大方为治疗远方病症所用处方，服药次数较少；小方为治疗近处病症所用处方，须频繁服用。

关于远近一说，王冰云："心肺为近，肝肾为远，脾胃居中，三

---

[1] 王冰注中将"君三"写作"君二"。

阳胞殖胆[1]，亦有远近。身三分上为近，下为远。"刘完素认为"身表为远，里为近"。

　　根据药方作用的缓急分为缓方与急方，缓方中用气味较薄的药物，急方中用气味较厚的药物，据此区分治上与治下。此处所谓上下自是身体的上下，缓急与气味厚薄相关，关于此点王冰称"作急方气味较薄与缓力等同，作缓方，气味厚与急势相同，如此一来缓不为缓，急不为急"。

　　关于奇方与偶方，王冰在注释中写道："奇，谓古之单方。偶，谓古之复方。单复一制，皆有大小，故奇方云：君一臣二，君二臣三。偶方云：君二臣四，君三臣六也。"

　　根据一剂药方之中的药品数量分出奇偶，近处使用奇方，远处使用偶方，若出汗则不能使用奇方，腹泻则不能使用偶方。刘完素（《保命集》）以奇偶大小为例：

　　奇之小方。小承气汤（三味），调胃承气汤（三味）。

　　奇之大方。大承气汤（四味），抵当汤（四味）。

　　偶之小方。桂枝汤（五味），麻黄汤（四味）。

　　偶之大方。葛根汤（七味），青龙汤（大、七味　小、八味）。

　　但这些例子与奇偶数并非完全一致，关于这点，张从正认为（《儒门事亲》）"岂临事制宜，复有增损者乎"，但应该将其视为将《伤

---

[1] 新校正中有一本将"三阳"写作"三肠"，但这两者均难以解释，应将"三"改为"二"。估计与五脏相对的六腑所指应是二肠、膀胱、三焦与胆。

寒论》中的药方与《素问》互相关联而产生的生硬说法。

以成无己为首，金元诸家均将重方视为复方，刘完素认为复方包括如桂枝二越婢一汤一般由二方或三方合并而成的复方，以及像胃风汤[1]这种分量匀同的复方这两种类型，这一说法与《素问》中的重方并不相同，但后世统用复方一词。

金元以后，七方便与十剂一同被当作治方理论的基础而得到重视，讨论至细微处。刘完素认为除了上述两剂复方之外，还有大方、小方、奇方、偶方等各两种，缓方五种，急方四种。张从正遵循这一说法，得到的结果却出现了若干差异，比如奇方中有只用一种药物的药方，还有以一、三、五、七等阳数药物配剂这两种类型，偶方中有配伍两味的药方以及二方合并的药方，也就是古方中的复方，还有以二、四、六、八、十等阴数药物配剂的药方这三种。

综上所述，七方包括了处方中的药品数、奇偶、作用缓急等各种角度的数据，所以就像奇方与偶方存在大小，缓方与急方也存在奇偶与大小，这种方式自然并非最为缜密的分类。

4. 剂形

《本草经集注·序录》中黑底白字文写道："药有宜丸宜散者，宜水煎者，宜酒渍者，宜煎膏者，亦有一物兼宜者，亦有不可入汤酒者，并随药性不可过越。"

由此可见自古以来就存在丸、散、酒、膏等各种药剂形态，"汤者'荡'也，去大病用之；散者'散'也，去急病用之；丸者'缓'

---

[1] 胃风汤是王硕易简方中记载的药方，由人参等七味药各等份制成。

也，不能速去之"。主要是依据药效作用缓急来进行解释，但也存在像《伤寒论》中的抵当丸与《金匮要略》中的下淤血汤这种一开始是丸剂，后经水酒蒸煮服用的药剂，或半夏散这般难以散服，必须以水煎服的处方。据这些处方的存在，可以推断决定剂形的因素不仅在于药效缓急，还在于调制、服用、贮藏、携带等。

陶弘景在序录[1]中详细描述了古时剂形，下文将以此为中心进行概述。陶弘景就汤剂首先叙述道：

凡煮汤，欲微火令小沸，其水数依方多少，大略二十两药，用水一斗，煮取四升，以此为准。然利汤欲生，少水而多取汁；补汤欲熟，多水而少取汁。汤熟，可用新布，两人以尺木绞去滓，以纸覆令密，勿令泄气，欲服以铜器于热汤上暖之。服汤宜小沸，热则易下，冷则呕涌。

上文所述被视为汤剂的大概标准。陶弘景就旧方中所提"㕮咀"，称"秤毕捣之如大豆"，李杲详解道：

仲景云：锉如麻豆大，与㕮咀同意。夫㕮咀者，古之制也。古无铁刃，以口咬细，令如麻豆，为粗药煎之，使药水清饮于腹中，则易升易散也，此所谓㕮咀也。今人以刀器锉如麻豆大，此㕮咀之易成也。若一概为细末，不厘清浊矣。

陶弘景时代似已失去古意，进行细切，苏敬认为"㕮咀"具有商量斟酌之意，掌禹锡则驳斥其意实为细切。

关于酒剂有：

---

[1] 译注：原书作"序例"，是"序录"之讹，今改正。

凡渍药酒，皆须细切，生绢袋盛之，乃入酒密封，随寒暑日数，视其浓烈，便可滤出，不必待至酒尽也。滓可曝燥，微捣，更渍饮之；亦可作散服。

对于贫穷的人家来说利用渣滓稀松平常，也有：

凡建中、肾沥诸补汤，滓合两剂，加水煮竭饮之，亦敌一剂新药，贫人当依此用。

部分药物不能制成汤剂或酒剂。陶弘景在"凡药不宜入汤酒者"中列举了石类17种、草木类48种、虫兽类29种，从其中记载有雷丸这点可知，这些均是由常年积累的经验所得，证明了雷丸在驱除寄生虫方面具有卓越成效，因为其中的有效成分为一种蛋白分解酵素，所以加热后失去效力，这也是自古以来的一种经验知识。《千金方》中配有雷丸的驱虫药方，基本都是散剂，偶尔也存在蜜丸，这显示传承得到了延续。但后世却忘记了这些内容，雷丸方也多被当成了汤剂[1]。

下文记述了据散剂的不同用途与材料所采取的不同筛选方法：

凡筛丸药，用重密绢令细，于蜜丸易成熟。若筛散草药，用轻疏绢，于酒服则不泥。其石药亦用细绢筛如丸者。凡筛丸散药竟，皆更合于白中，以杵研之数百过，视其色理和同为佳。

很久以前丸剂便存在不同大小，时而如谷壳，时而若果实。陶弘景将其大小总结为：

细麻 ＝ 胡麻

---

[1] 岡西為人. 雷丸について［J］. 漢方と漢薬，1937，4（1）.

大麻子 = 三细麻

胡豆（青斑豆）= 二大麻子

小豆（赤小豆）= 三大麻子

大豆 = 二小豆 = 一六黍

梧子 = 二大豆

还将1方寸匕的散剂以蜜和之做成梧子大小，以10个丸药为标准，弹丸及鸡子黄也以10梧子为标准，但苏敬驳斥了这一观点，认为1方寸匕的散剂能够得到梧子大小的丸剂16个，相当于1颗弹丸，相当于40丸鸡子黄，认为弹丸与鸡子黄大小不一。小岛尚质（《经方权量考》）也赞同苏敬的说法。《雷公炮炙论》写道"凡方云丸如细麻子许者，取重四两鲤鱼目比之；云如大麻子许者，取重六两鲤鱼目比之"，如此将小豆、大豆、兔蕈（通俗来说也就是兔屎)、梧桐子、弹丸等大小与各种重量的鲤鱼目进行对比，其他书中并未出现这种比较方式。

古时调制丸剂多用蜂蜜，但《雷公炮炙论》中记载，调制丸剂时应分别使用蜂蜜、麦芽糖以及糖，不可混用。后世将使用蜂蜜制成的药丸称为蜜丸，使用米粉或面粉制成的药丸称为糊丸，使用蜜蜡制成的称为蜡丸，用水制成的称为水丸，诸如此类。取散药于浅竹筐中，加水保持适当湿度，投入小核，摇动竹筐，便可成水丸。小丸虽多，但因其质地稀疏，因而内服溶解或吸收较快。蜜丸多如梧子或弹丸般大小，为保持干燥，常将其收纳至蜡壳中进行贩卖。

后世本草书中多将"丸"写作"円"或"元"，有避讳之说。[1]

"丹"容易与"丸"混淆，一般来说二者并无区别，但现在市场上以"某某丹"为名贩卖的药物中，除丸剂外，还有粉末状、砖子状、杆状、膏状、陶片状等，不能将其与丸剂画上等号[2]。《圣济总录》将熬炼而成的药物称为"丹"，也有很多不符合这一条件的药物。再看看唐代的医书，只有《千金方》中记载了太乙神精丹，与此相反，宋代医书中存在许多"丹"，尤其在《太平圣惠方》中，存在以矿物药为主与并非矿物药的这两种"丹"。由此可知"丹"来源于道家炼丹，推测这一称呼在唐末五代左右被纳入医学处方范畴，自宋代往后，在道家以外的处方中也出现了被称为"丹"的药物[3]。

最后，膏剂分为内用和外敷两种类型，关于煮膏法有：

凡合膏，初以苦酒渍令淹浃，密覆勿泄。时者，周时也，从今旦至明旦。亦有止一宿者。煮膏，当三上三下。其中有薤白者，以两头微焦黄为候。有白芷、附子者，亦令小黄色也。猪脂

[1] 多纪元坚（《药治通义》）记述有"古方皆用丸字，宋钦宗讳完，其音与丸相近，故南宋椠本医书，皆改作円；王是斋百一选方，改为元字，有日，元者即药之丸，丸字犯御讳，以元字代之，此可以证焉"，然则钦宗讳为桓，其中可能存在其他缘由。

[2] 岡西為人 . 丹方の来歴ととの種類［J］. 東方医学雑誌，1933，11（4）；岡西為人 . 丹方の研究（続）［J］. 東方医学雑誌，1935，13（2）.

[3] 岡西為人 . 太平聖惠方の丹方［J］. 医譚，1961（復），（23）；岡西為人 . 中国医学における丹方［M］// 藪内清 . 中国中世科学技術史の研究 . 東京：角川書店，1963：289.

皆勿令经水，腊月者弥佳。绞膏亦以新布绞之。若是可服之膏，膏滓亦堪酒煮稍饮之。可摩之膏，膏滓即宜以敷病上，此盖贫野人欲兼尽其力。

还记载了在配伍矿物药时的注意事项：

凡膏中有用雄黄、朱砂辈，皆别捣细研，飞过如面，绞膏毕，乃投膏中，以物疾搅，勿使凝强不调；凡膏中用水银，须于凝膏中研令消散，胡粉亦然。

5. 分量

从古至今，药物的用量一直是个问题。在使用有毒药物时，这点格外重要，《神农本草经·序录》中也有记载提到，使用毒药时起初应取少如黍粟般的剂量。中国的度量衡随时代发展产生了显著变化，关于这一问题自古以来存在诸多考证，在此想就本草中的分量问题进行概括[1]。

汉代以乐器作为度量衡的标准，由此互相产生关联。音调十二律的基础为黄钟的声响，黄钟律管断面为9平方分，长9寸，长度的1/90称为1分，10分为1寸，10寸为1尺。黄钟律管的体积称为1龠(yuè)，2龠为1合，10合为1升，律管中放入200粒黍干，重量为12铢，翻倍24铢为1两，16两为1斤。

古代药量多以重量表示，陶弘景的"序录"中有：

[1] 分量考察主要依据以下诸书：狩谷棭斋『本朝度量権量考』（日本古典全集本）；小岛尚質『経方権量考』（『薬治通義』所引）；铃木真海『度量衡に就て』（国訳『本草網目』第十五册收录）。

古秤惟有铢两，而无分名，今则以十黍为一铢，六铢为一分，四分成一两，十六两为一斤。虽有子谷秬黍之制，从来均之已久，正尔依此用之。

药材重量所依据的为汉代子谷秬黍制：

一铢为十黍

一分为六铢

一两为四分

一斤为十六两

唐代孙思邈（《千金要方·合和》）也引这段文字叙述道：

此则神农之秤也。吴人以二两为一两，隋人以三两为一两，今根据四分为一两称为定。

陶弘景所谓神农之秤，虽然药用据此秤称量，但宋代林亿（《千金要方·例》）记载道：

陶隐居撰《本草序录》，一用累黍之法，神农旧秤为定，孙思邈从而用之。孙氏生于隋末，终于唐永淳中，盖见《隋志》《唐令》之法矣。则今之此书，当用三两为一两、三升为一升之制。

由此可见该秤在宋代用为大秤。

关于这些说法，狩谷棭斋认为因为汉代常用秤，《汉书·律历志》有"一龠容千二百黍，重十二铢"，所以一铢应重百黍，但又因陶弘景称"十黍为一铢"，因而医家所用并非常用秤，而是常用秤的1/10，俗称"神农之秤"，且通过汉代的嘉量（重360两=3.63贯）可以算出汉代常用秤的1铢重1.5755分强，从古医方的10铢等于常用秤的1铢，所以古医方的重量单位为：

1铢（10黍）　0.01575匁（钱）[1]余

1分（6铢）

1两（4分）　0.37812钱余

1斤（16两）　6.05钱

狩谷棭斋对《伤寒论》中的桂枝加大黄汤进行研究得到的结果显示，现代人煎药的方法与之相比并无明显差异，小岛尚质在测量过日本产秬黍重量后表示支持狩谷棭斋的说法，且引《说文解字》及杨倞的《荀子注》，称"十黍一铢"这一说法自古以来并非专属于医方。

《证类本草》中对上文陶弘景所写进行了注释：

臣禹锡等谨按唐本又云，但古秤皆复，今南秤是也。晋秤始后汉末以来，分一斤为二斤耳，一两为二两耳。金银丝绵，并与药同，无轻重矣。古方唯有仲景而已，涉今秤若用古秤，作汤则水为殊少，故知非复秤，悉用今者尔。

因以李时珍为首的诸多医家均以为该文为苏敬所说而招致混乱，但在敦煌本序录中也能看到这段文字，其无疑为陶弘景所记，《开宝本草》中去除了这些内容，掌禹锡据《新修本草》将其补充至书中。关于复秤，葛洪也称"古秤金一斤，于今为二斤"，孙思邈也叙述道"吴人以二两为一两"。小岛尚质认为这一制度始于吴，并将从汉代至唐代称量变迁总结如下：

---

[1] "匁"同"钱"。1匁为3.75克，狩谷棭斋叙述道"匁为泉的草书，钱、泉通用之故，权量之名的钱俗世多称为匁"。

　　汉晋世用一斤相当于今五十五钱六分八厘，梁陈时皆遵用焉。如合二斤为一斤概始于吴时。北魏初又用复秤，至孝文帝时再复古制。北齐一斤为古时一斤半，周玉秤的四两相当于古秤四两半。隋开皇以一斤为古秤三斤，与今以一百六十钱为一斤相当。乃是唐代大秤。依大业中复古秤，乃唐代小秤实居大秤三分之一，医药则用之。

　　也就是说从汉晋至六朝结束为止，基本在使用汉代古秤，隋代开皇中将古秤3斤视为1斤，隋炀帝大业年间再次回到古秤制。唐代有大小秤，大秤依开皇秤，小秤据大业秤，狩谷掖斋认为大秤1斤为今160钱，小秤为其1/3。

　　孙思邈所述"今依四分为一两称为定"为小秤。据林亿所记载内容可知，宋代所用均为大秤。但宋代以"钱"这一单位替代了"铢"。正如《太平圣惠方》中所记载的：

　　其方中凡言分者，即二钱半为一分也。凡言两者，即四分为一两也。凡言斤者，即十六两为一斤也。

　　大秤1分（六铢）等于2.5钱，1两为4分也就是10钱。大秤2铢4累的开元钱（图8-1）的重量为1钱，这便是"钱"这一称呼的由来。

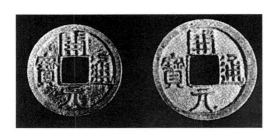

图8-1　开元钱

唐代的《贞元广利方》中也曾出现过这一计量单位，可知这一单位自唐代便已使用，直到宋代这一制度才得以明确并得到广泛运用，1两为10钱，比铢更为便利。

金元以后使用的均为宋代的秤。成无己在《注解伤寒论》的药方目录最后附记道：

此经方剂，并按古法，锱铢分两，与今不同。谓如㕮咀者，即今锉如麻豆大是也。云一升者，即今之大白盏也。云铢者，六铢为一分，即二钱半也，二十四铢为一两也；云三两者，即今之一两；云二两，即今之六钱半也。料例大者，只合三分之一足矣。

此处称2.5钱为6铢（1分）的应是今秤，称2两为6.5钱的或为古秤。如此一来，今秤的1两为10钱，古秤的1两为3.25钱，与狩谷棭斋的说法基本一致。

王好古及李时珍认为上文所述为李杲的学说，但这估计是李杲引用成无己的学说，因明清时代称量方面并无改变，众多本草书籍中均出现了这一说法。李时珍称"古之一两，今用一钱可也"，与之相对，张介宾则认为"古之一两为六钱"，可以窥见实际用量相当混乱。

陶弘景关于药物用量叙述如下：

凡散药有云刀圭者，十分方寸匕之一，准如梧子大也。方寸匕者，作匕正方一寸，抄散取不落为度。钱五匕者，今五铢钱边五字者以抄之，亦令不落为废。一撮者，四刀圭也。十撮为一勺，十勺为一合。以药升分之者，谓药有虚实，轻重不得用斤两，即以升平之。药升方作上径一寸，下径六分，深八分，纳散勿按抑之，正尔微动，令平调耳。今人分药，不复用此。

可知古时常用货币测量散药剂量。所谓刀圭为齐刀（图8-2）上
半部分的圭角，以此取散药。《伤寒论》中的苦酒汤方有将半夏与苦
酒放入蛋壳，置于刀环之中在火上过三沸，这便是齐刀的用法。据
陶弘景所言，1刀圭为方寸匕（图8-3）的1/10，相当于1个梧桐子大
小，4刀圭为1撮，10撮为1勺，10勺为1合，所以1合为40方寸匕，
也就是400刀圭。小岛尚质收藏有吕尚（太公望）曾用过的齐刀，这
把齐刀的圭端只能放1梧子，并且周汉时代的1寸相当于现在曲尺的
7分6厘（2.3厘米左右），他据此制作了一把方寸匕供药局使用。关
于药升（测药器具），陶弘景也称"今人分药不复用"，因而小岛尚
质认为秦汉之际也使用此物，曾据周尺制作这一药升。据此张仲景
药方中的芒消、麦门冬、半夏、赤小豆、生梓白皮、甘李根白皮、

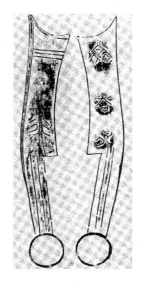

图8-2　齐刀
注:《钱币考遗图像》所载

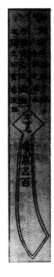

图8-3　方寸匕
注:《古方药品考》所载

吴茱萸、小麦、杏仁、麻、虻虫、蛴螬、䗪虫、五味子、苇茎、薏苡仁、豆瓣、酸枣仁、竹茹等皆用药升，胶饴、生地黄、马屎、人乳汁、泔、紫苏煮汁、冬瓜汁、粪汁、土浆、硬糖、盐、蜜、清酒、苦酒、白酒等则使用一般称量器具，而非药升。

　　钱匕相当于五铢钱(图8-4)，张仲景的药方中经常出现这一单位，陶弘景在《补阙肘后百一方》序文中载："凡云钱匕者，以大钱上全抄之；若云半钱，则是一钱抄取一边尔；并用五铢钱也。"据此，小岛尚质认为《本草序例》中缺少"钱匕"，将钱五匕视为半钱匕，且五铢钱发行于汉代元狩五年（公元前118年），直径为1寸，以此抄取的散药重约3分，这便是张仲景所称的钱匕。东汉建武十六年（公元40年）、中平三年（公元186年）等年代仍在铸造五铢钱，但使用这一单位的古方大概为西汉时代所写。

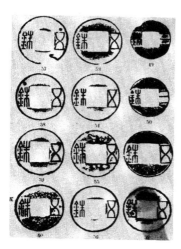

图8-4　五铢钱

注:《钱币考遗图像》所载

如上所述，称量少量散药时常用方寸、刀圭、钱匕等，称量数量庞大的药物、水或酒等液体、谷类等使用升。在称量方面比起权衡，变革更多，因而略微复杂，下文叙述其中概要。

首先是汉代的1升，狩谷棭斋以为其大于[1]现代的1.1合，物茂卿（《度量衡考》）则认为约等于0.93多合，村井枕（《药量考》）对照陶弘景的用药分量法则，发现其与张仲景的药方有所吻合，认为其与汉代及晋、梁的度量衡之间仅存在毫厘之差。

六朝基本模仿汉代度量衡，但南北朝分别发生了改变，自此也同样出现了大小两种权衡，直到唐代两种权衡变得截然不同。北周时代最初所用的为北魏时代的度量衡，建德六年（公元577年）制成铁尺以正度量。狩谷棭斋认为当时的1升比如今的1.33合小，度量小且不便，因而之后普遍使用的度量衡为该度量的3倍，自此产生了一大一小两种度量。

隋代开皇中期使用北周的3倍度量，隋炀帝时改用建德度量。唐代基本确定大度量衡与小度量衡，分别依开皇量与建德量建造。《六典》有"凡量秬黍中者容一千二百为龠，二龠为合，十合为升"，由此狩谷棭斋认为小量中1升约合现在的1.32合，大量中1升为现在的3.97合左右，物茂卿以唐尺计算大量中1升约为现今4.18合。

宋代沿用唐代度量衡，常用度量衡为前代的3倍，也就是以3升为1升。但随后在政和年间与宋朝南迁后发生了两次变革，狩谷棭斋根据这些计算出了元代及明代的度量衡，小岛尚质算出了清代康

[1]　日本1合为0.18039升。

318

熙年间的度量衡，下文记载了上文出现的度量衡中每升数值。

表8-2　中、日学者对中国古代度量衡的换算对比

中国古代度量衡	日本古代度量衡
汉量	1.10合余（掖斋）
	0.93合余（茂卿）
隋小量（北周建德量）	1.33合弱（掖斋）
隋大量（隋小量的3倍量）	3.98合强（掖斋）
唐大量	3.97合强（掖斋）
	4.18合强（茂卿）
唐小量	1.32合强（掖斋）
宋大府寺量	3.83合强（掖斋）
宋政和小量	1.83合强（掖斋）
	或2.36合强（掖斋）
宋政和大量	5.15合强（掖斋）
	或7.10合强（掖斋）
南宋量	4.46弱（掖斋）
元量	5.75合弱（掖斋）
明量	5.82合弱（掖斋）
清康熙量	5.90合强（尚质）

这些数据是否准确尚且存疑，其间所存差误甚微。但狩谷掖斋也指出中国存在各种俗升：

朱氏谈绮中所记载唐山升有所不同。余姚升一升为日本四合，称为卿升。官升一升为六合，然各处皆有不同。云河南升一

升在日本为八合五勺，通用升一升在日本或为五合五勺作用。明代也可见各种俗量。

由此可以窥见，量比秤更为混乱。

6. 服药法

自古以来在服药方法上便存在各种规制。首先是服药时间，据病处所在分为进食前后，《神农本草经》有：

凡病在胸膈以上者，先食后服药；病在心腹以下者，先服药而后食。病在四肢血脉者，宜空腹而在旦；病在骨髓者，宜饱满而在夜。

《素问·腹中论》《素问·病能论》中也有"后饭"这一字样，王冰注有"饭后药先，谓之后饭"，可知服药与进食之间的关系确实是考虑的因素。关于其中意义，《抱朴子》记载有，治病之药应饭前服用，养生之药应服用于饭后：

按中黄子服食节度云，服治病之药，以食前服之；养性之药，以食后服之。吾以咨郑君，何以如此。郑君言，此易知耳，欲以药攻病，既宜及未食，内虚，令药力势易行，若以食后服之，则药但攻谷而力尽矣；若欲养性，而以食前服药，则力未行，而被谷驱之下去不得止，无益也。

治病之药若在饭后服用，药力随五谷消散，《太平圣惠方》也有：

凡药势与食气不欲相逢，食气消即进药，药气散而进食。如此消息，即得五脏安和，非但药性之多方，其节适早晚，复须调理，今所云先食、后食，盖此义也。

二者见解相同，多纪元坚也称仲景之方中有"先食服"而无"后

食服"，此点与《抱朴子》中所记相同，且十枣汤有"平旦服"，薯
蓣丸有"空腹服"，两者皆非四肢血脉的治方，均为昼三夜二服等，
仲景如此记载的用意仅在于保持药气。本草书籍中的服药法有时也
需要另当别论。

陶弘景对前文所述的《本经》进行注解道："或又有须酒服、饮
服、温服、冷服、暖服。汤有疏、有数，煮汤有生、有熟，皆各有
法，用者并应详宜之。"

酒服及饮服乃散剂及丸剂的使用方法，也经常出现在仲景方中，
如酒服（天雄散、薯蓣丸等）、饮服（麻仁丸、乌梅丸等），此外还有
白饮（半夏散、五苓散等）、浆水服（蜀漆散、半夏干姜散）、枣糕（皂
荚丸）、粥汁（消石矾石散）、麦粥（枳实芍药散）等等。

《千金要方》中关于酒有："凡服酒药，欲得使酒气相接，无得
断绝，绝不得药力，多少皆以知为度。"

认为酒具有维持药力的作用。饮，一般为香薷饮、甘露饮等需
要冷服的药汤，在这种情况下所指的并非特定液体，而是广义上的
饮药，也就是使用液体进行服药一事。白饮所指为白水，也就是普
通的水，浆水指的则是糖浆一类的液体。

关于粥，在《伤寒论》中的桂枝汤一例有"服一升。服已须臾，
啜热稀粥一升余，以助药力"，粥被当成了助长药力之物，也有葛
根汤及麻黄汤这种"不须啜粥"的药物，由此可见桂枝汤中的"粥"
可能具有特殊含义。《金匮要略》中关于侯氏黑散记载有："常宜冷食，
六十日止，即药积在腹中不下也，热食即下矣，冷食曰能助药力。"
可知据药方不同，有时冷食也能助长药力。

　　这种在服药时使用的药物后被称为"引药"，宋元以后"引药"的种类也大量增加，最常使用水和酒，葱白、生姜、大枣等次之，均为增强药效的食物。

　　冷服与温服是汤剂及酒剂的用法。孙思邈认为"凡服汤，欲得稍热服之，则易消下。若冷，则呕吐不下。若太热，则伤人咽喉"。选择温服较好，仲景方大多为温服，生姜半夏汤则为冷服，多纪元坚认为这一方法为反治，且解毒药若是热服则助长毒势，宜冷饮。

　　服药次数分为顿服与分服。仲景方中多为分服，但像桂枝甘草汤、大陷胸丸、瓜蒂散等顿服药也并不少见。分服之中多分为三次，也有"日再夜一服"（桂枝人参汤）、"日三服夜二服"（黄连汤）等分昼夜服用的药物。陶弘景（《肘后百一方·序》）中记载"日三"为一天之内分旦、中、暮三次服用，"四五服"为量时均分。初虞世（《养生必用方》）认为只白天服药，无法持续产生药力，因而夜间也必须服药。《金匮要略》中的大黄附子汤记载了分次数服用的时间间隔为"分温三服，服后如人行四五里，进一服"，且《千金要方》也有"中间相去，如步行十里久再服"，如此这般常用步行时间进行表示。至于分服药量，孙思邈认为服汤最初较多，依次递减，但通常每次服用药量相同。

　　处方中需要根据患者的体格及体质改变药量。仲景方的十枣汤"强人服一钱匕，羸人服半钱"，乌头煎方"强人服七合，弱人服五合"等均为其中的例子，尤其需要注意针对幼儿用的量，《千金方》中许多药方依乳儿日龄或小儿年龄记录用量，列举一二，比如龙胆汤记载有：

儿生一日至七日，分一合为三服。

儿生八日至十五日，分一合半为三服。

儿生十六日至二十日，分二合为三服。

儿生二十日至三十日，分三合为三服。

儿生三十日至四十日，尽以五合为三服。

一百日儿加三铢。

二百日儿加六铢（一分）。

一岁儿加半两（二分）。

茵芋丸有：

三岁以下，服五丸。

三岁以上，服七丸。

五岁以上，服十丸。

十岁以上，可至十五丸。

此外对于乳幼儿或呕者、口噤者等人的投药方法也颇具考究，除内服法外，还可采用熨、熏蒸、沐浴、导法、填脐、塞耳、吹鼻、撒布、涂敷等各种用药方法，但这些内容与本草之间的直接关系较少，在此便不再提及。

7. 服药禁忌

陶弘景在"序录""服药食忌例"记载了服药时的进食忌讳，但涉及食忌的药物不止这些：

有术，勿食桃、李及雀肉、胡荽、大蒜、青鱼等物。

有藜芦，勿食狸肉。

有巴豆，勿食芦笋羹及野猪肉。

有黄连、桔梗，勿食猪肉。

有地黄，勿食芜荑。

有半夏、菖蒲，勿食饴糖及羊肉。

有细辛，勿食生菜。

有甘草，勿食菘菜。

有牡丹，勿食生胡荽。

有商陆，勿食犬肉。

有常山，勿食生葱、生菜。

有空青、朱砂，勿食生血物。

有茯苓，勿食醋物。

有鳖甲，勿食苋菜。

有天门冬，勿食鲤鱼。

《千金方》中除了引用这些内容之外，还列举了"菟丝子忌兔肉""牛膝忌牛肉""柏子人忌湿面"等，《药性论》有"半夏忌羊血、海藻、饴糖""钟乳忌羊血""常山忌葱"，《日华子》有"常山忌菘菜""莲花忌地黄、蒜""杨梅忌生葱"等等，据此可知诸多药物存在食忌，这些禁忌不仅作用于单味药物，在处方中也时常提及。比如仲景方里的桂枝汤有：

禁生冷、黏滑、肉面、五辛、酒酪、臭恶等物。

乌梅丸则有：

禁生冷、滑物、臭食等。

侯氏黑散记有：

禁一切鱼肉、大蒜。

这些禁忌与组成药剂的各味药物本身的食忌大体上并无差别。因而陶弘景在前文的基础上又写道：

但服药不可多食生芜荑及蒜，杂生菜、诸滑物、肥猪肉、犬肉、油腻物、鱼脍腥膻等物，及忌见丧尸、产妇、淹秽之事。

这些内容被总结为服药的一般禁忌。

总而言之，服药时的禁忌要点在于一切生冷食物、鸟兽鱼肉、生菜，尤其是葱、蒜、菘、胡荽、黏滑物、油腻物等食物，这些禁忌不仅限于特定药物，也适用于所有药物，然而也有标注"不可多食"，由此可以看出这些并非绝对禁忌，《圣济总录》更是认为这些禁忌仅限于单行久服的情况，并记叙道：

古方逐名下，并载此禁忌，谓如理中丸，合忌桃李胡荽大蒜青鱼酢菘菜等物，即使服饵者，多致疑惑，自非单行久服饵者，当依此法，仓卒治病，不必拘忌。

此处所说禁忌与前文所述七情不同。

8. 附法

本草书籍为药书而非医方书，本不应记载处方，但自古以来便记载了简单处方。如前所述，据《唐本》注释引文可知，《名医别录》中也记载有处方，陶弘景以前的古代本草书籍注释中也存在诸多处方。比如"柴胡"一条记载有：

得茯苓、桔梗、大黄、石膏、麻子仁、甘草、桂，以水一斗煮取四升，入硝石三方寸匕，治伤寒寒热、头痛、心下烦满。

这无疑是一个处方，此外，"细辛"一条有：

得当归、芍药、白芷、芎䓖、牡丹、藁本、甘草共疗妇人。

得决明、鲤鱼胆、青羊肝，共疗目痛。

"黄芩"一条有：

得厚朴、黄连，止腹痛。

得五味子、牡蒙、牡蛎，令人有子。

得黄芪、白薇、赤小豆，疗鼠瘘。

此外还有许多这类例子。

《新修本草》《本草拾遗》《开宝本草》《嘉祐本草》等唐宋新增品记载中也出现了不少处方，比如：

豨莶。主热䘌烦满，不能食。生捣汁，服三四合，多则令人吐。(新修)

鹤虱。主蛔、蛲虫，用之为散，以肥肉臛汁，服方寸匕。(新修)

虱建草。去虮虱。捼取汁沐头，尽死。人有误吞虱成病者，捣绞汁，服一小合。(拾遗)

地菘。主金疮止血，解恶虫蛇螫毒。捼以敷之。

燕蓐草。主眠中遗溺不觉。烧令黑研水，进方寸匕。(嘉祐新补)

书中存在许多此类形式的记载，明显都是单方。

如上所述，嘉祐以前的本草书籍中也记载有处方，但从整体上来看仅存在一小部分，从唐慎微的《证类本草》开始，本草书中收载大量处方才逐渐流行。正如上文所写，唐慎微从六朝至北宋末年期间约九十种医方书及其他书籍中，收录了数量庞大的处方，然而这些基本上都是一味药材或最多两三味药材的简方。

明代的《御制本草品汇精要》中"合治"一项收录处方，数量较少且记载简略，并未标记出处。与此相反的是《本草纲目》增设"附方"一项，收集众多处方，凡例记载其方数"旧本附方二千九百三十五，今增八千一百六十一"。"旧本附方"一条下所写为《证类本草》中所记载的简方，新增处方不仅限于简方，也包含了一定数量的大方，且一一标注了出处。清乾隆年间蔡烈先所写《万方针线》八卷，便是这一附方索引，并刻入张云中的书丛堂及张绍堂的味古斋刊行的《本草纲目》之中。

书名索引

B

H

J

K

L

M

N

P

Q

R

S

Z

人名索引

A

B

C

D

F

G

H

Q

R

S

T

W

Z

术语索引

B

C

D

F

Y

Z